Workbook For Care of Wounds

創傷ケア ワークブック

スキン-テア／褥瘡／下肢潰瘍

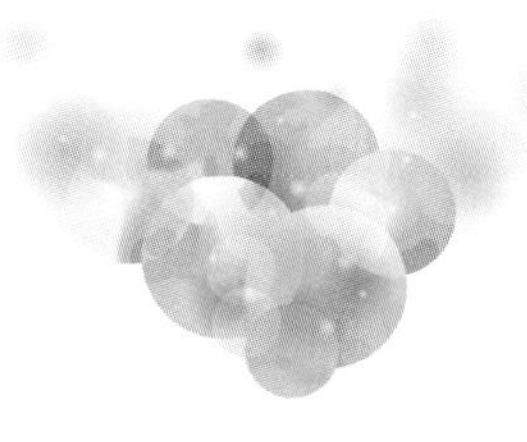

監修

田中秀子

執筆

紺家千津子・清藤友里絵
渡辺光子・内藤亜由美

序

「2020年はCOVID-19に始まり，COVID-19に終わる」と言っても過言ではないでしょう。この未曽有の事態に皆様，不安な日々を送られていることと思います。目に見えないモンスターとの戦いに，臨床の医療職の方々の日々のご苦労は計り知れないものと推察いたします。

さて，本書は2014年9月に発刊した『褥瘡ステップアップワークブック』を大幅に加筆・修正したものです。前書は早いもので発刊後，5年が経過いたしました。その間の2015年10月には日本褥瘡学会の新しいガイドライン「褥瘡予防・管理ガイドライン（第4版）」が策定され，2019年11月には国際的な褥瘡のガイドラインである「Prevention and Treatment of Pressure Ulcers / Injuries：Clinical Practice Guideline（EPUAP/NPIAP/PPPIA）」も第3版として改訂されました。これは下記のホームページからダウンロードできます。

https://guidelinesales.com/

前書は「褥瘡ケアに特化したアセスメントの仕方が学べる書」として，単に読んで理解するものではなく，問題を解きながら学んでいただく内容にすることを目的に，ワークブックの構成をとりました。そして，多くの研修会やセミナー，認定看護師教育にも活用していただきました。

しかし，昨今，皮膚・排泄ケア認定看護師だけでなく，「特定行為に係る看護師の研修制度」が開始され，「褥瘡又は慢性創傷の治療における血流のない壊死組織の除去」や「創傷に対する陰圧閉鎖療法」などを行うことができる看護師も誕生しました。その一方で，現場であまり創傷ケアを経験したことがない看護師も多く存在しています。

そのような中，「現場で，すぐにでも対応しなければならない状況に直面している看護師たちが活用できるワークブックの誕生を待ち望んでいる」というお声を多くの方からいただきました。そのご要望にお応えすべく，時間が経過しましたが，前書の改訂版にとどまらず，“新版”として発刊することになりました。

今回は大きな改訂を行いました。「褥瘡」だけでなく，「スキン-テア」と「下肢潰瘍」まで対象を広げています。

現場の看護師が，多くの症例をもとにアセスメントし，計画立案ができ，ケアができるようになるところまで内容を盛り込みました。以前からの褥瘡は，近年，一般病院での発生率は下がっていますが，高齢者施設では必ずしも減ってきているわけではなく，在宅では何回も繰り返し発生する症例も見受けられます。また，NPPVマスクの装着などでCOVID-19の治療において問題になっている「医療関連機器圧迫創傷（MDRPU）」と「褥瘡」との違いも解説し，そのケア方法についても掲載しています。

また「スキン-テア」は，高齢者の増加に伴い，どこの施設でも増えています。実は簡単な予防策で防げるのですが，現実にはそれができていません。さらに「下肢潰瘍」については，症例を見てもケアの仕方がわからない例や動脈性潰瘍に圧迫療法をして悪化させてしまう例なども散見され，やはり知識がないことから起きる問題も見逃せません。本書は，これらの現場での問題が少しでも解決できることを願って作成いたしました。

現場で特に大切なことは「アセスメント」です。それは病院だけでなく，在宅や高齢者施設など“看護師がひとりで判断し，ひとりでケアをしなければならない”環境において重要です。いろいろな知識を踏まえて，的確なアセスメントができなければ患者との信頼関係は崩れるかもしれません。

患者の一番近くにいるのは皮膚・排泄ケア認定看護師ではなく，病院でも在宅でも，一般の看護職の方々です。その方々が創傷のアセスメントをしたときに，認定看護師がアセスメントしたものと同様の結果が得られるようなスキルを身につけていただけるよう，本書の内容を工夫いたしました。

本書をぜひご活用いただき，患者のためのケアが充実できますことを切に願っております。

2020年夏　**田中秀子**

もくじ

創傷ケアワークブック

スキン-テア／褥瘡／下肢潰瘍

［監修］ 淑徳大学看護栄養学部 教授 **田中 秀子**

Part 2 褥瘡

Chapter Ⅰ

褥瘡 アセスメント・ケア問題集

Chapter Ⅱ

事例で考える褥瘡ケア問題集

Part 3 下肢潰瘍

Chapter Ⅰ

下肢潰瘍 病態生理・アセスメント・予防・治療・ケア問題集

Chapter Ⅱ

事例で考える下肢潰瘍ケア問題集

Part 4 解答編

＊本書に掲載する外用薬等は2020年7月現在のものです。薬剤・用品等の使用にあたっては，個々の添付文書や取り扱い説明書を参照し，適応や使用方法等を確認してください。
＊本書では薬剤名などの®マークは原則省略しています。

監修・執筆者略歴（執筆順）

田中秀子 • Tanaka Hideko
［監修／序］

淑徳大学看護栄養学部 教授

Rosewell Park Memorial Institute（New York）ETスクール，東洋大学社会学部，宮城県立宮城大学大学院看護学研究科看護学専攻（修士課程）を卒業。1997年日本看護協会認定部WOC看護（現 日本看護協会看護研修学校皮膚・排泄ケア）学科専任教員を経て，2007年より現職。2015～2019年淑徳大学看護栄養学部学部長。2017年より一般社団法人日本創傷・オストミー・失禁管理学会理事長

紺家千津子 • Konya Chizuko
［Part 1 スキン-テア　全章］

石川県立看護大学看護学部 教授

1997年WOC看護（現 皮膚・排泄ケア）認定看護師の資格取得。1998年より金沢大学医学部保健学科の助手を経て，2006年准教授。2005年博士（保健学）取得。2010年金沢医科大学看護学部教授。2019年より現職

清藤友里絵 • Seido Yurie
［Part 2 褥瘡　1.褥瘡の概要，2.褥瘡のリスクアセスメント，3.DESIGN-R，事例2］

東邦大学医療センター佐倉病院 看護師長・褥瘡管理者

1998年WOC看護（現 皮膚・排泄ケア）認定看護師の資格を取得。2016年日本看護協会特定行為研修（創傷管理領域）を修了

渡辺光子 • Watanabe Mitsuko
［Part 2 褥瘡　4.ドレッシング材の選択，5.ケア手技，事例1］

日本医科大学千葉北総病院 看護師長・褥瘡管理者
秀明大学看護学部 非常勤講師

1998年WOC看護（現 皮膚・排泄ケア）認定看護師の資格を取得。2016年日本看護協会特定行為研修（創傷管理領域）を修了

内藤亜由美 • Naito Ayumi
［Part 3 下肢潰瘍　全章］

東京医療保健大学 立川看護学部 准教授
藤沢市民病院 非常勤看護師

2001年WOC看護（現 皮膚・排泄ケア）認定看護師の資格を取得。2011年東京大学大学院医学系研究科健康科学・看護学専攻創傷看護学分野修士課程修了。2016年日本看護協会特定行為研修（創傷管理領域）を修了。2020年現在，金沢大学大学院医薬保健学総合研究科後期博士課程在籍中。東京大学大学院医学系研究科健康科学・看護学専攻老年看護学／創傷看護学分野客員研究員

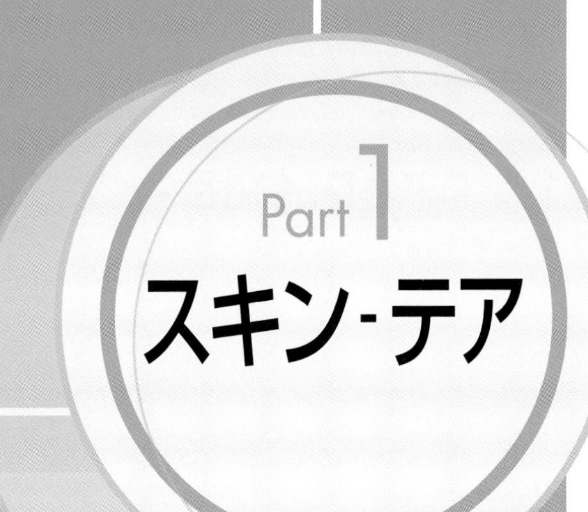

Part 1 スキン-テア

Chapter I スキン-テア 予防・管理（アセスメント・ケア）問題集

1. STAR 分類システム

STAR分類システムは，「Skin Tear」という創傷を分類するツールです。本邦では，Skin Tearを日本語にせず「スキン-テア」とカタカナで表記し，「摩擦・ずれによって，皮膚が裂けて生じる真皮深層までの損傷（部分層損傷）[1]」と定義しています。この創傷は，上肢がベッド柵に擦れたとき，医療用テープを剥がすとき，体位変換の際に上肢を把持したときなどの場面で発生します。

このSTAR分類システムのSTARは，「Skin Tear Audit Research」の略です。Audit Researchとあるように，スキン-テアの有病率調査の際に利用されることを目的にオーストラリアにて作成されたものです。したがって，褥瘡のDESIGN-Rのように，スキン-テアの実態を把握するために有効なツールです。

特徴および注意点

STAR分類システムの特徴は，スキン-テアを「皮弁の状態」と「皮膚と皮弁の色」によって分類していることです。特に「皮弁の状態」は，露出した皮膚の欠損部を皮弁によって覆えるか否かで評価します。したがって，皮弁がある場合には，皮弁を元の位置に戻す処置を行ってから評価する必要があります。

留意点は，評価をする際にスキン-テアであることの確認をすることです。スキン-テアと間違いやすい創傷には「自重関連褥瘡」という従来からの褥瘡と，「医療関連機器圧迫創傷（MDRPU）」という，いわば広い範疇の褥瘡があります。褥瘡とスキン-テアの違いは，褥瘡は持続する圧迫やずれの外力で生じますが，スキン-テアは一時的な摩擦・ずれの外力によって生じます。したがって，創傷を生じさせた「外力の作用時間」をアセスメントすることで，間違いを避けられます。なお，褥瘡は「圧迫」も原因であるため，創傷部位にマットや座面，医療関連機器による圧迫が加わっていたかの確認も重要です。

その他に，失禁によって排泄物が皮膚に接触して生じる皮膚炎の「失禁関連皮膚炎（IAD）」と間違うことがあります。スキン-テアとの違いは，原因が外力ではなく排泄物の付着であるため，創傷部位に排泄物付着の有無を確認することで間違いを避けられます。

さらに，スキン-テアと誤認しやすい創傷として「静脈性潰瘍」「動脈性潰瘍」「糖尿病性潰瘍」があります。これらは，「潰瘍」と名称にあるように，創の特徴としては真皮深層を超えるため創底と創縁には段差があり，かつ既往歴などを確認することで判断が可能です（図1-1）。

項目の評価方法

STAR分類システムは，スキン-テアを5つのカテゴリーによって分類します（図1-2）。観察の手順に沿って，各カテゴリーの評価方法について以下に説明します。

まず，皮弁の有無を観察します。スキン-テアが真皮深層までの創傷であるため，ここでいう皮弁は皮膚より分離した表皮・真皮からなり，皮膚移植術に用いる栄養血管を有する皮弁とは異なります。皮弁があれば，手袋をした指や湿らせた綿棒などで皮弁を丁寧に元の位置に戻します。正常な解剖学的な位置，いわば「皮弁で創全体を覆えればカテゴリー 1」，「創全体を覆えなければカテゴリー 2」と評価します。なお，「皮弁がなければカテゴリー 3」と評価します。

つぎに，皮弁がある場合のみ，皮膚と皮弁の色調を観察します。観察の視点は，「皮膚または皮弁の色が蒼白，薄黒い，または黒ずんでいるか否か」です。このような「色調の変化がなければa」，「色調の変化があればb」と評価し，カテゴリー 1または2の後にaまたはbを追記します。なお，この色調の評価は，皮膚または皮弁の活性に影響を与える虚血や血腫の可能性をアセスメントするための視点です。

図 1-1　判断に困惑するときの見分け方

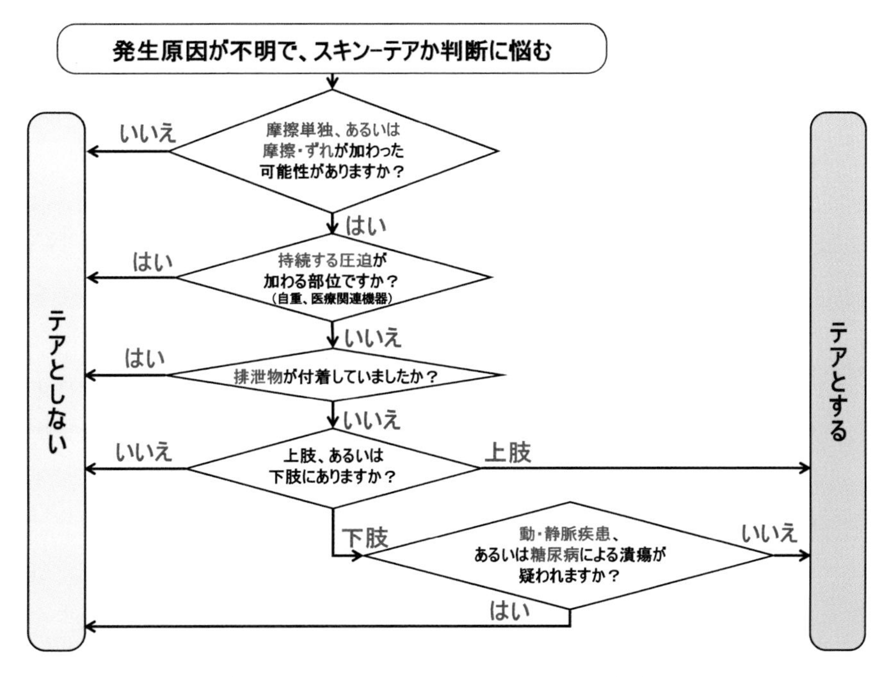

（日本創傷・オストミー・失禁管理学会「テアについて」20ページより引用：一部改変）

図 1-2　STAR 分類システム

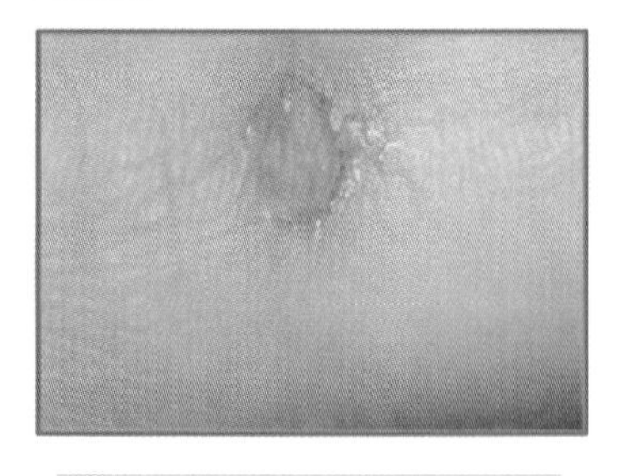

カテゴリー 1a

創縁を（過度に伸展させることなく）正常な解剖学的位置に戻すことができ、皮膚または皮弁の色が蒼白でない、薄黒くない、または黒ずんでいないスキンテア。

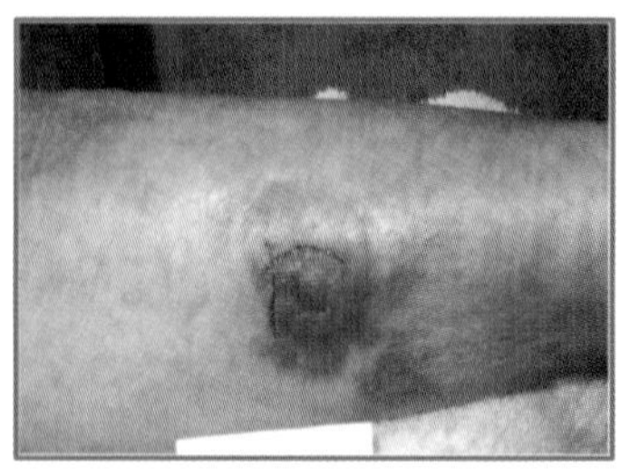

カテゴリー 1b

創縁を（過度に伸展させることなく）正常な解剖学的位置に戻すことができ、皮膚または皮弁の色が蒼白、薄黒い、または黒ずんでいるスキンテア。

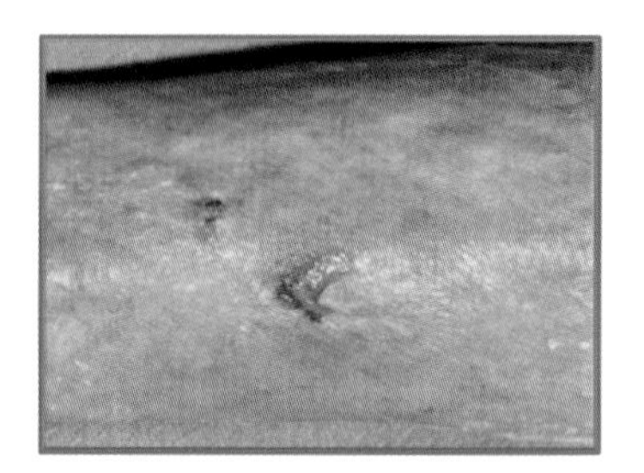

カテゴリー 2a

創縁を正常な解剖学的位置に戻すことができず、皮膚または皮弁の色が蒼白でない、薄黒くない、または黒ずんでいないスキンテア。

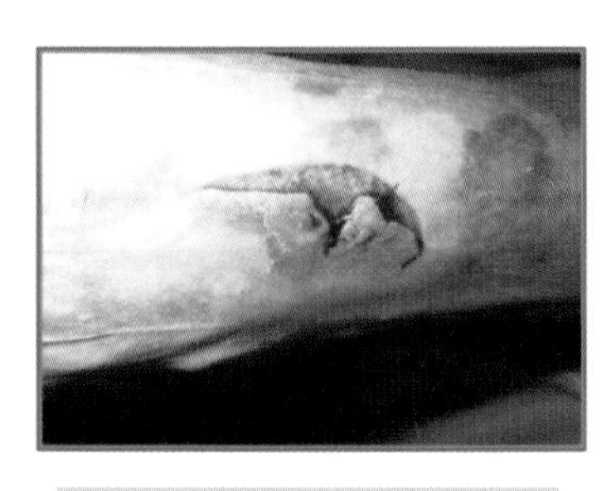

カテゴリー 2b

創縁を正常な解剖学的位置に戻すことができず、皮膚または皮弁の色が蒼白、薄黒い、または黒ずんでいるスキンテア。

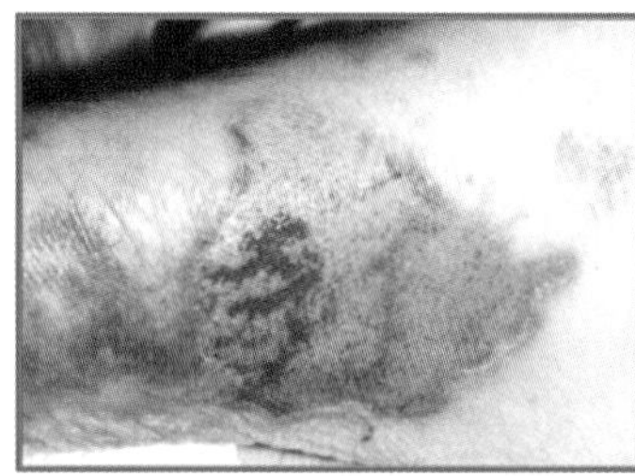

カテゴリー 3

皮弁が完全に欠損しているスキンテア。

カテゴリーの数字と文字には、以下の意味があります。

1：皮弁で創面が覆える
2：皮弁で創面が覆えない
3：皮弁がない
a：皮膚と皮弁の色調は周囲と比べ差がない
b：皮膚と皮弁の色調は周囲と比べ差がある

（日本創傷・オストミー・失禁管理学会「スキン-テア クイックガイド（皮膚裂傷）の予防と管理」1ページより引用）

＊

次ページから「スキン-テアの判定と分類に関する問い」を10問用意したので答えてください。

Q 1-1 「右手関節部」の判定

[解答は154ページ]

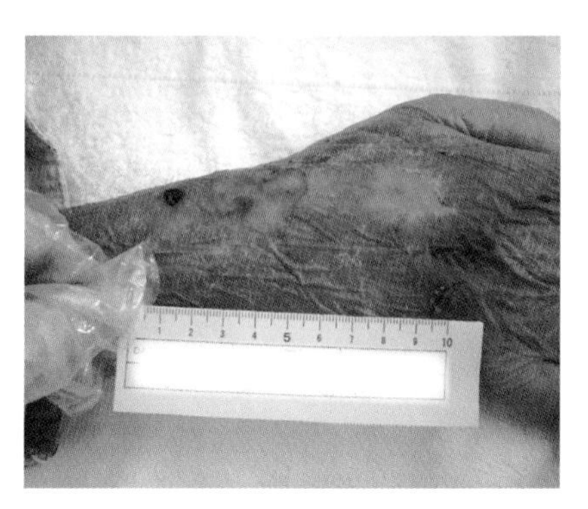

この創傷は、スキン-テアですか？
スキン-テアならば
STAR分類で評価してみましょう

☐ スキン-テアである（下記のスキン-テア分類表を記入）

☐ スキン-テアではない（アセスメント内容を説明）

皮弁			皮膚または皮弁の色		STAR分類
あり		なし	正常	不良（蒼白、薄黒い、または黒ずんでいる）	
戻せる	戻せない				

該当する項目の欄に○印をつけましょう

カテゴリー1aなどの文字を書きましょう

Q 1-2 「背部」の判定

[解答は154ページ]

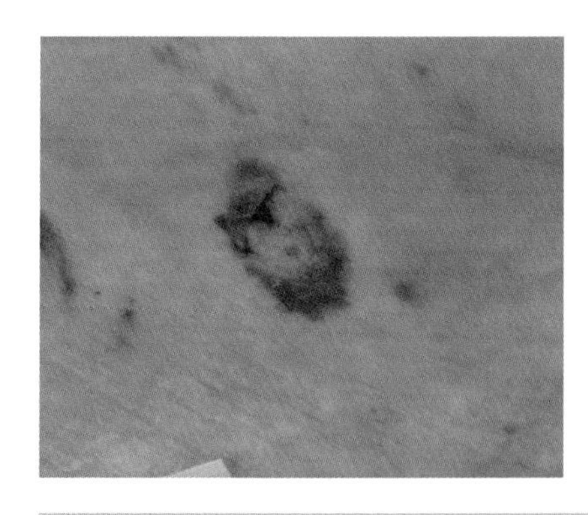

この創傷は、スキン-テアですか？
スキン-テアならば
STAR分類で評価してみましょう

☐ スキン-テアである（下記のスキン-テア分類表を記入）

☐ スキン-テアではない（アセスメント内容を説明）

皮弁			皮膚または皮弁の色		STAR分類
あり		なし	正常	不良（蒼白、薄黒い、または黒ずんでいる）	
戻せる	戻せない				

Q 1-3 「右前腕部」の判定

[解答は154ページ]

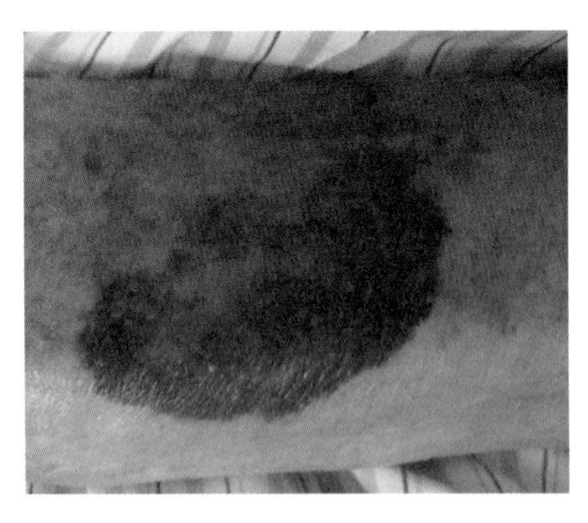

この創傷は、スキン-テアですか？
スキン-テアならば
STAR分類で評価してみましょう

□ スキン-テアである（下記のスキン-テア分類表を記入）

□ スキン-テアではない（アセスメント内容を説明）

皮弁			皮膚または皮弁の色		STAR 分類
あり		なし	正常	不良 （蒼白、薄黒い、または黒ずんでいる）	
戻せる	戻せない				

Q 1-4 「右前腕部」の判定

[解答は155ページ]

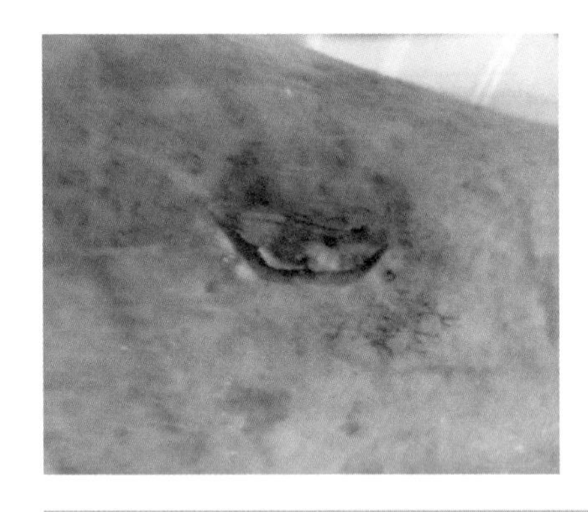

この創傷は、スキン-テアですか？
スキン-テアならば
STAR分類で評価してみましょう

□ スキン-テアである（下記のスキン-テア分類表を記入）

□ スキン-テアではない（アセスメント内容を説明）

皮弁			皮膚または皮弁の色		STAR 分類
あり		なし	正常	不良 （蒼白、薄黒い、または黒ずんでいる）	
戻せる	戻せない				

Q 1-5 「左肩関節周囲」の判定

[解答は155ページ]

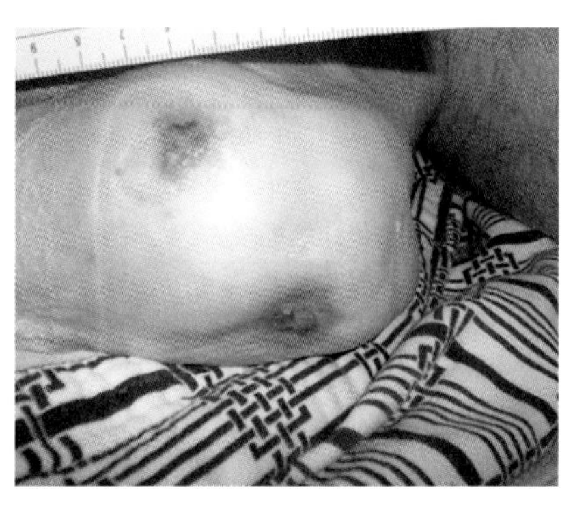

この創傷は、スキン-テアですか？
スキン-テアならば
STAR分類で評価してみましょう

□ スキン-テアである（下記のスキン-テア分類表を記入）
□ スキン-テアではない（アセスメント内容を説明）

皮弁			皮膚または皮弁の色		STAR 分類
あり		なし	正常	不良（蒼白、薄黒い、または黒ずんでいる）	
戻せる	戻せない				

Q 1-6 「右前腕部」の判定

[解答は155ページ]

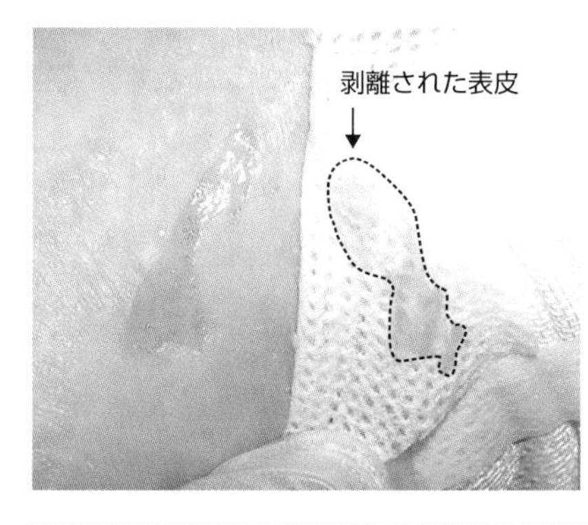

この創傷は、スキン-テアですか？
スキン-テアならば
STAR分類で評価してみましょう

□ スキン-テアである（下記のスキン-テア分類表を記入）
□ スキン-テアではない（アセスメント内容を説明）

皮弁			皮膚または皮弁の色		STAR 分類
あり		なし	正常	不良（蒼白、薄黒い、または黒ずんでいる）	
戻せる	戻せない				

Q 1-7 「左前腕部」の判定

[解答は156ページ]

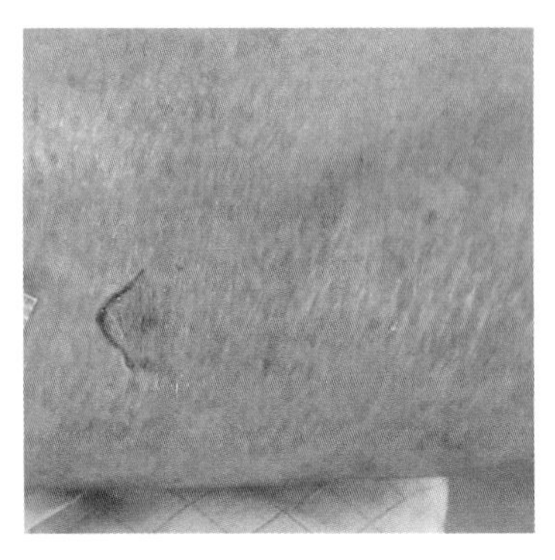

この創傷は、スキン-テアですか？
スキン-テアならば
STAR分類で評価してみましょう

□ スキン-テアである（下記のスキン-テア分類表を記入）

□ スキン-テアではない（アセスメント内容を説明）

皮弁			皮膚または皮弁の色		STAR 分類
あり		なし	正常	不良（蒼白、薄黒い、または黒ずんでいる）	
戻せる	戻せない				

Q 1-8 「左下腿前面部」の判定

[解答は156ページ]

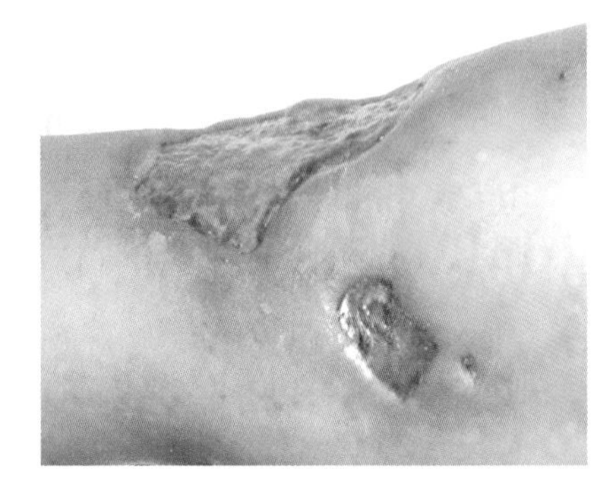

この創傷は、スキン-テアですか？
スキン-テアならば
STAR分類で評価してみましょう

□ スキン-テアである（下記のスキン-テア分類表を記入）

□ スキン-テアではない（アセスメント内容を説明）

皮弁			皮膚または皮弁の色		STAR 分類
あり		なし	正常	不良（蒼白、薄黒い、または黒ずんでいる）	
戻せる	戻せない				

Q 1-9 「臀部」の判定

[解答は156ページ]

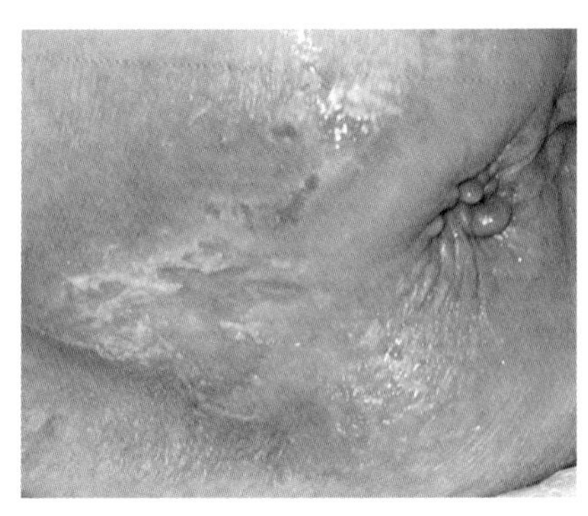

この創傷は、スキン-テアですか？
スキン-テアならば
STAR分類で評価してみましょう

☐ スキン-テアである（下記のスキン-テア分類表を記入）
☐ スキン-テアではない（アセスメント内容を説明）

皮弁			皮膚または皮弁の色		STAR 分類
あり		なし	正常	不良 （蒼白、薄黒い、または黒ずんでいる）	
戻せる	戻せない				

Q 1-10 「左臀部」の判定

[解答は157ページ]

この創傷は、スキン-テアですか？スキン-テアならば、
STAR分類で評価してみましょう。

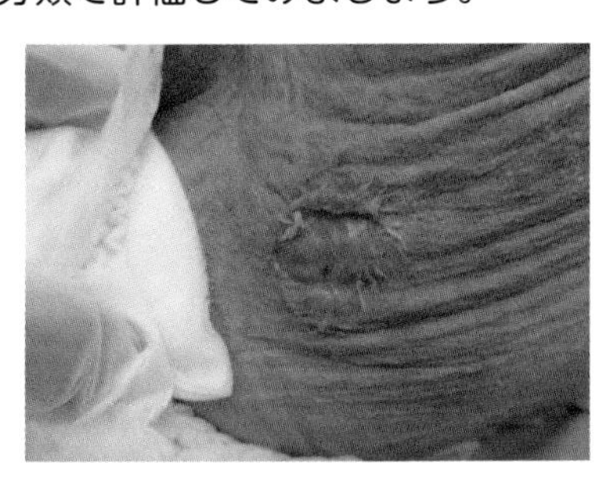

発見時

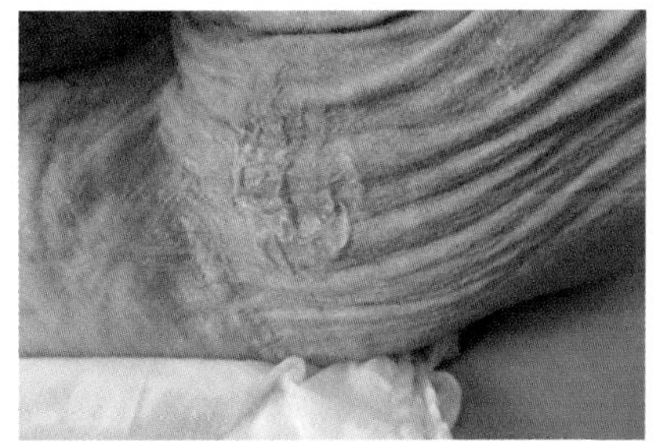

皮弁を元に戻した状態

☐ スキン-テアである（下記のスキン-テア分類表を記入）
☐ スキン-テアではない（アセスメント内容を説明）

皮弁			皮膚または皮弁の色		STAR 分類
あり		なし	正常	不良 （蒼白、薄黒い、または黒ずんでいる）	
戻せる	戻せない				

2. スキン-テアのリスクアセスメント

一般社団法人 日本創傷・オストミー・失禁管理学会は，海外の文献と本邦の実態調査の結果に基づきスキン-テアのリスクアセスメント方法[1)]を提示しています。これは3段階でハイリスク患者か否かを判断します(図1-3)。なお，アセスメントは，患者が入院や入所などにより新たにケアや介護を開始するときから始めます。

1.第1段階「スキン—テアの保有と既往」

第1段階は「スキン-テアの保有と既往」のアセスメントです。まず「スキン-テアを保有しているか」を観察します。保有していなければ，スキン-テアの既往歴を患者，あるいは家族に確認します。しかし，必ずしも記憶しているとは限らないため，スキン-テアが治癒することによって生じる瘢痕を観察します。この瘢痕の特徴は，「白い星状」と「白い線状」です(図1-4)。

この「スキン-テアの保有と既往」が該当すれば，スキン-テアのハイリスク患者として，新たなスキン-テア予防ケアを開始します。なお，第1段階で該当しない場合は，第2段階に進みます。

2.第2段階「個体要因」

第2段階では，「個体要因」のアセスメントを行います。個体要因は，全身状態9項目と皮膚状態5項目からなり，これら全14項目中1項目でも該当すれば，次の第3段階に進みます。なお，第2段階で該当しなければ，今回はスキン-テアのハイリスク患者とはアセスメントしませんが，適宜、第2段階の項目を確認してリスクをアセスメントします。

3.第3段階「外力発生要因」

第3段階では，「外力発生要因」のアセスメントを行います。外力発生要因は，患者行動3項目と管理状況6項目からなり，これら全9項目中1項目でも該当すればスキン-テアのハイリスク患者として予防ケアを開始します。なお，スキン-テアのハイリスク患者とアセスメントされなかった場合には，適宜、第2段階のアセスメントを行います。

＊

020ページから「皮膚の状態をアセスメントする問い」を6問用意したので答えてください。

図 1-3　スキン-テアの発生と再発のリスクアセスメント

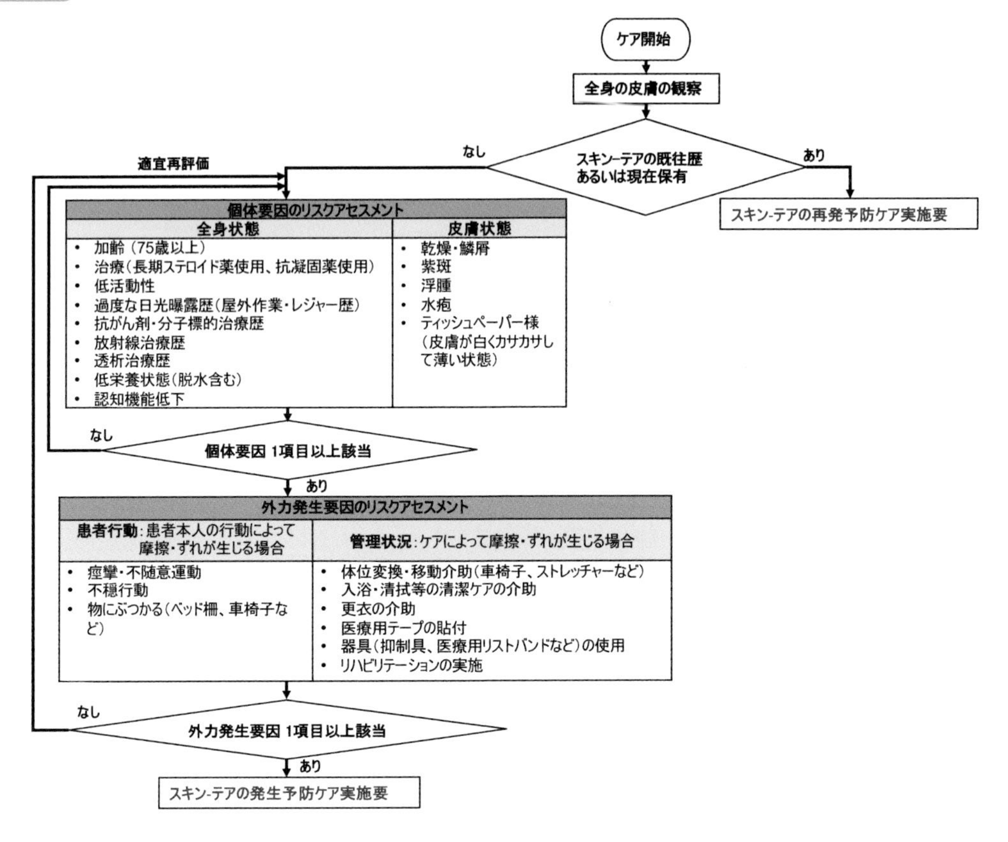

（真田弘美・紺家千津子：〈総論〉スキン-テアの病態とケア方法. コミュニティケア. 19(3)：2017. p.11.）

図 1-4　スキン-テアの既往を示す瘢痕所見

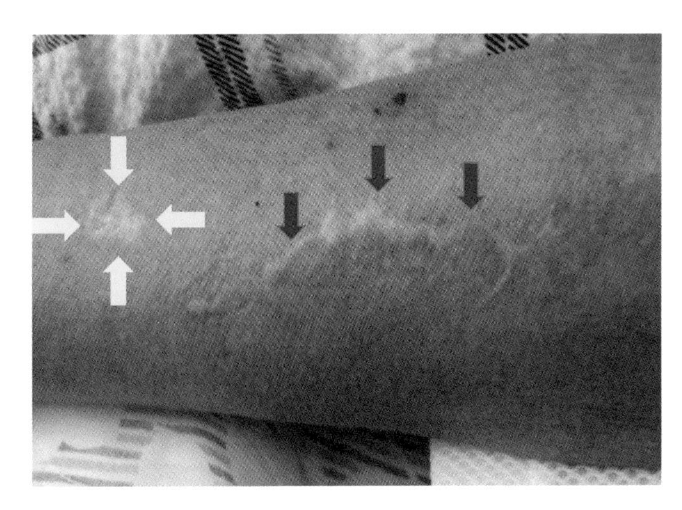

黄色の矢印は「白い星状」の瘢痕、青色の矢印は「白い線状」の瘢痕を示す。

（真田弘美・紺家千津子：〈総論〉スキン-テアの病態とケア方法. コミュニティケア. 19(3)：2017. p.11.）

Q 1-11 「右前腕部」のアセスメント

[解答は157ページ]

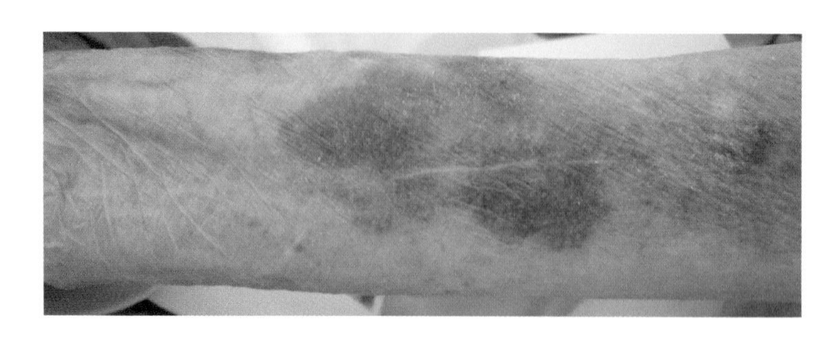

この皮膚状態をアセスメントしましょう
該当する状態として適切なのはどれですか？
(複数回答可)

- □ スキン-テアの保有
- □ スキン-テアの既往
- □ 乾燥・鱗屑
- □ 紫斑
- □ 浮腫
- □ 水疱
- □ ティッシュペーパー様(皮膚が白くカサカサして薄い状態)
- □ 該当なし

Q 1-12 「右前腕部」のアセスメント

[解答は158ページ]

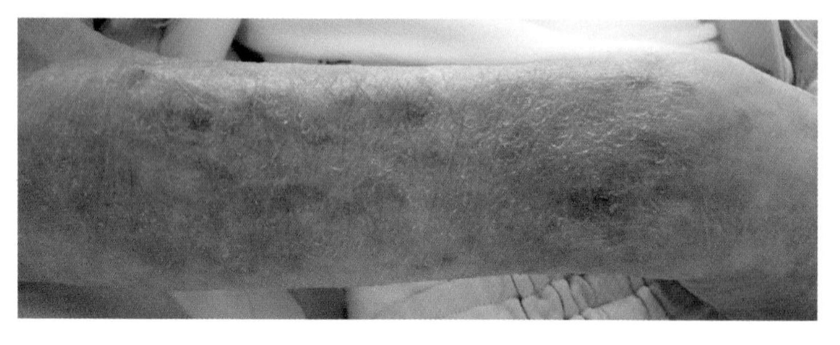

この皮膚状態をアセスメントしましょう
該当する状態として適切なのはどれですか？
(複数回答可)

- □ スキン-テアの保有
- □ スキン-テアの既往
- □ 乾燥・鱗屑
- □ 紫斑
- □ 浮腫
- □ 水疱
- □ ティッシュペーパー様(皮膚が白くカサカサして薄い状態)
- □ 該当なし

Q 1-13 「右手背部」のアセスメント

[解答は158ページ]

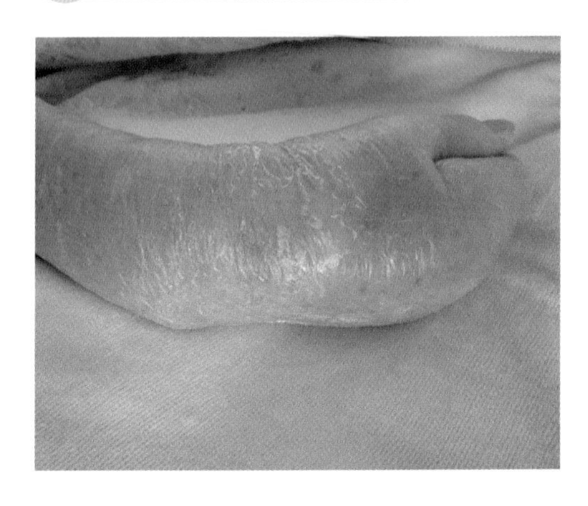

この皮膚状態をアセスメントしましょう
該当する状態として適切なのはどれですか？
（複数回答可）

- □ スキン-テアの保有
- □ スキン-テアの既往
- □ 乾燥・鱗屑
- □ 紫斑
- □ 浮腫
- □ 水疱
- □ ティッシュペーパー様（皮膚が白くカサカサして薄い状態）
- □ 該当なし

Q 1-14 「右前腕部」のアセスメント

[解答は158ページ]

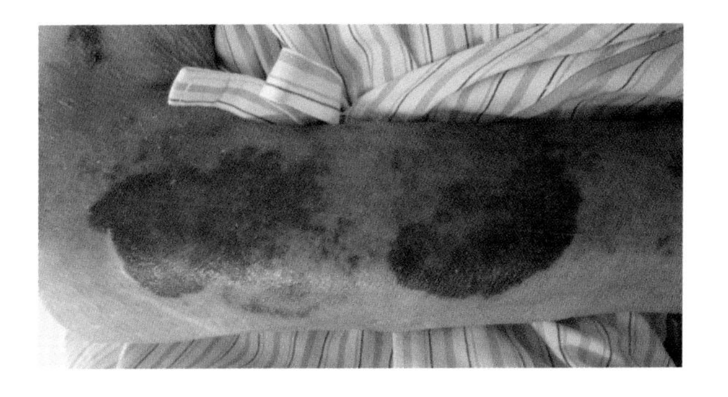

この皮膚状態をアセスメントしましょう
該当する状態として適切なのはどれですか？
（複数回答可）

- □ スキン-テアの保有
- □ スキン-テアの既往
- □ 乾燥・鱗屑
- □ 紫斑
- □ 浮腫
- □ 水疱
- □ ティッシュペーパー様（皮膚が白くカサカサして薄い状態）
- □ 該当なし

Q 1-15 「左前腕部」のアセスメント

[解答は159ページ]

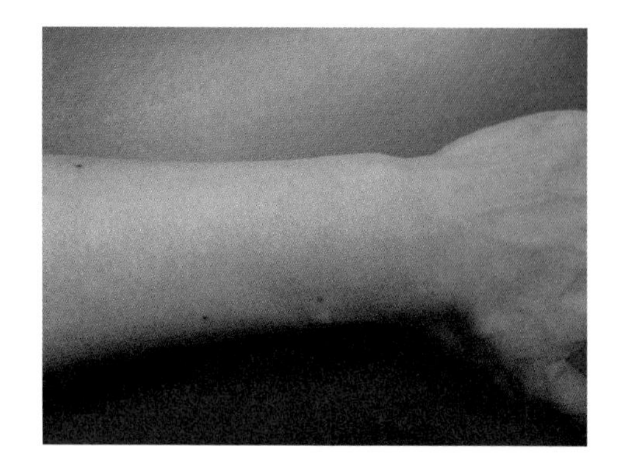

この皮膚状態をアセスメントしましょう
該当する状態として適切なのはどれですか？
(複数回答可)

- □ スキン-テアの保有
- □ スキン-テアの既往
- □ 乾燥・鱗屑
- □ 紫斑
- □ 浮腫
- □ 水疱
- □ ティッシュペーパー様
  (皮膚が白くカサカサして薄い状態)
- □ 該当なし

Q 1-16 「左肘部」のアセスメント

[解答は159ページ]

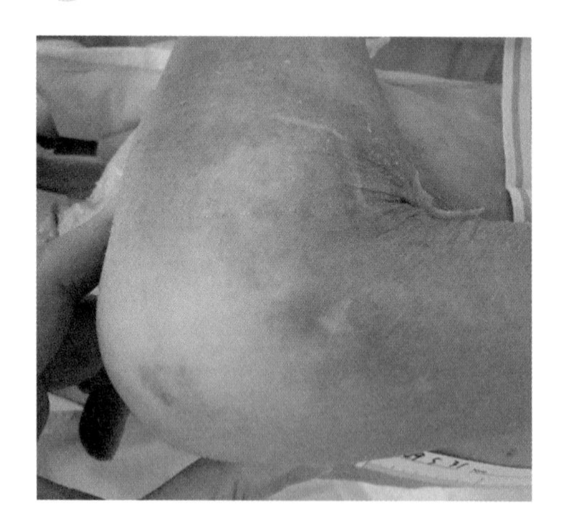

この皮膚状態をアセスメントしましょう
該当する状態として適切なのはどれですか？
(複数回答可)

- □ スキン-テアの保有
- □ スキン-テアの既往
- □ 乾燥・鱗屑
- □ 紫斑
- □ 浮腫
- □ 水疱
- □ ティッシュペーパー様
  (皮膚が白くカサカサして薄い状態)
- □ 該当なし

Part 1 スキン-テア

3. 予防ケアとケア用品

スキン-テアの予防に必要なポイントは，「**①健常な皮膚を保つこと**」「**②発生原因の摩擦とずれが起こらないこと**」，さらに前述した2つのポイントを継続可能にするために「**③人的環境を整えること**」です。

①健常な皮膚を保つための栄養管理とスキンケア

健常な皮膚であるためには，「栄養管理」と「スキンケア」が重要です。

まず栄養管理では「低栄養になっていないか」を評価します。「体重減少率」「喫食率」「血清アルブミン値」などを定期的に評価し，疾患を考慮した上で医師・管理栄養士らと必要時に相談をしてケア介入を行います。

このように栄養管理については，褥瘡における栄養管理に準じます。ただし，褥瘡と異なるのが「脱水に留意すること」です。脱水になると皮膚が乾燥するだけではなく，弾力性が低下するため外力によって皮膚が変更しやすくなり，皮膚が損傷しやすくなります。そのため，スキン-テアでは「水分出納」に注意する必要があります。

スキンケアでは，皮膚を乾燥しないようにケアをします。基本的には，ローションタイプなどの伸びがよい保湿剤を選択し，1日2回，あるいは皮膚の状態によってはそれ以上塗布します。塗布する際には，摩擦が起こらないように毛の流れに沿って押さえるようにします（**図1-5**）皮膚を洗浄する際には，弱酸性の洗浄剤，あるいは保湿剤配合の洗浄剤を選択し，洗浄剤の泡をとって優しく手のひらで擦ることなく洗います（**図1-6**）。入浴の際には，高温の浴槽に長時間入湯しないことも重要です。さらに，皮膚は環境の影響を受けます。冬季は室内が乾燥しやすいため湿度に留意します。

その他に，直接皮膚に触れる寝衣は，柔らかく柔軟性のある素材を選択します。特に，関節拘縮のある患者では，寝衣の着脱で皮膚に外力が加わらないような大きめ，あるいは伸縮性のある素材を選択します。

②摩擦とずれを起こさないための外力保護ケア

スキン-テアの発生原因である「摩擦」と「ずれ」が起こらないようにするためには，「外力保護ケア」が重要になります。

まず療養環境を整えます。不穏行動があり，ベッド柵の隙間から手足が出る場合には，ベッド柵にカバーをします。患者が移動時に家具などにぶつかる場合には，接触する部位にコーナーガードなどを取り付けます。なお，ベッド周囲だけでなく，長袖・長ズボンの寝衣や，アームカバー，レッグカバーの着用によっても，摩擦・ずれを低減できます。さらに，上下肢の保護として，衛生材料のポリウレタンフォームドレッシング材を貼付する方法もあります。

図1-5　保湿剤の塗布方法

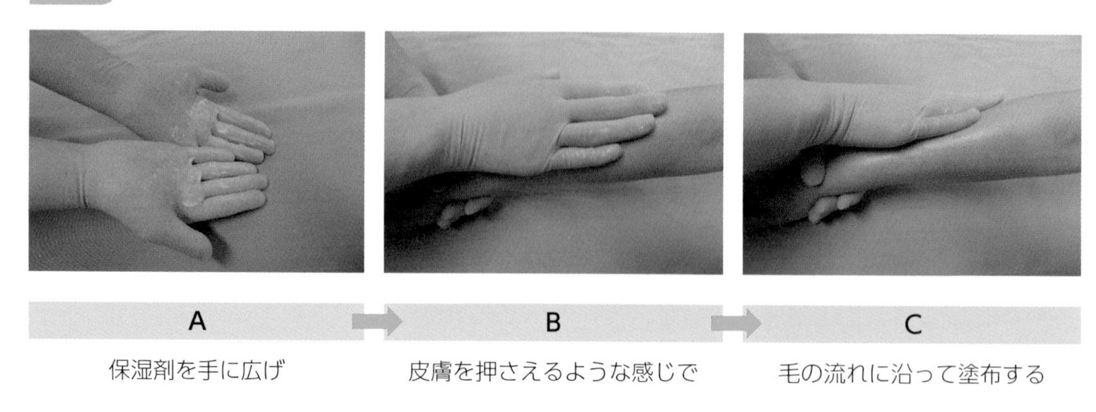

図1-6　皮膚の洗浄方法

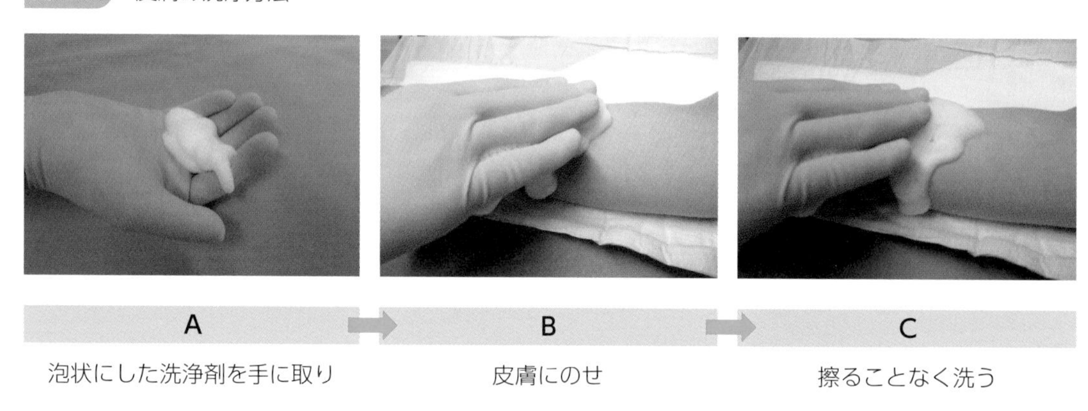

次に，リスクアセスメントの個体要因の皮膚状態に1つでも該当した脆弱な皮膚の患者では，体位変換や移乗介助のケア技術に留意します。これらのケア技術の際に、看護師が患者の四肢を握ったり、掴んだりすると，脆弱な皮膚の患者ではこの行為によってスキン-テアが生じる可能性があります。したがって，四肢を挙上するときには，下から支えるように保持する必要があります。さらに，患者の身体をシートやボード上でスライドさせる体位変換補助具（スライディングボード等）やスライディンググローブを用いると，四肢だけでなく背部や臀部の皮膚に生じる摩擦・ずれの低減が図れます（図1-7）。

最後に，医療用品を使用する際にも留意が必要です。特に留意すべき医療用品は，医療用テープです。本邦のスキン-テアの実態調査では，医療用テープの剥離時に最も多く発生していました[1)]。この医療用テープ剥離時に起こるスキン-テアを「テープテア」とも言います。

予防方法は，まず脆弱な皮膚の患者には医療用テープによる固定以外の方法を検討します。医療用テープ固定が必要な場合には，皮膚被膜剤をテープ貼付部に塗布してから，あるいは角質剥離刺激の少ないシリコーン系などの粘着材のテープを選択します。なお，テープ貼付時に

図1-7 スライディンググローブを用いた移動方法

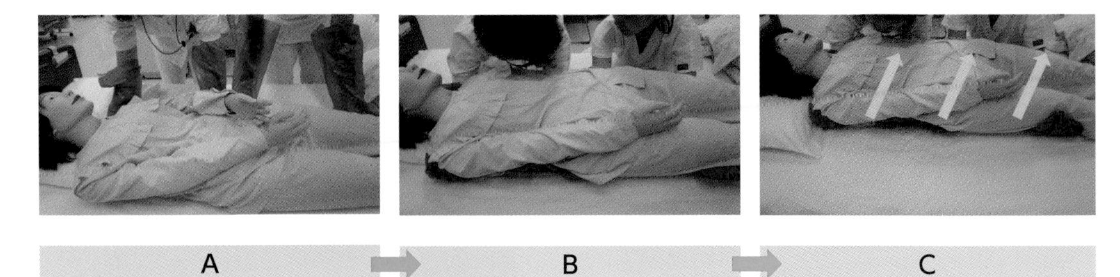

A	B	C
スライディンググローブを装着し	患者の身体の下に腕を挿入して患者の身体がベッドに接しないようにしてから	身体の位置を患者の左側に移動させる

図1-8 医療用テープの剥離方法

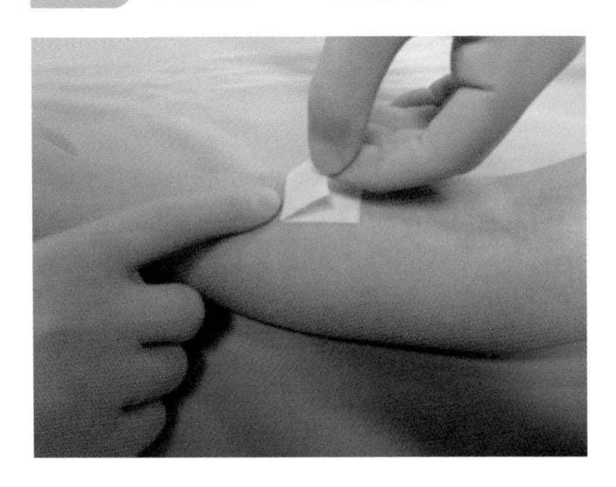

A 良い例

Aは「良い」剥がし方。テープを180度程度反転させ，皮膚が持ち上がらないように剥離する。近くの皮膚を押さえている

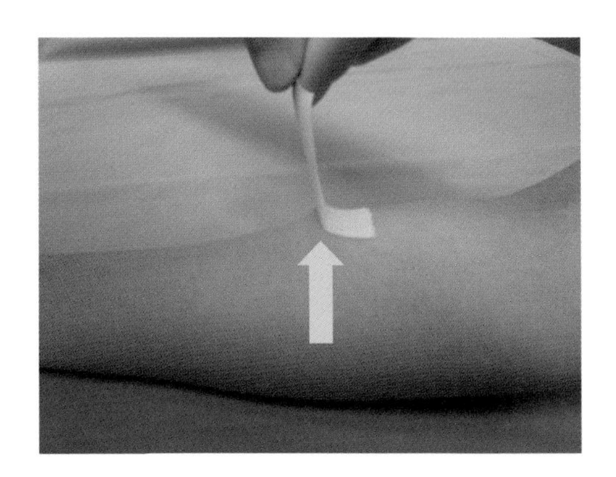

B 悪い例

Bは「悪い」剥がし方。テープを180度程度反転させることなく，剥離する近くの皮膚を押さえていない。そのため，矢印部の皮膚が持ち上がっている

は，テープを皮膚に1カ所留めてから引っ張って貼るなどによって，皮膚に緊張が加わっていないか確認します。剥離時には医療用テープを180度反転させ，皮膚が持ち上がるなどの変形がないように周囲皮膚を押さえながらゆっくりと剥離します（図1-8）。ただし，基材がポリウレタンフィルムの場合は，フィルムを水平に伸展しながら剥離します（図1-9）。なお，医療用テープの剥離時には，粘着テープを皮膚から浮かせるように剥離できる粘着剥離剤の使用がベストです（図1-10）。

③人的環境を整えるための教育

前述したケアを継続して実施するためには，患者を支援する医療メンバーだけでなく，患者

図1-9 ポリウレタンフィルムの剥離方法

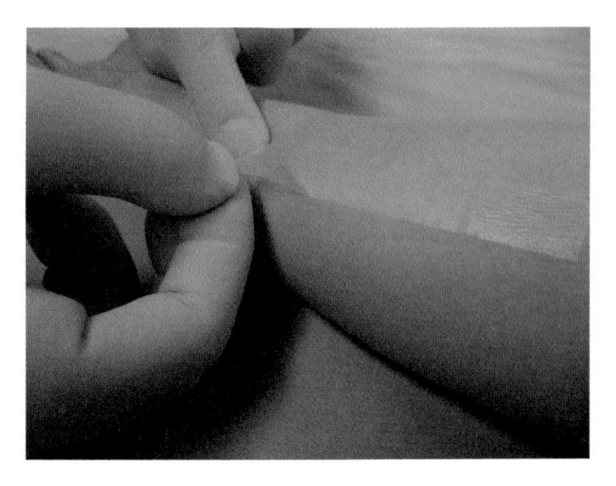

フィルムを水平に伸展しながら，皮膚が持ち上がらないように指で押さえながら剥離する

図1-10 粘着剥離剤の使用

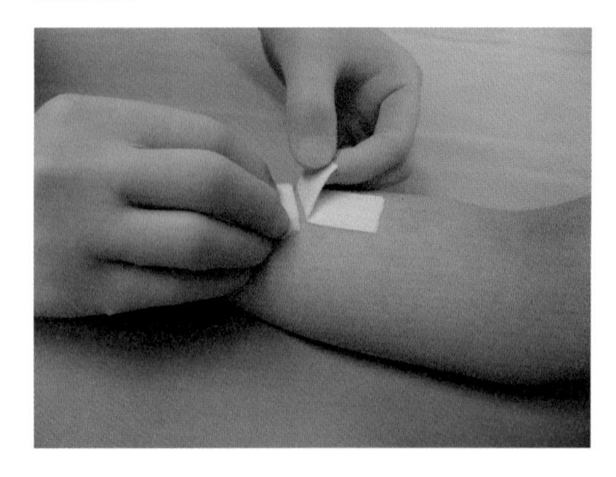

テープの粘着部に粘着剥離剤を浸透させることで皮膚からテープを浮かせ，剥離していく

本人と家族にも教育が必要です。

医療メンバーに対しては，「スキン-テアとは何か」「どのようなときに発生するのか」「発生を予防する方法は何か」について教育をします。特に，「この患者はスキン-テアのハイリスク者」と看護師がアセスメントした際には，患者に関わる全ての医療メンバーに周知する必要があります。この周知が徹底していないと，看護師以外の職種がスキン-テアを発生させる可能性があります。例えば、栄養などの指導の際に患者からの依頼により姿勢を整えるときや，リハビリテーションなどの場面です。さらに，事務職員も患者から「手を引いてほしい」と依頼されることがあり，そのときに発生する可能性があります。したがって，病院全スタッフに教育をする必要があります。

患者本人と家族に対する教育内容は，医療メンバーとほぼ同様です。家族が患者の手を握っただけでスキン-テアが生じることもあるため，「ハイリスク患者」と判断した場合には、家族が患者を傷つけないためにも教育は必要です。

＊

次ページから「皮膚の状態に応じたケア方法に関する問い」を10問用意したので答えてください。「解答」は箇条書きで複数のポイントを示してもかまいません。

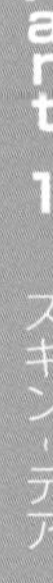

Q 1-17 「右前腕部」のケア

[解答は159ページ]

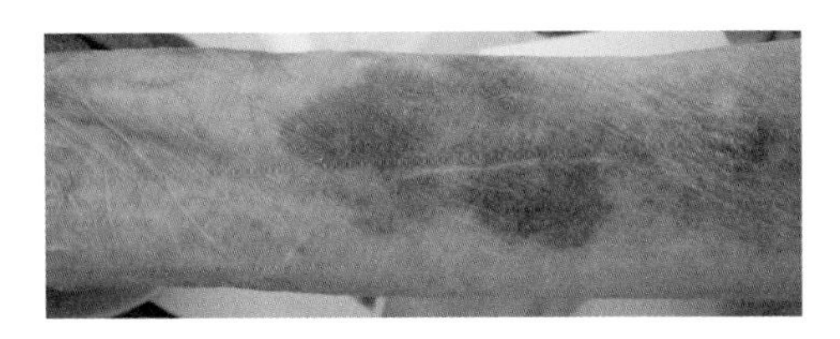

スキン-テアの発生を予防するために
入浴時に留意することは何ですか？

Q 1-18 「右前腕部」のケア

[解答は160ページ]

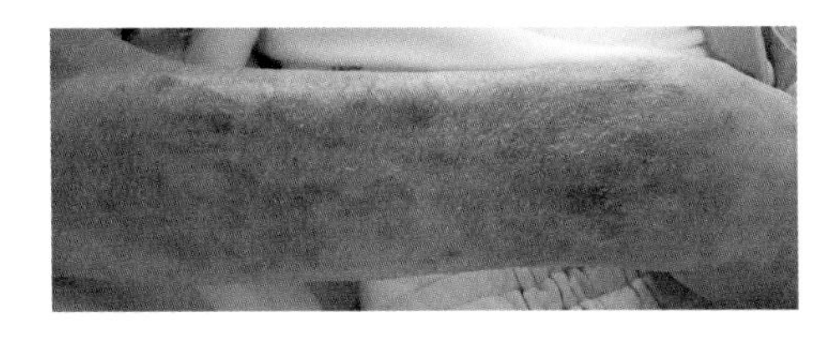

夏季で半袖を着用しています。
時々、家具に腕をぶつけることがあります
スキン-テアの発生を予防するために
衣服で留意することは何ですか？

Q 1-19 「右手背部」のケア

[解答は160ページ]

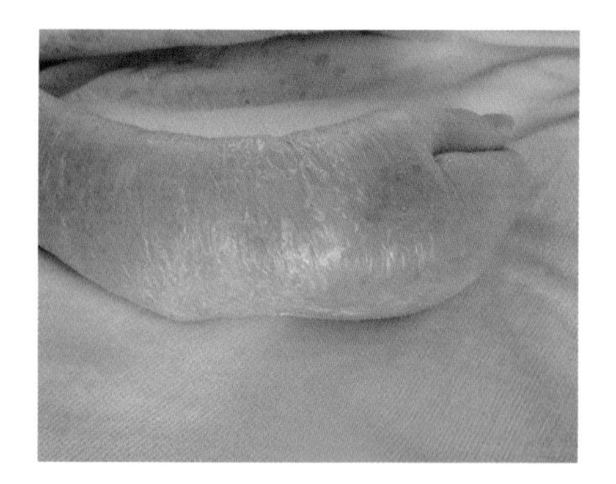

皮膚の乾燥に対し保湿剤を使用する際に
留意することは何ですか？

Q 1-20 「右前腕部」のケア

[解答は160ページ]

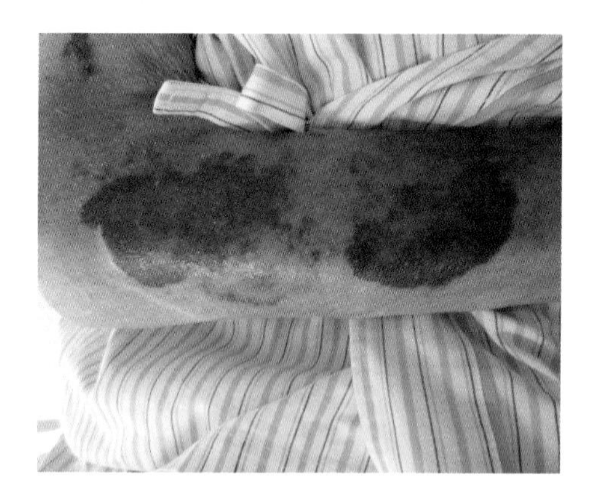

時々,
ベッド柵に腕をぶつけることがあります
スキン-テアの発生を予防するために
外力から保護する方法は何ですか？

Q 1-21 「点滴療法開始時」のケア

[解答は161ページ]

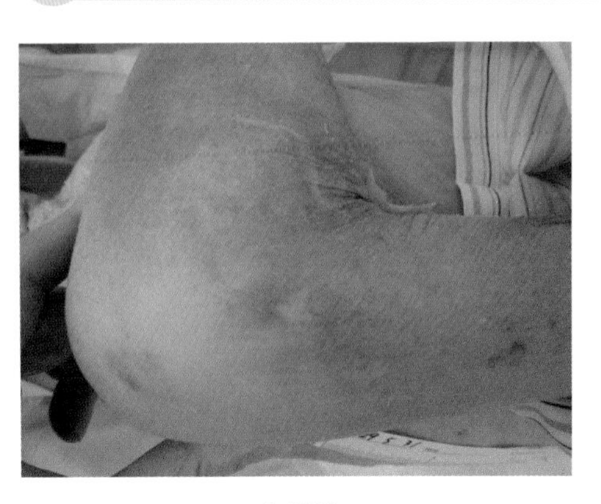

左肘部

左前腕の橈側皮静脈より
点滴療法が開始されます
点滴を開始する際に
留意することは何ですか？

Q 1-22 「栄養」に関するアセスメント

[解答は161ページ]

スキン-テア予防のための
栄養に関するアセスメント項目として
正しいのはどれですか？
（複数回答可）

- □ 体重減少率
- □ 血清アルブミン値
- □ 水分摂取量
- □ 主観的包括的アセスメント（SGA）
- □ 栄養状態のアセスメントは不要

Q 1-23 「保湿」のケア

[解答は161ページ]

スキン-テア予防のための
保湿ケアとして
正しいのはどれですか？
（複数回答可）

- ☐ ローションタイプの保湿剤を選択する
- ☐ 保湿剤を毛の流れに沿って塗布する
- ☐ 保湿剤の塗布は，1日1回までとする
- ☐ 保湿剤は入浴後しばらくしてから塗布する
- ☐ 保湿剤をしっかりと擦り込む

Q 1-24 「清潔」のケア

[解答は162ページ]

スキン-テア予防のための
清潔ケアとして
正しいのはどれですか？
（複数回答可）

- ☐ 弱アルカリ性の洗浄剤を用いる
- ☐ 保湿効果のある入浴剤を浴槽に入れる
- ☐ タオルに洗浄剤をつけて洗う
- ☐ 入浴後，タオルで押さえるように皮膚の水分を取る
- ☐ 高温の浴槽に入湯する

Q 1-25 「体位変換」のケア

[解答は162ページ]

抗凝固薬を内服中で
出血傾向のある患者の
体位変換をする際のケアとして
正しいのはどれですか？
(複数回答可)

- □ 下肢を挙上するときは，下から支える
- □ ベッドの頭側方向に身体の位置をずらすときは，スライディングシートを用いる
- □ 上体を起こすときは，手は握って引っ張る
- □ 身体に触れないように，体位変換のクッションは引っ張って取る
- □ 仰臥位から側臥位になるときには，肩と腰を支えながら行う

Q 1-26 「ドレッシング材の固定方法」のケア

[解答は163ページ]

スキン-テアの創管理で
ドレッシング材の
固定方法についての
ケアとして正しいのは
どれですか？
(複数回答可)

- □ スキン-テアの部位によっては，筒状包帯を使用する
- □ 医療用テープを優先して選択する
- □ 皮膚が伸縮する部位には，伸縮性のない医療用テープを使用する
- □ 医療用テープの剥離時には，苦痛を軽減するために一気に剥がす

4. スキン-テアの管理

創傷の管理は，「1．必要時止血」「2．創洗浄」「3．STAR分類システムでアセスメント」「4．被覆」「5．疼痛の確認」の5段階で行います。

1．必要時止血

出血時には圧迫止血をします。出血が止まりにくいときは，真皮深層にとどまらず脂肪層や筋層まで損傷している可能性もあるため，医師に報告します。

2．創洗浄

汚れや血腫を取り除くために，微温湯を用いて洗浄します。ただし，微温湯と組織の浸透圧の差によって疼痛が生じた際には，温かい生理食塩水を使用します。

3．STAR分類システムでアセスメント

STAR分類システムを用いて，創をアセスメントします。創を正しくアセスメントするためには，皮弁がある場合には元の位置に戻します。

皮弁を元の位置に戻すには，湿らせた綿棒，手袋をした指，または無鉤鑷子を使用します（**図1-11**）。ただし，スキン-テアは真皮深層までの損傷のため，創には自由神経終末が露出しており，外気にさらされるだけで強い痛みを伴うという特徴があります。そこで，皮弁を元の位置に戻す処置は，事前に「疼痛が増強すること」を説明してから丁寧にゆっくり行います。

皮弁が乾燥して元に戻せないときは，乾燥した皮弁に生理食塩水を染み込ませたガーゼを15分程度貼付してから行います。なお，この処置は，皮弁が生着することによって上皮化する面積を減らせるため治癒期間の短縮が期待でき，外気による自由神経終末の刺激を皮弁で遮断できるため疼痛の軽減もはかれます。

4．被覆

創は，褥瘡と同様で湿潤環境下で管理します。ただし，皮弁があれば生着できるように，創に付着している皮弁がずれないように管理することが重要です。そのため，創傷被覆材（ドレッシング材）と外用薬の選択については，STAR分類システムのカテゴリーによって**表1-1**のように選択します。

例えば、カテゴリー1a，2aの場合は，「シリコーンゲルメッシュドレッシング」「多孔性シリコーンゲルシート」「ポリウレタンフォーム/ソフトシリコーン」などのドレッシング材を使用します。カテゴリー1aでは皮膚接合用テープを用いて皮弁がずれないよう固定することもありますが，新たなスキン-テアの発生を予防するために，紫斑部位や関節部付近のスキン-テ

図1-11 皮弁の戻し方

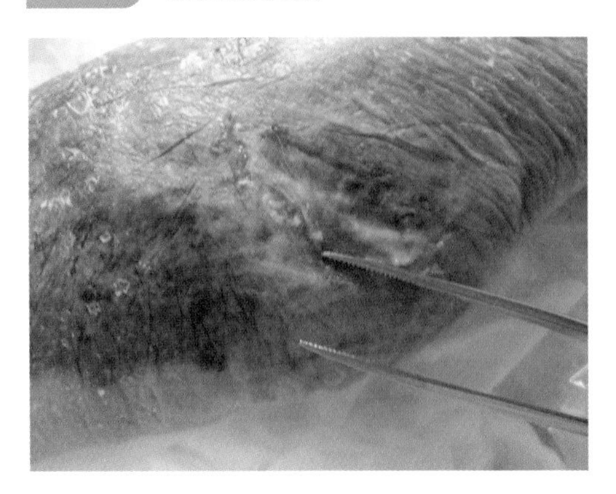

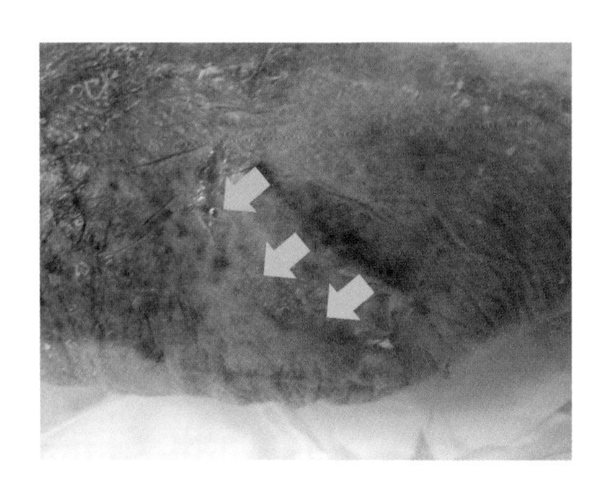

無鉤鑷子を使って皮弁をゆっくりと元の位置に戻すことで、矢印のようにほぼ創面を皮弁で覆うことができた。鑷子の他に、湿らせた綿棒、手袋をした指で行ってもよい

表1-1 STAR分類による創傷ケアに用いるドレッシング材と外用薬

ドレッシング材と外用薬	カテゴリー1a	カテゴリー1b	カテゴリー2a	カテゴリー2b	カテゴリー3
●シリコーンゲルメッシュドレッシング	○	○	○	○	○
●多孔性シリコーンゲルシート	○	○	○	○	○
●ポリウレタンフォーム／ソフトシリコーン	○	○	○	○	○
●皮膚接合用テープ ●非固着性ガーゼ	○				
●白色ワセリン ●非固着性ガーゼ					○
●ジメチルイソプロピルアズレン ●非固着性ガーゼ					○
●トラフェルミン ●非固着性ガーゼ					○

アには用いません。さらに，皮膚接合用テープを用いた場合には，テープが自然に剥がれるまでそのままにしておきます。

カテゴリー2a，2bの場合には、カテゴリー1a，2a同様に「シリコーンゲルメッシュドレッシング」「多孔性シリコーンゲルシート」「ポリウレタンフォーム/ソフトシリコーン」などのドレッシング材を使用しますが、皮膚接合用テープは用いません。

図1-12　創傷被覆材除去時に皮弁の固定を妨げない剥離の方向

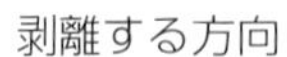

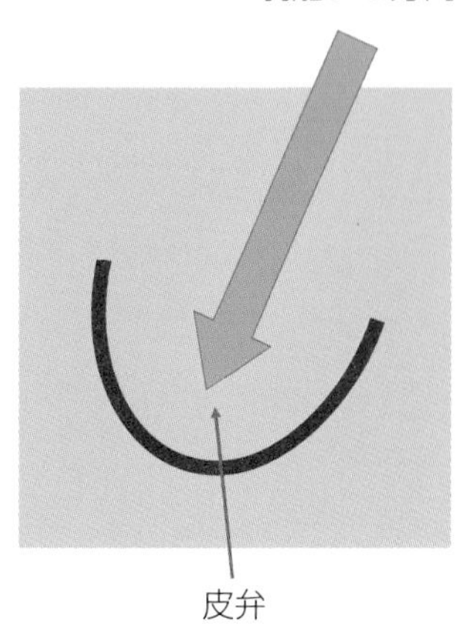

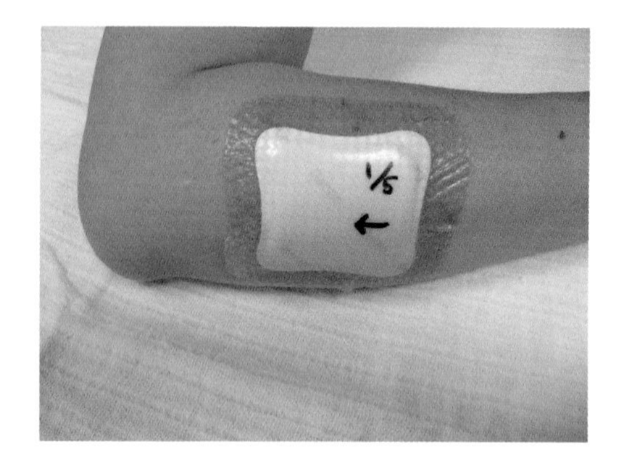

写真のように創傷被覆材に剥離の好ましい方向を矢印で示す

カテゴリー 3の場合は，非固着性ガーゼなどの創傷被覆材を選択します。あるいは，白色ワセリン，ジメチルイソプロピルアズレンなどの創保護効果の高い油脂性基材の軟膏や，トラフェルミンを非固着性のガーゼなどとともに使用します。

なお，創傷被覆材によって新たなスキン-テアを発生させないために，皮弁や創周囲皮膚に固着するハイドロコロイドドレッシング材は使用しません。また、医療用テープによる固定ではなく，筒状包帯などで固定をします。ただし，やむなく医療用テープを用いる場合は，シリコーン系の粘着剤や角質剥離の少ないテープを選択します。

注意すべきこととして，不透明な創傷被覆材を用いた場合，剥離時の機械的刺激によって皮弁固定を妨げる可能性があげられます。そのため，皮弁固定を妨げない剥離の方向を示す矢印を創傷被覆材に記入しておきます（図1-12）。

5. 疼痛の確認

いつどのようなときに疼痛が生じるのかを確認し，疼痛があれば対応策を検討します。

＊

次ページから「スキン-テアの管理に関する問い」を6問用意したので答えてください。

Q 1-27 「右手関節部」スキン-テアの管理

［解答は163ページ］

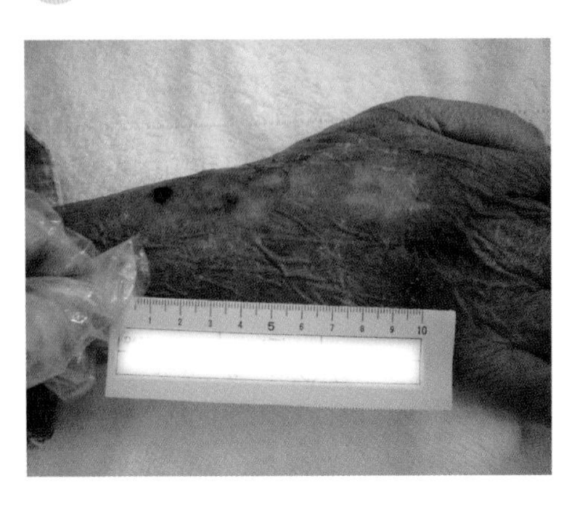

①このスキン-テアの局所ケアに使用しないのはどれですか？（複数回答可）
②また，その理由はなぜですか？

- ☐ シリコーンゲルメッシュドレッシング
- ☐ 皮膚接合用テープと非固着性ガーゼ
- ☐ 白色ワセリンと非固着性ガーゼ
- ☐ ジメチルイソプロピルアズレンと非固着性ガーゼ
- ☐ ハイドロコロイドドレッシング

〔選択理由〕

Q 1-28 「背部」スキン-テアの管理

［解答は164ページ］

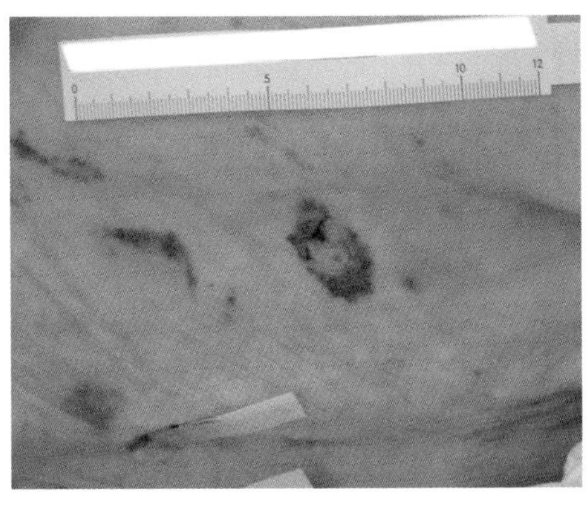

①このスキン-テアの局所ケアに使用しないのはどれですか？（複数回答可）
②また，その理由はなぜですか？

- ☐ シリコーンゲルメッシュドレッシング
- ☐ ポリウレタンフォーム／ソフトシリコーン
- ☐ 皮膚接合用テープと非固着性ガーゼ
- ☐ トラフェルミンと非固着性ガーゼ
- ☐ ハイドロコロイドドレッシング

〔選択理由〕

Q 1-29 「右前腕部」スキン-テアの管理

［解答は164ページ］

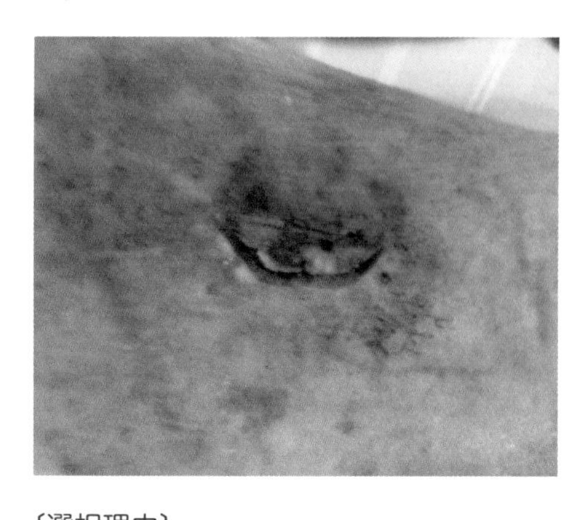

〔選択理由〕

① このスキン-テアの局所ケアに使用しないのはどれですか？（複数回答可）
② また，その理由はなぜですか？

- □ 多孔性シリコーンゲルシート
- □ ポリウレタンフォーム／ソフトシリコーン
- □ 皮膚接合用テープと非固着性ガーゼ
- □ ジメチルイソプロピルアズレンと非固着性ガーゼ
- □ トラフェルミンと非固着性ガーゼ

Q 1-30 「右前腕部」スキン-テアの管理

［解答は165ページ］

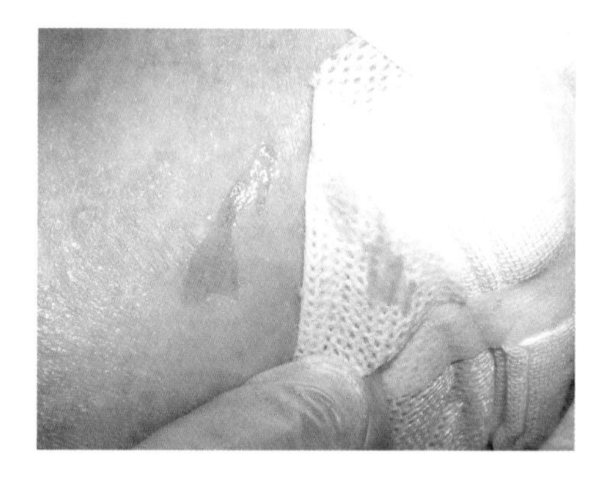

〔選択理由〕

① このスキン-テアの局所ケアに使用しないのはどれですか？（複数回答可）
② また，その理由はなぜですか？

- □ 多孔性シリコーンゲルシート
- □ ポリウレタンフォーム／ソフトシリコーン
- □ 白色ワセリンと非固着性ガーゼ
- □ ジメチルイソプロピルアズレンと非固着性ガーゼ
- □ ハイドロコロイドドレッシング

Q 1-31 「左前腕部」スキン-テアの管理

[解答は165ページ]

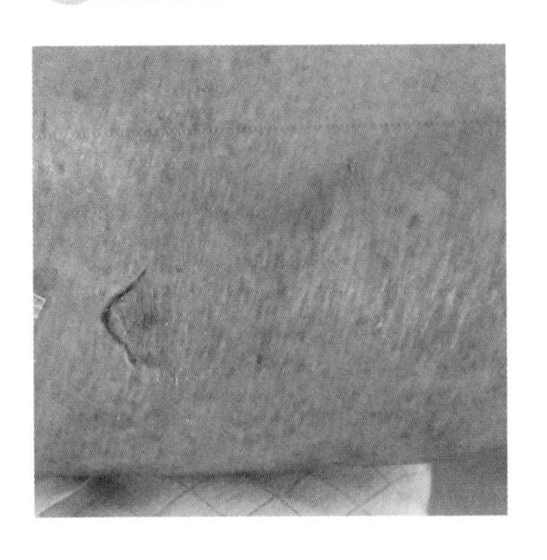

〔選択理由〕

① このスキン-テアの局所ケアに使用しないのはどれですか？（複数回答可）
② また，その理由はなぜですか？

- □ ポリウレタンフォーム／ソフトシリコーン
- □ 皮膚接合用テープと非固着性ガーゼ
- □ 白色ワセリンと非固着性ガーゼ
- □ ジメチルイソプロピルアズレンと非固着性ガーゼ
- □ アルギン酸塩と非固着性ガーゼ

Q 1-32 「左臀部（皮弁を元に戻した状態）」スキン-テアの管理

[解答は166ページ]

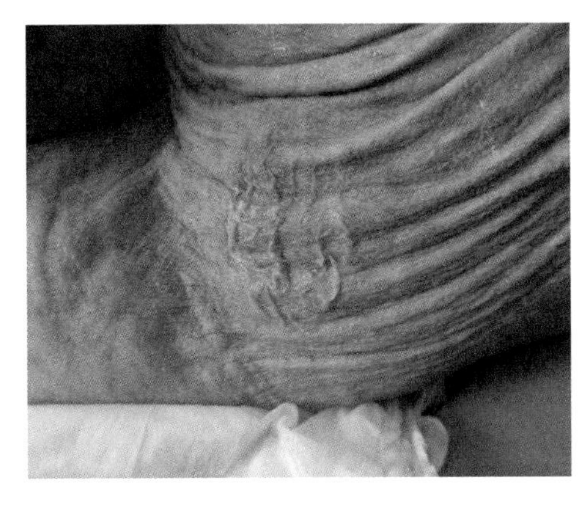

〔選択理由〕

① このスキン-テアの局所ケアに使用しないのはどれですか？（複数回答可）
② また，その理由はなぜですか？

- □ ポリウレタンフォーム／ソフトシリコーン
- □ 皮膚接合用テープと非固着性ガーゼ
- □ 白色ワセリンと非固着性ガーゼ
- □ トラフェルミンと非固着性ガーゼ
- □ ハイドロコロイドドレッシング

Chapter Ⅱ

事例で考えるスキン-テアの予防・管理問題集

［事例1］ 右前腕部のスキン-テア

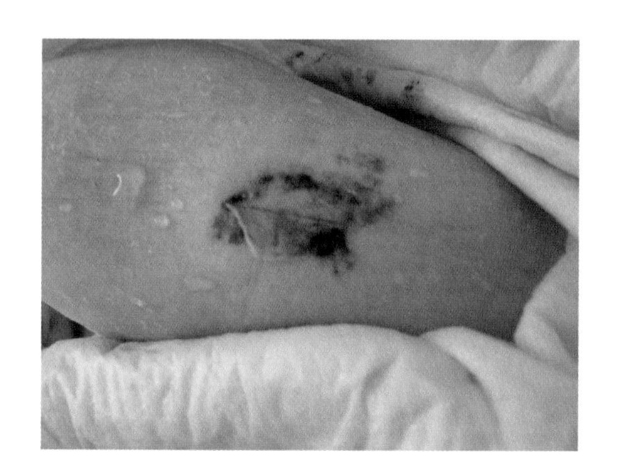

Aさん／70歳代／女性

Aさんは入浴後に更衣をしていたときに，右前腕部にスキン-テアが発生した。発生時に出血していたため，スタッフは微温湯にて創部の洗浄をしたが，Aさんは強い痛みを訴えている。

Q 1-33 最初に行うケア

［解答は166ページ］

この創の疼痛を緩和するために局所ケアとして何を最初に行いますか？　その理由はなぜですか？

- □ 温めた生理食塩水で洗浄する
- □ 再度出血しないように創部を圧迫する
- □ 皮弁を元に戻す
- □ 医師が処置するまで，ガーゼを貼付しておく
- □ ハイドロコロイドドレッシングを貼付する

〔選択理由〕

Q 1-34 STAR分類で評価

[解答は167ページ]

この創をSTAR分類で評価してみましょう。

<table>
<tr><th colspan="3">皮弁</th><th colspan="2">皮膚または皮弁の色</th><th rowspan="3">STAR分類</th></tr>
<tr><th colspan="2">あり</th><th rowspan="2">なし</th><th rowspan="2">正常</th><th rowspan="2">不良
(蒼白、薄黒い、または黒ずんでいる)</th></tr>
<tr><th>戻せる</th><th>戻せない</th></tr>
<tr><td></td><td></td><td></td><td></td><td></td><td></td></tr>
</table>

Q 1-35 局所ケアの選択

[解答は167ページ]

この創に対し，どのような局所ケアを選択しますか？　その理由はなぜですか？

- □ ハイドロコロイドドレッシング
- □ 皮膚接合用テープと非固着性ガーゼ
- □ ポリウレタンフォーム／ソフトシリコーン
- □ ジメチルイソプロピルアズレンと非固着性ガーゼ

〔選択理由〕

Q 1-36 スキン-テアの予防ケア

[解答は168ページ]

今後，入浴後の更衣時にスキン-テアを発生させないためには，どのような予防ケアが必要ですか？

〔解答〕

［事例2］ 左前腕部2カ所のスキン-テア

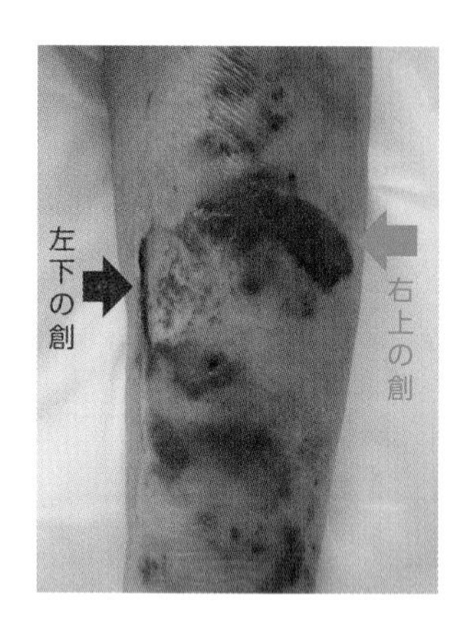

Bさん／80歳代／男性

Bさんは抗凝固薬を内服中で上肢に紫斑を認めていた。今朝，ベッドから立ち上がろうとしたときに転びそうになり，床頭台の角に左腕をぶつけ，スキン-テアが発生した。

Q 1-37 スキン-テアの発生リスク

［解答は168ページ］

Bさんの皮膚の状態から考えると，スキン-テアを発生する前より，Bさんには「スキンアの発生リスク」があったと考えますか？　リスクがあったと考える場合，その根拠は何ですか？

□ スキン-テア発生のリスクはあった　□ スキン-テア発生のリスクはなかった

〔選択理由と根拠〕

Q 1-38 STAR分類で2つの創を評価

[解答は169ページ]

Bさんには写真に向かって左側と右側の2カ所に創があります。STAR分類で2つの創を評価してみましょう。

〔向かって左下の創〕

皮弁			皮膚または皮弁の色		STAR 分類
あり		なし	正常	不良 (蒼白、薄黒い、または黒ずんでいる)	
戻せる	戻せない				

〔向かって右上の創〕

皮弁			皮膚または皮弁の色		STAR 分類
あり		なし	正常	不良 (蒼白、薄黒い、または黒ずんでいる)	
戻せる	戻せない				

Q 1-39 局所ケアの選択

[解答は169ページ]

この2つの創に対し，同じ局所ケアを行うとすれば，下記のどれを選択しますか？　その理由は何ですか？

- □ 多孔性シリコーンゲルシート
- □ ジメチルイソプロピルアズレンと非固着性ガーゼ
- □ 皮膚接合用テープと非固着性ガーゼ
- □ トラフェルミンと非固着性ガーゼ

〔選択理由〕

Q 1-40 ドレッシング材の剥離方向

[解答は170ページ]

2つの創を覆うように貼付したドレッシング材を剥離することになりました。剥離する方向は，写真でいうとどの部分からどちら向きになりますか？　下記から選択してください。また，その理由は何ですか？

- □ 写真の上から下向き
- □ 写真の下から上向き
- □ 写真の右から左向き
- □ 写真の左から右向き

〔選択理由〕

Q 1-41 スキン-テアを予防するケア計画

[解答は170ページ]

スキン-テア発生から3日後の状態です。発生時に皮膚が乾燥していたため保湿剤を塗布しています。この皮膚の状態を考慮しながら，Bさんの新たなスキン-テア発生を予防するために必要なケア計画を立ててください。外力から保護するための具体的なケアも考えましょう。

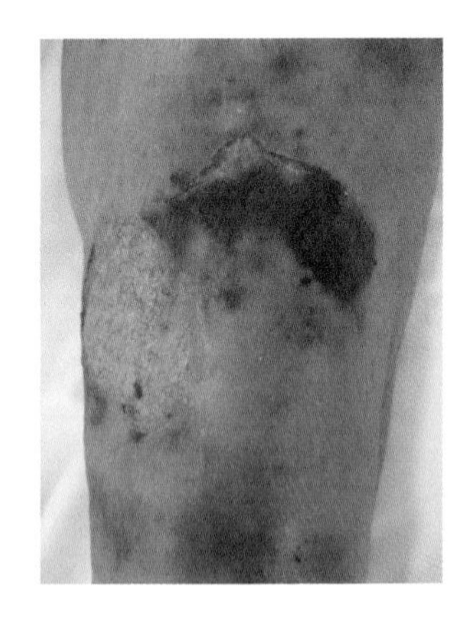

〔解答〕

Q 1-42 チーム医療における留意点

［解答は171ページ］

スキン-テアは発生から10日後に治癒しました。この同時期に，転倒予防も兼ねて歩行訓練をするため，Bさんにリハビリテーションを開始します。チーム医療の上で，留意することは何でしょうか？

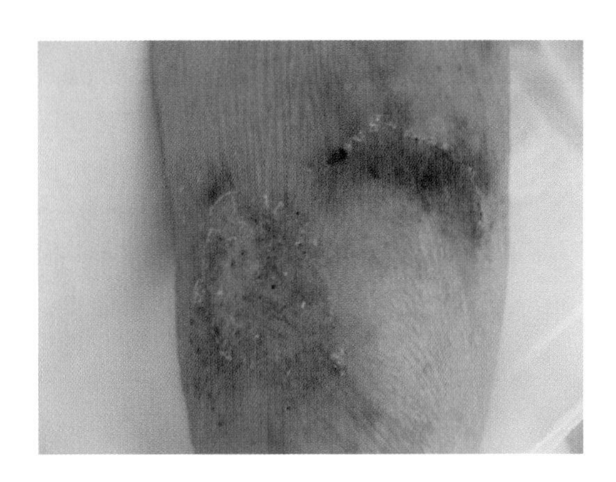

〔解答〕

[事例3] 左大腿部のスキン-テア

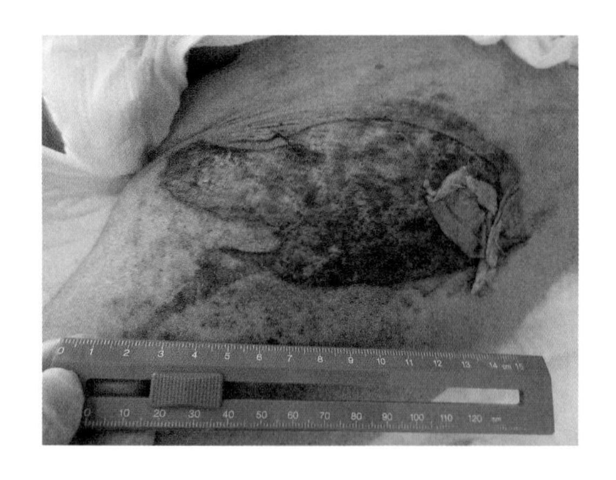

Cさん／70歳代／男性

Cさんは抗凝固薬を内服中。昨夜，不穏になり，ベッド柵から身を乗り出そうとした際に，左大腿部にスキン-テアが発生した。

Q 1-43 最初に行うケア

［解答は171ページ］

スキン-テア発生の翌朝にケアを行おうとしたところ，皮弁が乾燥して丸まっていました。このときの局所ケアは，何から始めますか？

〔解 答〕

Q 1-44 STAR分類で創を評価

[解答は172ページ]

STAR分類でCさんの創を評価してみましょう。

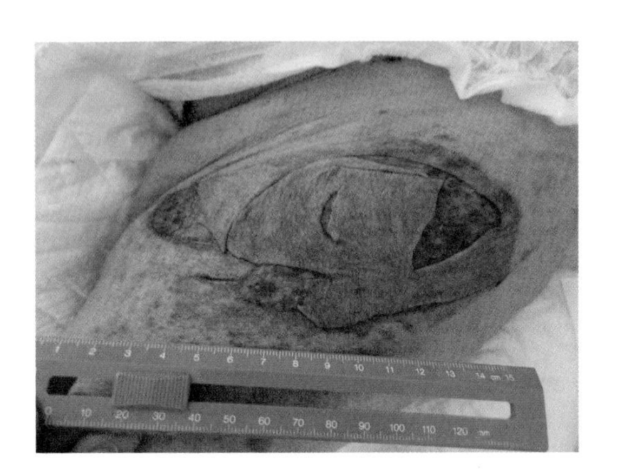

皮弁			皮膚または皮弁の色		STAR分類
あり		なし	正常	不良 (蒼白、薄黒い、または黒ずんでいる)	
戻せる	戻せない				

Q 1-45 ドレッシング材の3つの機能

[解答は172ページ]

この創にドレッシング材を使用するとき，ドレッシング材に求める機能は3つあります。それは何ですか？

〔解答〕

Q 1-46 ドレッシング材貼付の判断

［解答は173ページ］

1週間が経過し，「Cさんの創が治癒したので，ポリウレタンフォーム/ソフトシリコーンのドレッシング材の貼付をやめてよいか？」と看護師から相談がありました。皮弁は生着し，皮弁のない皮膚の欠損部は表皮化しており，治癒は確認できました。ドレッシング材の貼付をどうしますか？　また，その理由は何ですか？

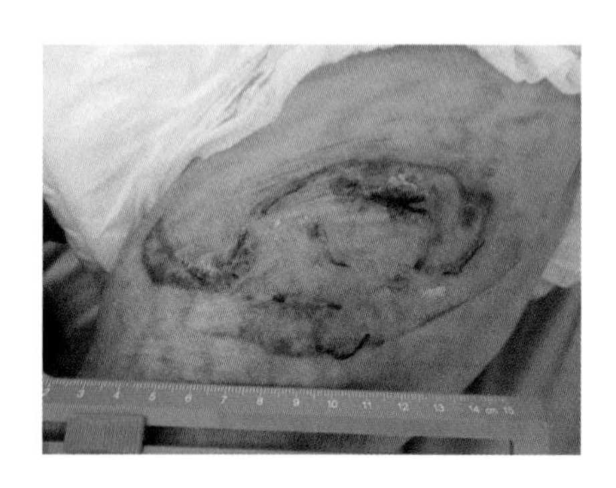

〔解答〕

Q 1-47 外力予防のケア

［解答は173ページ］

Cさんには，時々，せん妄が認められています。せん妄時には，ベッド柵を叩いたり，ベッド柵から身を乗り出したりします。Cさんのスキン-テアが再発しないために必要な外力予防のケアは何ですか？

〔解答〕

● 参考文献

1）一般社団法人日本創傷・オストミー・失禁管理学会編：ベストプラクティス　スキン−テア（皮膚裂傷）の予防と管理．照林社；2015.

Part 2
褥瘡

Chapter I

褥瘡 アセスメント・ケア 問題集

1. 褥瘡の概要

褥瘡の定義

日本褥瘡学会では，褥瘡を「身体に加わった外力は骨と皮膚表層の間の軟部組織の血流を低下，あるいは停止させる。この状態が一定時間持続されると組織は不可逆的な阻血性障害に陥り褥瘡となる」と定義しています[1)]。

従来は，褥瘡の原因を自身の体重によって生じる外力としてきましたが，弾性ストッキングやNPPVマスクなどの医療機器の装着によって生じる外力が原因となる損傷を「医療関連機器圧迫創傷」(Medical Device Related Pressure Ulcer：MDRPU) と称し，褥瘡の一部として捉えています。MDRPUは「医療関連機器による圧迫で生じる皮膚ないし下床の組織損傷であり，厳密には従来の褥瘡すなわち自重関連褥瘡（self load related pressure ulcer）と区別されるが，ともに圧迫創傷であり，広い意味での褥瘡の範疇に属する。なお，尿道，消化管，気道等の粘膜に発生する創傷は含めない」と定義されています[2)]。

褥瘡の発生メカニズム

褥瘡の原因は，外力による阻血性障害に加えて，再灌流障害，リンパ系機能障害，機械的変形が複合的に関与していると考えられています(図2-1)。そして，個体の組織耐久性が低下していると褥瘡が発生しやすくなります。組織耐久性の低下に影響する因子には，全身的要因（低栄養状態，低酸素状態，高血糖，腎機能障害，肝機能障害，循環不全，加齢など）と皮膚の状態（浮腫，菲薄，乾燥，浸軟など）が挙げられます。

皮膚表面に生じた圧力にずれ力が加わると皮膚の深部に生じる圧力が増大し，さらに骨突出がある場合，褥瘡は，より深く，広範囲になりやすいといわれています。

褥瘡の好発部位を(図2-2)に示します。対象がどのような姿勢で過ごしているかを念頭に置き，好発部位の皮膚状態を観察します。

図 2-1　褥瘡発生のメカニズム

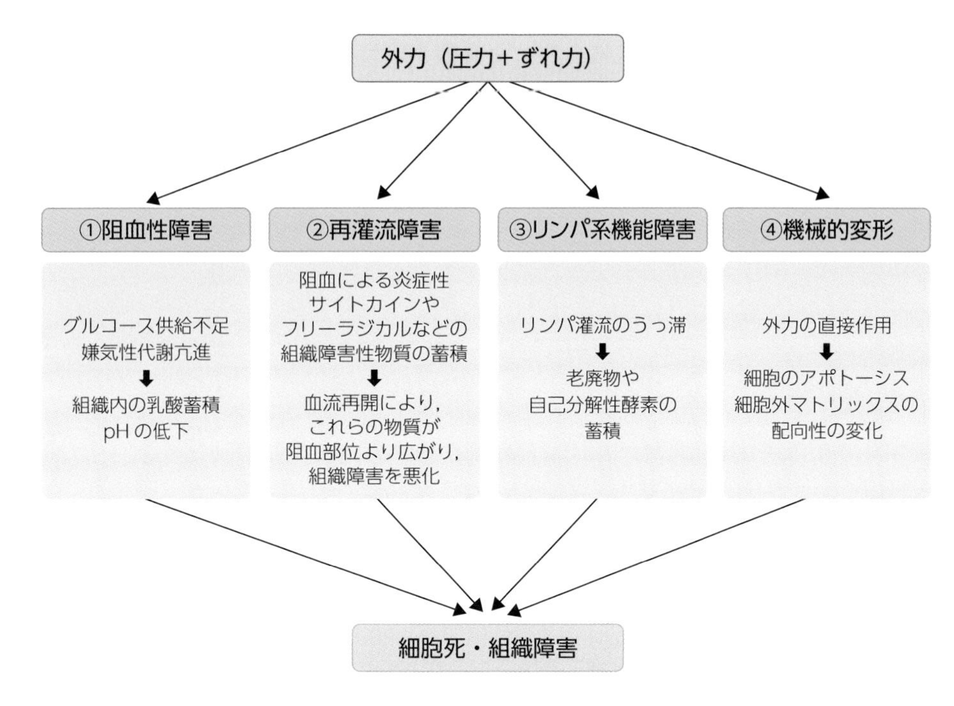

（日本褥瘡学会編集：褥瘡ガイドブック第2版，照林社；2015．p.18より引用）

図 2-2　褥瘡の好発部位

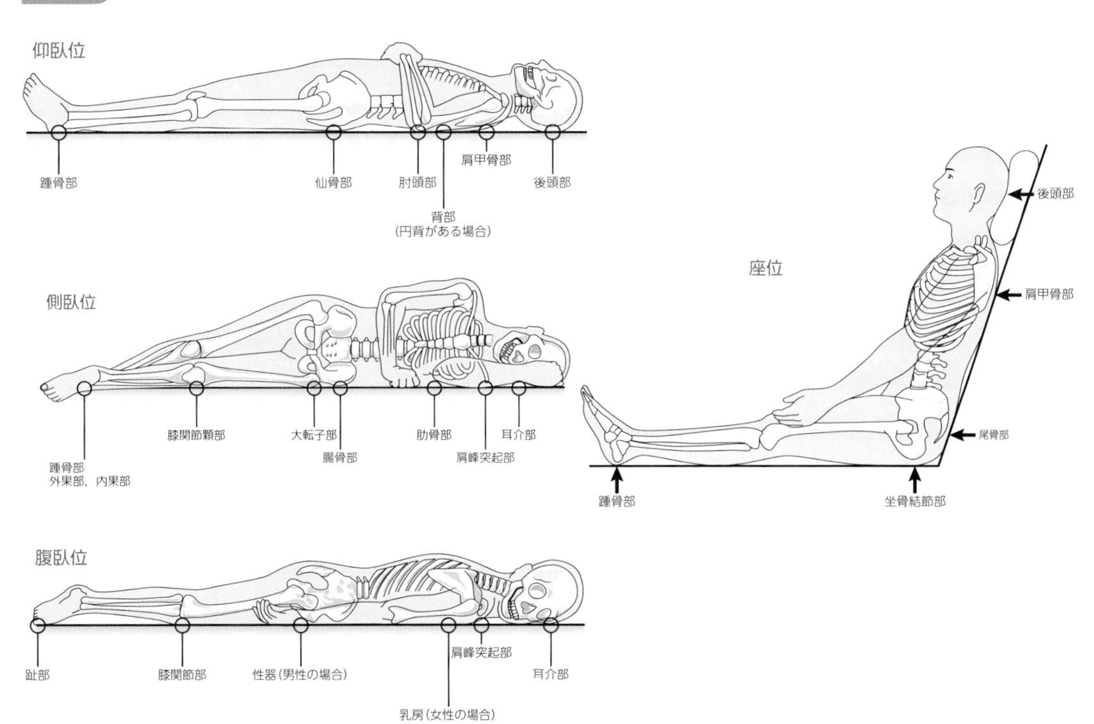

Part 2 褥瘡

褥瘡発生のリスクアセスメント

褥瘡対策の基本は予防です。対象に合わせた褥瘡予防ケアを実施するためには，個々の褥瘡発生のリスクを予測することが重要であり，予測妥当性の高いリスクアセスメント・スケールの使用が推奨されています。

リスクアセスメント・スケールには，「ブレーデンスケール」「厚生労働省褥瘡危険因子評価票」「OHスケール」「K式スケール」「ブレーデンQスケール」「脊髄損傷褥瘡スケール」などがあり，対象に応じて選択するとより効果的に活用できます（055ページ参照）。

褥瘡予防ケア

褥瘡リスクアセスメント・スケールによる評価から介入が必要な項目を導き，その項目に対して適切な褥瘡予防ケアを実践することで褥瘡発生を低減することができます。

1. 圧力・ずれ力のコントロール

1) 体圧分散マットレスの使用

- 骨突出，自力体位変換能力，頭側拳上の高さなどを考慮し，適切な体圧分散マットレスを選択します。
- 簡易体圧測定器を用いて体圧を測定して評価し，40㎜Hg以下となるよう調整します。

2) 体位変換

- 基本的に2時間以内で行いますが，適切な体圧分散マットレスを使用する場合は，4時間以内の間隔で実施するよう勧められています[3)]。
- 骨突出部（仙骨部と大転子部）を避けて臀筋で支え，体圧を分散するために30度側臥位が有効ですが，痩せて臀筋が萎縮している場合は，仙骨部と大転子部に圧が集中しやすいため，注意が必要です。

3) ポジショニング

- 単に姿勢を変えるだけでなく，体圧やずれ力の減少，拘縮予防，安楽などを考慮して姿勢を整えます。
- 点ではなく面で支えることを意識し，体の隙間を埋め，接触面積が広くなるようにポジショニング用クッションを挿入します。

4) ずれ対策

- 頭側拳上時は，ベッドの屈曲部と大転子の位置を合わせ，足側を拳上した後に頭側を拳上すると，身体がずれ落ちにくくなります。
- 座位姿勢では，股関節・膝関節・足関節を90度にすると大腿後面で体重が支えられて安定するため，ずれ対策と体圧分散が図れます。
- 体位変換や頭側拳上後は，ベッドやクッションに接触している部位を浮かせて残留ずれ力を解放します。高すべり性のポジショニンググローブやスライディングシートを使用することも有効です。

2. スキンケア

1) 摩擦とずれ

・皮膚が乾燥していると摩擦係数が高くなり，ずれ力が大きくなるため，乾燥している場合は保湿ケアを行います。
・骨突出部など摩擦やずれの影響を受けやすい部位は，ポリウレタンフィルム材を貼付して皮膚を保護することもよいでしょう。ただし浮腫など皮膚が脆弱な場合は，フィルム材を除去する時の剥離刺激により，皮膚障害を生じやすいため，慎重に行う必要があります。高すべり性のドレッシング材(商品名：リモイスパッドなど)は摩擦係数が少なく効果的です。

2) 湿潤

・皮膚が浸軟するとわずかな外力でも皮膚障害が生じやすくなるため，過湿潤の状態にならないように予防ケアが必要です。
・汗対策として，吸水性・熱放散性に優れた素材の寝衣やシーツを選択し，除湿機能のある体圧分散マットレスを使用するとよいでしょう。
・紙おむつに接する皮膚は浸軟しやすい状態です。さらに便や尿が長期間付着していると，皮膚のPHがアルカリに傾くことがあります。また，消化酵素の刺激により皮膚のバリア機能が破壊され，褥瘡の発生リスクが高まるため，失禁対策は必要不可欠です(098ページ参照)。

3. 栄養管理

褥瘡発生のリスクアセスメント・スケールで「栄養状態に危険因子あり」と評価された場合は，栄養状態のアセスメントを行い，適切な栄養補給を実施します。エネルギーと蛋白質を補給した上で，亜鉛，アスコルビン酸，アルギニン，L-カルニチン，n-3系脂肪酸，コラーゲン加水分散物などを補給することが推奨されています[3)]。NSTとの連携を図りましょう。

4. リハビリテーション

可動性・活動性低下による筋委縮や関節拘縮は，褥瘡発生リスクの1つです。筋委縮や関節拘縮は一度発生すると回復が困難であったり，時間を要したりするため，予防することが重要です。早期から理学療法士と連携し，対象に合った運動療法や物理療法を実施しましょう。

褥瘡の治療法

1. 保存的治療

1) 外用剤

抗菌作用，壊死組織除去作用，肉芽形成・上皮形成促進作用などがあり，創の状態に応じて選択します(086ページ参照)。

2) ドレッシング材

創面と創周囲皮膚を適切な湿潤環境に維持し，創傷治癒を促進させる効果があります(085ページ参照)。

3) 物理療法

①局所陰圧閉鎖療法(NPWT：negative pressure wound therapy)

創を密閉し陰圧をかけることにより，「創収縮の促進」「血流の増加」「細胞増殖の促進」「過剰な滲出液の除去と浮腫の軽減」「細菌数の減少」が図れ，創傷治癒を促進します。

②電気刺激療法

経皮的に生体に電流を流すことにより，壊死組織の除去や肉芽増殖を促進します。

③水治療法

温水に渦流を加えて創面を洗浄し，壊死組織や異物を除去します。

④光線療法

赤外線，紫外線，レーザー光線の照射は，殺菌作用，血流増加，鎮静作用などの効果があります。

⑤高圧酸素療法

高濃度酸素の環境により組織の低酸素状態を改善させる治療で，感染防御，創傷治癒促進，浮腫軽減作用があります。

⑥超音波療法

温熱作用と振動作用により肉芽増殖と血管新生を促進します。

⑦振動療法

振動により血流が増加し創傷治癒を促進します。

2. 外科的治療

1) デブリードマン

①外科的デブリードマン(surgical sharp debridement)

全身麻酔または局所麻酔下で壊死組織や感染部位を完全に切除する方法です。メスやハサミで行うことが一般的ですが，高速水流を用いて行う方法もあります。

②保存的外科的デブリードマン(conservative sharp debridement)

壊死組織の減量を目的として行う侵襲の少ない方法です。

2) 切開

ポケット部の皮膚を切開したり，膿の貯留している部位を切開したりして，排膿と減圧を図ります。

3) 再建術

植皮術や皮弁術などがあります。

3. 生物学的治療：マゴットセラピー

医療用無菌マゴット(ウジ虫)が壊死組織や細菌などを除去し，肉芽増殖を促進します。

褥瘡の評価

褥瘡の局所治療・ケアや治癒予測を行うためには，褥瘡の状態を適切に評価する必要があります。褥瘡の状態を数量化し，褥瘡の重症度と治癒経過の2つの要素について評価できるスケールとして「DESIGN-R」が広く活用されています（067ページ参照）。

基本的には1週間に1回，DESIGN-Rを用いて褥瘡の状態を評価します。その際に，局所治療法が褥瘡の状態に適しているか，さらに褥瘡予防ケアや全身状態についても評価し，計画の見直しを行うことが褥瘡の治癒を促進させるために重要となります。

*

褥瘡対策はトータルケアが必要です。本書では以下に，臨床現場で判断すべき機会の多い4つの要素（リスクアセスメント：ブレーデンスケール/DESIGN-R/ドレッシング材の選択/ケア手技）に焦点を当てて解説していきます。

●引用文献

1）日本褥瘡学会編：褥瘡予防・管理ガイドライン．照林社；2009．p.18-19.
2）日本褥瘡学会編：ベストプラクティス 医療関連機器圧迫創傷の予防と管理．照林社；2016．p.6.
3）日本褥瘡学会編：褥瘡予防・管理ガイドライン（第4版）準拠．照林社；2015．p.496.

2. 褥瘡のリスクアセスメント

褥瘡対策は予防ケアから始まります。褥瘡発生リスクを評価し，そのリスクに対して適切な褥瘡予防ケアを実践することで褥瘡発生を低減することができます。『褥瘡予防・管理ガイドライン（第4版）』では，褥瘡発生予測にリスクアセスメント・スケールを使用することが有効（推奨度B；根拠があり，行うよう勧められる）であると述べられています。

褥瘡リスクアセスメント・スケールにはいくつかの種類があり，それぞれに特徴があります（**表2-1**）。対象や施設の特殊性を考慮して使用するリスクアセスメント・スケールを検討するとよいでしょう。また，リスク項目には相違があるため，自施設で使用しているリスクアセスメント・スケールの項目にないリスクを考慮してアセスメントすることが重要です。近年は，複数のリスクアセスメント・スケールを活用している施設も増えています。

ここでは「ブレーデンスケール」に焦点を当て，その活用方法について紹介します。

ブレーデンスケール

ブレーデンスケールは，1988年に米国のBraden博士とBergstrom博士によって開発され，1991年に真田らが日本語に翻訳し導入された褥瘡リスクアセスメント・スケールです。『褥瘡予防・管理ガイドライン（第4版）』では，ブレーデンスケールのみが推奨度Bであり，その他のアセスメント・スケールは推奨度C1（根拠は限られているが，行ってもよい）とされています。このように，ブレーデンスケールは信頼性と妥当性が高く，また，リスクアセスメントの結果から褥瘡予防ケアを導き，実践に活用できることから，国内の多くの施設で使用されています。

ブレーデンスケールでは，褥瘡発生要因の中で，看護師が観察・介入可能な6項目，①知覚の認知，②湿潤，③活動性，④可動性，⑤栄養状態，⑥摩擦とずれについて，点数化（6〜23点）して採点し，点数が低いほど褥瘡発生の危険性が高いと評価します。ブレーデンスケールを**表2-2**に示します。

採点のポイント

1. 知覚の認知

圧迫による不快感に対して適切に対応できるかを「意識レベル」と「皮膚の知覚」で評価します。

意識レベルは，元来のコミュニケーション能力にかかわらず，現在の状況で判断します。4点は痛みや不快感を言語で言える状態であり，3点は表情など非言語的に伝えられる状態です。

表 2-1 褥瘡リスクアセスメント・スケールの種類と特徴

種類	危険因子項目										特徴
	知覚の認知	湿潤	活動性	可動性	栄養	摩擦とずれ	骨突出	関節拘縮	浮腫	その他の因子	
ブレーデンスケール	●	●	●	●	●	●					点数化し、合計点が低いほどリスクが高い。点数が低い項目に対する予防ケアを導く
厚生労働省褥瘡危険因子評価票		●	●	●	●	●	●	●	●	スキン-テアの保有、既往	「障害老人の日常生活自立度判定基準」の B1 ～ C2 が対象。1 つでも危険因子があれば、褥瘡発生の危険があると判断
OH スケール				●			●	●	●		寝たきり高齢者、虚弱高齢者が対象。点数化し、合計点数のレベルごとに体圧分散マットレスが選択できる
K 式スケール		●	●	●	●	●	●	●	●		寝たきり高齢者が対象。点数化し、合計点が高いほどリスクが高い。「前段階要因」と「引き金要因」で構成され、「引き金要因」が「あり」になると褥瘡発生の危険が高まる
在宅 K 式スケール		●	●	●	●	●	●	●	●	介護知識	在宅療養者が対象。K 式スケールに「介護知識」に関する項目を追加
ブレーデン Q スケール	●	●	●	●	●	●				組織灌流と酸素化	小児が対象。ブレーデンスケールを小児期の特徴をふまえて改訂
脊髄損傷褥瘡スケール	●	●	●	●	●					年齢 脊損レベル 喫煙 基礎疾患 居宅環境	脊髄損傷者が対象。危険因子の項目に重み付けされている。点数化し、点数のレベルでリスクの程度を評価

表 2-2 ブレーデンスケール

患者氏名：＿＿＿＿＿＿ 評価者氏名：＿＿＿＿＿＿ 評価年月日：＿＿＿＿

知覚の認知 圧迫による不快感に対して適切に対応できる能力	**1. 全く知覚なし** 痛みに対する反応（うめく，避ける，つかむ等）なし。この反応は，意識レベルの低下や鎮静による。 あるいは体のおおよそ全体にわたり痛覚の障害がある。	**2. 重度の障害あり** 痛みのみに反応する。不快感を伝えるときには，うめくことや身の置き場なく動くことしかできない。 あるいは，知覚障害があり，体の1/2以上にわたり痛みや不快感の感じ方が完全ではない。	**3. 軽度の障害あり** 呼びかけに反応する。しかし，不快感や体位変換のニードを伝えることが，いつもできるとは限らない。 あるいは，いくぶん知覚障害があり，四肢の1，2本において痛みや不快感の感じ方が完全ではない部位がある。	**4. 障害なし** 呼びかけに反応する。知覚欠損はなく，痛みや不快感を訴えることができる。
湿　潤 皮膚が湿潤にさらされる程度	**1. 常に湿っている** 皮膚は汗や尿などのために，ほとんどいつも湿っている。患者を移動したり，体位変換するごとに湿気が認められる。	**2. たいてい湿っている** 皮膚はいつもではないが，しばしば湿っている。各勤務時間中に少なくとも1回は寝衣寝具を交換しなければならない。	**3. 時々湿っている** 皮膚は時々湿っている。定期的な交換以外に，1日1回程度，寝衣寝具を追加して交換する必要がある。	**4. めったに湿っていない** 皮膚は通常乾燥している。定期的に寝衣寝具を交換すればよい。
活動性 行動の範囲	**1. 臥　床** 寝たきりの状態である。	**2. 座位可能** ほとんど，または全く歩けない。自力で体重を支えられなかったり，椅子や車椅子に座るときは，介助が必要であったりする。	**3. 時々歩行可能** 介助の有無にかかわらず，日中時々歩くが，非常に短い距離に限られる。各勤務時間中にほとんどの時間を床上で過ごす。	**4. 歩行可能** 起きている間は少なくとも1日2回は部屋の外を歩く。そして少なくとも2時間に1回は室内を歩く。
可動性 体位を変えたり整えたりできる能力	**1. 全く体動なし** 介助なしでは，体幹または四肢を少しも動かさない。	**2. 非常に限られる** 時々体幹または四肢を少し動かす。しかし，しばしば自力で動かしたり，または有効な（圧迫を除去するような）体動はしない。	**3. やや限られる** 少しの動きではあるが，しばしば自力で体幹または四肢を動かす。	**4. 自由に体動する** 介助なしで頻回にかつ適切な（体位を変えるような）体動をする。
栄養状態 普段の食事摂取状況	**1. 不　良** 決して全量摂取しない。めったに出された食事の1/3以上を食べない。蛋白質・乳製品は1日2皿（カップ）分以下の摂取である。水分摂取が不足している。消化態栄養剤（半消化態，経腸栄養剤）の補充はない。あるいは，絶食であったり，透明な流動食（お茶，ジュース等）なら摂取したりする。または，末梢点滴を5日間以上続けている。	**2. やや不良** めったに全量摂取しない。普段は出された食事の約1/2しか食べない。蛋白質・乳製品は1日3皿（カップ）分の摂取である。時々消化態栄養剤（半消化態，経腸栄養剤）を摂取することもある。あるいは，流動食や経管栄養を受けているが，その量は1日必要摂取量以下である。	**3. 良　好** たいていは1日3回以上食事をし，1食につき半分以上は食べる。蛋白質・乳製品を1日4皿（カップ）分摂取する。時々食事を拒否することもあるが，勧めれば通常補食する。 あるいは，栄養的におおよそ整った経管栄養や高カロリー輸液を受けている。	**4. 非常に良好** 毎食おおよそ食べる。通常は蛋白質・乳製品を1日4皿（カップ）分以上摂取する。時々間食（おやつ）を食べる。補食する必要はない。
摩擦とずれ	**1. 問題あり** 移動のためには，中等度から最大限の介助を要する。シーツでこすれず体を動かすことは不可能である。しばしば床上や椅子の上でずり落ち，全面介助で何度も元の位置に戻すことが必要となる。痙攣，拘縮，振戦は持続的に摩擦を引き起こす。	**2. 潜在的に問題あり** 弱々しく動く。または最小限の介助が必要である。移動時皮膚は，ある程度シーツや椅子，抑制帯，補助具等にこすれている可能性がある。たいがいの時間は，椅子や床上で比較的よい体位を保つことができる。	**3. 問題なし** 自力で椅子や床上を動き，移動中十分に体を支える筋力を備えている。いつでも，椅子や床上でよい体位を保つことができる。	
				Total

〔Copyright：Braden and Bergstrom. 1988訳：真田弘美（東京大学大学院医学系研究科）/大岡みち子（North West Community Hospital. IL. U.S.A.）〕

2点は痛み刺激にのみ反応し，不快感を伝えるときにはうめいたりします。1点は痛み刺激にも反応しない状態です。

鎮静剤や鎮痛剤を持続投与している場合は，外的刺激に対する感度を下げている状態であり，得点は低くなります。問いかけに「痛い」と答えることができても，問いかけがなければ自ら痛みを感じて言葉を発することは難しい状態であるため，3点が妥当といえるでしょう。人工呼吸器装着などコミュニケーション方法に制限がある場合も3点と判断します。

皮膚の知覚は，1点は痛みに対して，2〜4点は痛みと不快感に対しての判断となります。知覚障害の範囲についても評価し，4点はまったく障害がない状態です。3点は四肢の1〜2本で不完全な知覚のある状態で，単麻痺や糖尿病合併症による知覚障害などがあります。2点は身体の半分以上が不完全な知覚の状態であり，体幹，腰部以下の障害が相当します。1点は頸椎以下の障害がある状態です。両者の得点が異なる場合は，低いほうの得点を採用します。

2. 湿潤

皮膚が湿潤にさらされる程度で評価します。失禁のみでなく，発汗やドレーンからの排出液などによる湿潤も含まれます。寝衣・寝具の交換回数はおむつ交換も含みます。おむつを使用している場合は，おむつの種類（布製か紙製か）や失禁の状態により，1点または2点と判断します。尿道留置カテーテル挿入中の場合は，尿もれがなければ3点，尿もれがあれば失禁に準じて判断します。

3. 活動性

行動範囲で評価します。圧迫が取り除かれる時間だけでなく，動くことで血流の回復が図れるかどうかに対する評価であるため，介助の種類や量よりも，対象者本人が動いている時間と回数で判断します。

4点は部屋の外を歩き，日中，床上にいる時間が2時間未満の状態です。3点は介助の有無にかかわらず，非常に短い距離を歩行することができますが，日中床上にいる時間が2時間以上の状態です。2点は歩行ができない状態で，椅子に座るときには介助が必要なことがあります。1点は寝たきりの状態です。歩行ができずに車椅子を使用する場合は3点と判断します。

4. 可動性

体位を変えたり整えたりできる能力（骨突出部の圧迫を取り除く能力）を，それが患者自身の意識に基づく動きかを判断し，評価します。よって看護師や介護者が体位変換を行うことは評価しません。完全に身体の向きを変えることだけでなく，局所を浮かせたり，位置を変えたり，四肢を動かしたりすることも含まれます。

4点は自力で体位変換ができる状態です。3点は自力でしばしば圧迫を除去するような動きを行う状態，2点はしばしば自力で体動するが圧迫を除去するような有効な体動ではない状態です。1点は介助なしでは少しも体幹や四肢を動かさない状態です。

ギプスや義足の使用は骨突出部に圧迫がかかっていることを示します。また，得手体位があり，同一体位を長時間維持する場合は2点と判断します。

5. 栄養状態

普段の食事摂取状況で判断し，1日だけでなく1週間の継続した状態で評価します。「経口摂取」と「経管栄養や経静脈栄養」の2つの要素を評価しますが，その得点が異なる場合は，主となる栄養摂取経路の得点を採用します。

経管栄養や経静脈栄養はヒトが栄養を摂取する方法として最適とはいえないため，1〜3点までの評価となっています。また，評価表で示す1皿（カップ）とは，その人が普段一人前として摂取する量のことです。

4点は毎食おおよそ食べられる状態です。3点は1食につき半分以上，たいてい1日3回以上食べられる状態，あるいは栄養的に整った経管栄養や高カロリー輸液を受けている状態です。2点は1/2量程度しか食べられず，めったに全量摂取しない状態で，消化態栄養剤を摂取することもあります。あるいは流動食や経管栄養を受けていますが1日必要摂取量以下の状態です。1点は1/3量程度しか食べられず，決して全量摂取しない状態で，消化態栄養剤の補充はありません。あるいは絶食であったり，水分（茶やジュース）摂取のみであったり，末梢点滴を5日間以上継続している状態です。

6. 摩擦とずれ

ベッドからのずり落ちやシーツなどに擦れる頻度，身体の動きに対して必要な介助の量で評価します。摩擦とずれは完全に排除することは物理的に不可能であるため，1〜3点で評価します。可動性や活動性に関係なく，摩擦やずれが起きているか，実際の状況を観察して判断します。

3点は椅子や床上でよい姿勢を保て，移動もスムーズである状態です。2点は椅子や床上で比較的よい姿勢を保てますが，移動には最小限の介助が必要であり，ある程度シーツや椅子などに擦れている可能性がある状態です。1点は椅子や床上でよい姿勢を保つことができない状態で，全面介助で何度も姿勢を直す状態や，移動に中等度から最大限の介助が必要で，シーツで擦れることなく動かすのは不可能な状態です。

患者の姿勢を直す際に，看護師や介助者が1人で行い，身体を引きずってしまう場合は1点，2人以上で身体を十分に持ち上げて行う場合は2点と判断します。また，痙攣や拘縮，振戦は持続的に摩擦を引き起こしている状態であるため1点と判断します。

活用方法

○「可動性」「活動性」のいずれかが2点以下（寝たきりの状態）になったときから採点を始めることが勧められています。しかし入院患者の褥瘡リスク状態を把握するためには，入院時の評価も必要であり，初回の採点を入院後24〜48時間以内に行うことが有効であると筆者は考えています。

図2-3 ブレーデンスケールによる褥瘡ケアアルゴリズム

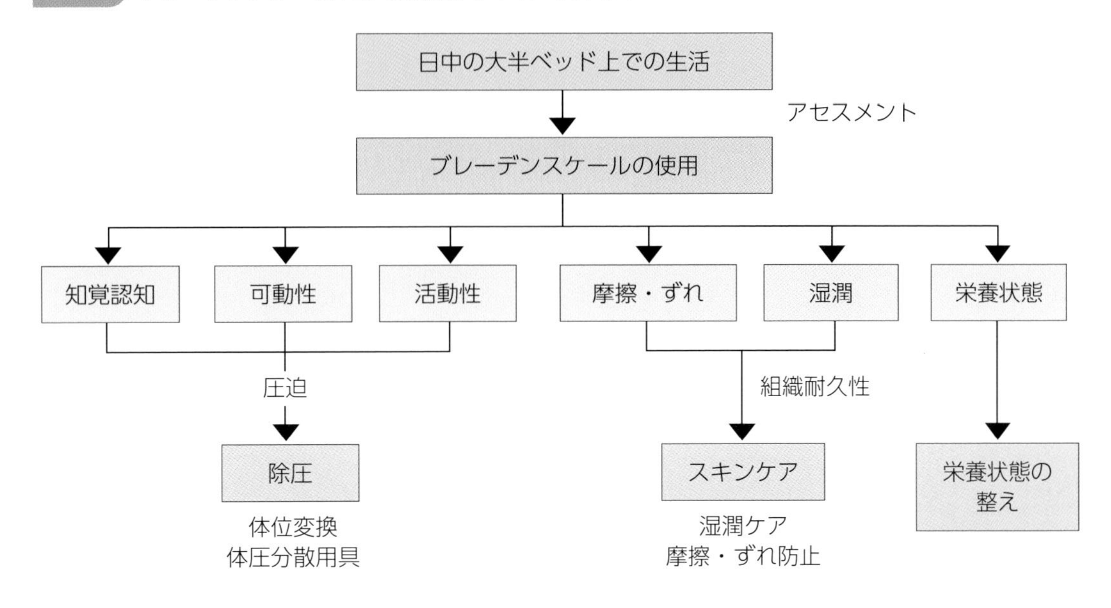

(日本褥瘡学会編集：褥瘡ガイドブック第2版. 照林社：2015. p.227.)

- ○採点の頻度は，急性期は48時間ごと，慢性期では1週間ごとに行います。高齢者や症状が安定し長期入院となる場合(長期療養型施設を含む)は，入院後1カ月間は1週間ごと，その後，状態の変化がない場合は3カ月ごとの採点を目安とします。
- ○褥瘡発生危険点は，比較的看護力の大きい病院では14点以下，看護力の小さい施設や在宅では17点以下を目安にするのが妥当とされています。
- ○周手術期やクリティカルな状態にある患者に使用する場合は，患者の状態変化に応じてアセスメント間隔を調整します。
- ○リスクアセスメントは一度行えばよいというものではなく，定期的に実施することでリスクの高い患者をより早期に発見することができます。
- ○ブレーデンスケールは，評点が直接，褥瘡予防対策につなげられるスケールです。評点が2点以下の項目に対し，必要な介入を実施します。

病院における褥瘡予防対策について，日本褥瘡学会『褥瘡予防・管理ガイドライン第4版』では，ブレーデンスケールによるアルゴリズム(**図2-3**)を用いた体圧分散マットレスの選択を「推奨度A(十分な根拠があり，行うよう強く勧められる)」としています。必要な患者に適切な体圧分散用具を提供することで褥瘡が予防でき，また，不要な患者への使用を避けることは，体圧分散用具による体動制限や不快感を防ぎ，患者のQOL向上にも役立ちます。

ブレーデンスケールは褥瘡予防のみでなく，褥瘡発生後の創治癒遅延状態にある患者のアセスメント指標としても有効です。褥瘡の状態や局所処置方法を評価する際には，ブレーデンスケールによるリスク評価も実施し，褥瘡予防ケアの評価・修正を行うことが重要です。

*

次ページから「褥瘡のリスクアセスメント」に関する問いを4問用意したので答えてください。「看護計画」に関しては，ブレーデンスケールの6項目のうち必要なものについて着目しましょう。

参考文献

1）バーバラ・ブレーデン：ブレーデンスケールを使った褥瘡発生危険度の予測．In：真田弘美監修：褥瘡ケアアップデイト．照林社；1999，p.2-34.
2）真田弘美：褥瘡ケアの実際．In：前掲書1）．p.84-108.
3）大桑麻由美：褥瘡のリスクアセスメント．In：真田弘美編：褥瘡ケア完全ガイド：予測・予防・管理のすべて：オールカラー．学習研究社；2004．p.15-20，35-36.
4）日本褥瘡学会編：褥瘡ガイドブック．照林社；2012．p.110-113，210-213.
5）真田弘美，石澤美保子，大桑麻由美：褥瘡のリスク評価．In：真田弘美，宮地良樹編著：NEW褥瘡のすべてがわかる．永井書店；2012．p.32-41.
6）日本褥瘡学会編：褥瘡予防・管理ガイドライン．第4版．褥瘡学会誌．2015；17（4）：487-557.

Q 2-1 Aさん(60歳代／男性)の褥瘡リスクアセスメント

[解答は174ページ]

年齢 60 歳代／性別 男性／身長 168cm ／体重 64kg ／ BMI 22.7
診断名 食道がん／治療 食道全摘出術
麻酔の種類：全身麻酔，硬膜外麻酔／術中体位：仰臥位，左側臥位
手術（麻酔）時間：8 時間 30 分／出血量：541g
手術台マットレスは，ウレタンフォームマットレスを使用
抜管後呼吸停止あり，再挿管し ICU 入室

【術後１日目の状態】

- 気管内挿管，人工呼吸器（SIMV）管理中
- プレセデックス（α2作動性鎮静剤）を持続投与
- RASSスケール（リッチモンド興奮・鎮静スケール）：－2～0
  呼びかけ刺激に開眼するが，刺激をやめると閉眼してしまう。「痛いか？」の質問に頷きなどで答えることもあるが，いつもではない
- 体幹や四肢をわずかに動かす程度の体動あり。体位変換は看護師2名で実施
- 患者に付属したチューブ類：右肩甲骨下J-VACドレーン，左横隔膜下ドレーン，右胸腔トロッカー，右鎖骨下中心静脈栄養，左末梢点滴，尿道留置カテーテル，気管内挿管チューブ
- 輸液等：高カロリー輸液エルネオパNF1号1000mL（560kcal）/日，ビカーボン輸液500mL×2
- 血液データ：TP 4.8g/dL，Alb 2.8g/dL，AST 98U/L，ALT 160U/L，アミラーゼ207U/L，BUN 24.8mg/dL，Cr 1.39mg/dL，Na 135mEq/L，K 5.5mEq/L，Cl 102mEq/L，BS 151mg/dL，WBC 16800/μL，RBC 326×104/μL，Hb 9.9g/dL，Ht 29.1%
- バイタルサイン：T＝36.2～37.7℃，P＝73～90回/分，R＝13～19回/分，BP＝104～130/62～80mmHg
- 体圧分散マットレス：高機能エアマットレス（設定；厚手・圧切替・超ソフトモード）
- 頭側挙上位30～45度（人工呼吸器関連肺炎予防のため）
- 寝衣の交換は1日1回程度，紙おむつは使用していない

» Aさんのブレーデンスケールをつけてみましょう。

項目	点数	状態	項目	点数	状態
知覚の認知			栄養状態		
湿潤			摩擦とずれ		
活動性					
可動性			合 計（点）		

» ブレーデンスケールを基にAさんの看護計画を考えてみましょう。

着目する項目を「危険因子」としてあげ，それぞれに実施する対策を考えてください。

項目：知覚の認知／湿潤／活動性／可動性／栄養状態／摩擦とずれ

Part 2 褥瘡

Q 2-2 Bさん(70歳代／女性)の褥瘡リスクアセスメント

[解答は175ページ]

年齢 70歳代／性別 女性／身長 152cm／体重 30kg／BMI 13.0

診断名 パーキンソン病

現病歴：10年前に発症，近医で通院加療をしていた。数年前からジスキネジア（抗パーキンソン病薬の服用に伴って起きる不随意運動）がみられていたが，身の回りのことは自分でできており，料理も行っていた。1週間前から嚥下困難となり，服薬もできなくなったため当院を紹介・入院となった。

【入院後の経過】

- 嚥下障害あり。言語聴覚士による嚥下訓練を実施したが，誤嚥が多く，胃瘻を造設
- 経管栄養を開始：K4S（400kcal/400mL）×3回/日，投与時間は1時間以内
- 治療：パーキンソニズム治療剤
- 血液データ：TP 7.1g/dL，Alb 3.9g/dL，AST 33U/L，ALT 50U/L，Na 142mEq/L，K 3.6mEq/L，Cl 98mEq/L，WBC 4820/μL，RBC 416×104/μL，Hb 13.0g/dL，Ht 38.2%
- バイタルサイン：T＝36.6～37.3℃，P＝74～84回/分，BP＝142～145/70～82mmHg
- 会話は可能で，痛みや苦痛を表現することができる
- ジスキネジアがあり，四肢や躯幹，頸部をねじるように動かし，軽度の発作は頻回にみられる
- 自己体動は困難だが，側臥位にするとベッド柵につかまって短時間であれば姿勢を保持することができる
- 介助で車椅子乗車は可能（状態により軽介助から全介助），昼の経管栄養は車椅子で投与
- 体圧分散マットレス：薄型圧切替エアマットレス
- 失禁：水様便～泥状便1～3回/日，尿5～10回/日
- 紙おむつと紙パッドを使用

» Bさんのブレーデンスケールをつけてみましょう。

項目	点数	状態	項目	点数	状態
知覚の認知			栄養状態		
湿潤			摩擦とずれ		
活動性					
可動性			合計(点)		

» ブレーデンスケールを基にBさんの看護計画を考えてみましょう。

着目する項目を「危険因子」としてあげ，それぞれに実施する対策を考えてください。

項目：知覚の認知／湿潤／活動性／可動性／栄養状態／摩擦とずれ

Q 2-3 Cさん(70歳代/男性)の褥瘡リスクアセスメント [解答は176ページ]

年齢 70 歳代/性別 男性/身長 164cm /体重 60kg / BMI 22.3
診断名 くも膜下出血
現病歴:脳動脈瘤頸部クリッピング術(6 時間 47 分)を施行。術後の経過は良好でリハビリ病院へ転院し,約 1 カ月前に退院。その後は自宅療養となり,当院脳神経外科外来に通院している。
家族構成:妻と 2 人暮らし(長男は車で 30 分ほど離れた場所で,妻と 2 人の子どもとの 4 人暮らし)

【自宅での状況(外来受診時に情報収集)】

- 気管切開,スピーチカニューレにて会話は可能
- 食事:粥と副食の経口摂取ができ,水分はとろみをつける。1日3食,7~8割(入院前と比較して)ほど,むせることなく摂取できている
- 朝食・夕食はベッドサイドに足をおろした座位姿勢で,昼食は車椅子で摂取
- 右不全麻痺あり。ベッド上で自己体位変換は可能だが,左側臥位時は介助が必要
- 車椅子乗車には介助が必要。車椅子上では姿勢が右側に傾く。ヘルパーの訪問時間に合わせて車椅子乗車(11時~14時頃)
- 理学療法士による訪問リハビリテーション導入中,目標は杖歩行。支えながら数歩は歩ける
- 尿器で排尿。介助者とのタイミングが合えばトイレで排尿もできる。1日を通してパンツ型紙おむつを着用。夜間は尿失禁で紙パッドを併用している。排便はトイレで行うことが多い。
- ヘルパーが2回/日(11時と14時)訪問。主に車椅子乗車とトイレ移動の介助。2回/週デイサービスで入浴
- 体圧分散マットレス:厚さ10cmのウレタンフォームマットレス
- 血液データ:TP 7.1g/dL,Alb 3.5g/dL,BUN 21.3mg/dL,Cr 1.06mg/dL,Na 156mEq/L,K 2.8mEq/L,Cl 116mEq/L,WBC 6210/μL,RBC 360×104/μL,Hb 11.4g/dL,Ht 34.3%
- バイタルサイン:T=36.2℃,P=78回/分,BP=144/82mmHg

» Cさんのブレーデンスケールをつけてみましょう。

項目	点数	状態	項目	点数	状態
知覚の認知			栄養状態		
湿潤			摩擦とずれ		
活動性					
可動性			合 計(点)		

» ブレーデンスケールを基にCさんの看護計画を考えてみましょう。
着目する項目を「危険因子」としてあげ,それぞれに実施する対策を考えてください。

項目:知覚の認知/湿潤/活動性/可動性/栄養状態/摩擦とずれ

Part 2 褥瘡

Q 2-4 Dさん(50歳代/女性)の褥瘡リスクアセスメント

[解答は177ページ]

年齢 50歳代/性別 女性/身長 157.8cm /体重 45.6kg / BMI 18.3
診断名 潰瘍性大腸炎, 全結腸型
入院までの経過 1年前に発症し, 近医で内科的治療を受けていたが, 寛解と再燃を繰り返すため当院を紹介されて受診。内科的治療抵抗性と判断し, 手術目的で入院となった。

【術前の状態】
・禁食。エルネオパNP2号1000mL(820kcal)×2本
・飲水は可。スポーツドリンクなど摂取している
・サンディミュン(免疫抑制剤)125mg投与
・血液データ：CRP 9.61mg/dL, TP 6.5g/dL, Alb 3.2g/dL, Na 132mEq/L, K 4.6mEq/L, Cl 101mEq/L, WBC 3950/μL, RBC 283×104/μL, Hb 8.2g/dL, Ht 25.4%
・バイタルサイン：T=37.5～39.9℃, P=78～96回/分, BP=90～104/48～60mmHg
・排便：水様便, 血便を10～12回/日。まれに夜間トイレに間に合わず便失禁してしまうため夜間のみパンツ型紙おむつを着用
・ADLは自立
・疼痛増強時には同一姿勢で過ごしているが, いつも同じ体位ではない

Dさんの術前のブレーデンスケールをつけてみましょう。

項目	点数	状態	項目	点数	状態
知覚の認知			栄養状態		
湿潤			摩擦とずれ		
活動性					
可動性			合 計(点)		

【術中の状態】
・腹腔鏡下大腸全摘術, 回腸嚢肛門吻合, 回腸ストーマ造設術
・麻酔の種類：全身麻酔
・術中体位：砕石位
・手術(麻酔)時間：5時間15分
・出血量：157mL(腹水含む)
・手術台マットレス：ウレタンフォームマットレス
・術中のアセスメントとケア：褥瘡ハイリスク患者ケア加算の対象項目である「麻薬などの鎮痛・鎮静剤の持続的な使用」に該当し, 褥瘡発生のハイリスク状態であると判断できる。また,「特殊体位による手術(腹臥位, 側臥位, 座位)」には該当しないが, 砕石位は両大腿を開き, 挙上させるため背部から殿部にずれ力が生じ, 基点となる殿部に圧が上昇するため, 褥瘡発生の危険要因といえる。栄養状態が不良で骨突出を認めることから, 手術台には体圧分散効果のあるウレタンフォームマットレスを使用した

【術後1日目の状態】
・術後の疼痛管理：フェンタニル(麻酔用鎮痛剤・オピオイド鎮痛薬)持続投与。増強時にはロピ

オン（非ステロイド性鎮痛剤）を臨時投与
・疼痛などは訴えるが，傾眠がちである
・患者に付属したチューブ類；ダグラス窩ブレイクドレーン，回腸嚢肛門吻合部ネラトンカテーテル（経肛門的），右鎖骨下中心静脈栄養，尿道留置カテーテル
・ヴィーン3G500mL×2本（200kcal）＋ヴィーンD500mL×3本（300kcal）/日
・血液データ：CRP 9.57mg/dL，TP 6.0g/dL，Alb 3.1g/dL，Na 131mEq/L，K 4.0mEq/L，Cl 100mEq/L，WBC 12380/μL，RBC 319×104/μL，Hb 9.9g/dL，Ht 29.5%
・バイタルサイン：T＝36.6～37.0℃，P＝66～74回/分，BP＝102～120/56～68mmHg
・体圧分散マットレス：厚さ10cmのウレタンフォームマットレス
・パンツ型紙おむつ着用，寝衣の交換は1日1回程度
・尿もれなし
・回腸嚢肛門吻合部ネラトンカテーテル（経肛門的）周囲より漿液性の排液あり。2回/日ガーゼ交換
・疼痛が強く，ベッドサイドでの立位はとれるが歩行はできない。ベッド上での自力体位変換は行える。疼痛が強いときには同一姿勢で過ごす時間が長いが，いつも決まった体位ではない

Dさんの術後1日目のブレーデンスケールをつけてみましょう。

項目	点数	状態	項目	点数	状態
知覚の認知			栄養状態		
湿潤			摩擦とずれ		
活動性					
可動性			合 計（点）		

ブレーデンスケールを基にDさんの看護計画を考えてみましょう。

着目する項目を「危険因子」としてあげ，それぞれに実施する対策を考えてください。

項目：知覚の認知／湿潤／活動性／可動性／栄養状態／摩擦とずれ

3. DESIGN-R®

2002年，日本褥瘡学会により，褥瘡の状態を客観的に評価するスケールとして，DESIGN-R®の前身である「DESIGN」が開発されました。「深さ」「滲出液」「大きさ」「炎症/感染」「肉芽組織」「壊死組織」「ポケット」の7項目で構成され，褥瘡の重症度と治癒経過の2つの要素について評価できるスケールです。

DESIGN（2002年版）では，点数の増減から個々の褥瘡がよくなったか悪くなったかの評価はできましたが，異なる褥瘡の重症度の比較ができないという問題がありました。これを解決するために，各項目の点数に重み付けがなされ，2008年に改訂されたのが「DESIGN－R」です。「R」は「rating＝評価・評点」を意味します。現在は，褥瘡の状態変化がより点数に反映されるDESIGN-Rが推奨され，多職種間で共有できる評価スケールとして多くの施設で活用されています。

また，個人の体重が関与する外力が原因で発生する褥瘡（自重関連褥瘡）と同様に，医療関連機器による圧迫が原因で生じる「医療関連機器圧迫創傷（MDRPU）」においても，創傷の状態を評価するスケールとして，DESIGN-Rが用いられています。

特徴および注意点

DESIGN-Rの特徴と，使用する際の留意点について説明します。

①重症度は，軽度をアルファベットの小文字で，重度をアルファベットの大文字で示します。軽度と重度の分類は評価項目により異なります。

②治癒経過を評価する場合は，点数化して示します。

③項目の合計点は，0～66点です。重症度が高いほど高得点となり，治癒に伴い改善すれば点数は減少します。

④合計点数には深さを含めず、深さ以外の6項目で点数化します。急性期の褥瘡や，壊死組織で覆われている褥瘡などは，深さの判定が困難な場合があり，この状態を「U（深さ判定が不能）」と判定します。

⑤「D○-E○S○I○G○N○P○：○（点）」と表記し，大文字と小文字は区別して記載します。DとEの間には「-（ハイフン）」を入れます。

⑥慢性期の褥瘡に有効です。急性期の褥瘡は深さの判定が難しく，また病態の変化が速く評価がしにくいため，急性期褥瘡に使用する場合は参考値とします。

⑦基本的には1週間に1回，さらに変化のあったときに評価します。

⑧重度（大文字）の項目に着目し，褥瘡の局所治療法の決定に役立てることができます。

⑨DESIGN-Rの合計点により褥瘡の治癒期間を予測することができます。あくまでも統計的

表2-3 DESIGN-R® 褥瘡経過評価用

カルテ番号(　　　　　)
患者氏名 (　　　　　　　　)

					月日	/	/	/	/	/	/
Depth 深さ 創内の一番深い部分で評価し、改善に伴い創底が浅くなった場合、これと相応の深さとして評価する											
d	0	皮膚損傷・発赤なし	D	3	皮下組織までの損傷						
	1	持続する発赤		4	皮下組織を越える損傷						
				5	関節腔、体腔に至る損傷						
	2	真皮までの損傷		U	深さ判定が不能の場合						
Exudate 滲出液											
e	0	なし	E	6	多量:1日2回以上のドレッシング交換を要する						
	1	少量:毎日のドレッシング交換を要しない									
	3	中等量:1日1回のドレッシング交換を要する									
Size 大きさ 皮膚損傷範囲を測定:[長径(cm)×長径と直交する最大径(cm)] *3											
s	0	皮膚損傷なし	S	15	100以上						
	3	4未満									
	6	4以上 16未満									
	8	16以上 36未満									
	9	36以上 64未満									
	12	64以上 100未満									
Inflammation/Infection 炎症/感染											
i	0	局所の炎症徴候なし	I	3	局所の明らかな感染徴候あり(炎症徴候、膿、悪臭など)						
	1	局所の炎症徴候あり(創周囲の発赤、腫脹、熱感、疼痛)		9	全身的影響あり(発熱など)						
Granulation 肉芽組織											
g	0	治癒あるいは創が浅いため肉芽形成の評価ができない	G	4	良性肉芽が、創面の10%以上50%未満を占める						
	1	良性肉芽が創面の90%以上を占める		5	良性肉芽が、創面の10%未満を占める						
	3	良性肉芽が創面の50%以上90%未満を占める		6	良性肉芽が全く形成されていない						
Necrotic tissue 壊死組織 混在している場合は全体的に多い病態をもって評価する											
n	0	壊死組織なし	N	3	柔らかい壊死組織あり						
				6	硬く厚い密着した壊死組織あり						
Pocket ポケット 毎回同じ体位で、ポケット全周(潰瘍面も含め)[長径(cm)×短径*1(cm)]から潰瘍の大きさを差し引いたもの											
p	0	ポケットなし	P	6	4未満						
				9	4以上16未満						
				12	16以上36未満						
				24	36以上						
部位[仙骨部、坐骨部、大転子部、踵骨部、その他 (　　　　　)]					合 計*2						

*1:“短径”とは“長径と直交する最大径”である
*2:深さ(Depth:d.D)の得点は合計には加えない
*3:持続する発赤の場合も皮膚損傷に準じて評価する

な値ではありますが，合計点が9点以下であれば約8割の褥瘡が1カ月未満に治癒し，18点以下であれば約6割が3カ月未満に治癒します。19点以上であれば約8割は3カ月で治癒しないことが示されています。

項目の評価方法

各項目の評価方法について説明します（表2-3）。

1. Depth（深さ）

創内の一番深い部分で判定します。改善に伴い創底が浅くなった場合は，相当する深さとして評価します。

d0　：皮膚損傷や持続する発赤などの色調変化がない状態です。主に褥瘡が治癒したときに該当します。

d1　：持続する発赤で，皮膚の欠損がない状態です。反応性充血（一時的な発赤）との判別が必要です。

図2-4 エコーによる深部組織の評価

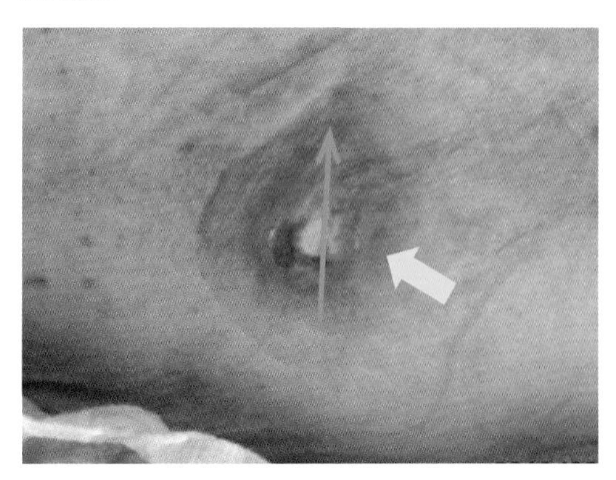

円背により背部に発生した褥瘡
黄色壊死組織に覆われ、創周囲皮膚には紫斑と発赤を認める
(→はプローブを当てた位置)

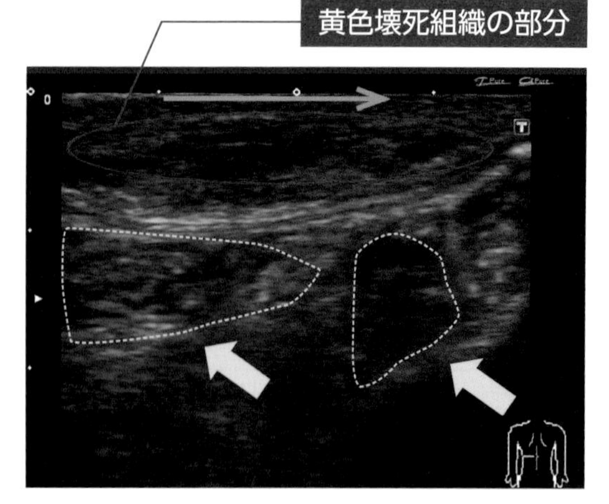

皮下約2.0～1.5cmの筋層にDTIを疑う低エコー域画像（黄色の点線の範囲）

画像提供：浦田克美（東葛クリニック病院）

d2　：真皮層にとどまる損傷の状態です。創底と創縁（周囲皮膚との境界）に段差がないのが特徴です。真皮層には血管が豊富なため創底は赤色に見えます。また，創面に毛根や真皮乳頭層が白い斑点状の表皮として見えることがあります。水疱も真皮にとどまる損傷です。

D3　：皮下組織にとどまる損傷の状態です。創底と創縁に段差があるのが特徴です。

D4　：皮下組織を超える損傷で，筋膜，筋肉，腱，骨のいずれかが見える状態です。

D5　：関節腔，体幹に至る損傷の状態です。

DU　：深さが判定できない状態です。壊死組織で覆われ，創底が確認できない場合や，急性期褥瘡，深部組織損傷（deep tissue injury；DTI）が疑われる場合が該当します。

DTIは，一見浅い創に見えても深部組織が損傷している状態です。外観的には限局性の紫色または栗色の皮膚変色や二重発赤，血疱として見られます。周囲皮膚に硬結や腫脹，熱感や冷感，疼痛などの炎症所見を伴う場合はDTIが強く疑われます。DTIを早期に診断するためには，皮膚表面に先行して損傷する深部組織の状態を評価することが重要であり，表層超音波（エコー）による診断が推奨されています（図2-4）。

2. Exudate（滲出液）

ドレッシング材の交換回数で判定します。滲出液量にかかわらずドレッシング交換が必要な場合は，付着する滲出液の範囲で判定します。

e0　：滲出液がない状態です。

e1　：滲出液量が少量で，毎日の交換を必要としない状態です。または，付着する滲出液量が1/4以下程度を目安とします。

e3　：滲出液量は中等量で，1日1回の交換を必要とする状態です。または，付着する滲出液量が3/4程度未満を目安とします。

E6　：滲出液量は多量で，1日2回以上の交換を必要とする状態です。または，付着する滲出液量が3/4程度以上を目安とします。1日1回の交換でもドレッシング材から滲出液が漏れ出す場合や，滲出液が多いために創周囲皮膚が浸軟している状態も含まれます。

3. Size（大きさ）

皮膚損傷範囲の最も長い部分（長径）A（cm）とこれに直交する最大径B（cm）をかけた数値（A×B）で評価します。この数値は面積を示すものではありません。数値に応じてs0，s3，s6，s8，s9，s12，S15と示します。

皮膚欠損はありませんが，持続する発赤や創周囲の炎症による発赤部位も含みます。ポケット部分は含まず肉眼的に見える創の範囲を測定します。体位によって創が変形する場合があるため，測定する際は同一体位で行います。

4. Inflammation/Infection（炎症・感染）

創周囲皮膚の状態や滲出液の性状，膿の有無，発熱などの全身症状で判定します。

i0　：局所の炎症徴候を認めない状態です。

i1　：創周囲皮膚の発赤，腫脹，熱感，疼痛など局所の炎症徴候を認める状態です。

I3　：炎症徴候に加えて，膿や悪臭など明らかに局所の感染徴候を認める状態です。

I9　：局所の感染徴候に加えて，発熱などの全身的影響を認める状態です。

局所の炎症所見を示す発赤，腫脹，熱感等が視診や触診でわかりにくい場合や疼痛を訴えられない場合等は，皮膚表面の温度を画像化するサーモグラフィが炎症の評価に役立ちます。

5. Granulation（肉芽組織）

良性肉芽が創面に占める割合で判定するため，肉芽が良性肉芽か不良肉芽かを判断する必要があります。良性肉芽は鮮紅色を呈し，表面が平坦あるいは微細顆粒状で適度に湿潤しています。浮腫状の肉芽や蒼白あるいは暗赤色などの肉芽は不良肉芽と判断します。

良性肉芽の割合に応じてg1，g3，G4，G5，G6と示し，治癒あるいは創が浅く肉芽形成を必要としない状態はg0と評価します。

6. Necrotic Tissue（壊死組織）

壊死組織の色と硬さで判定します。混在している場合は創全体に占める割合が多い状態で評価します。

図2-5 Pライトsystem

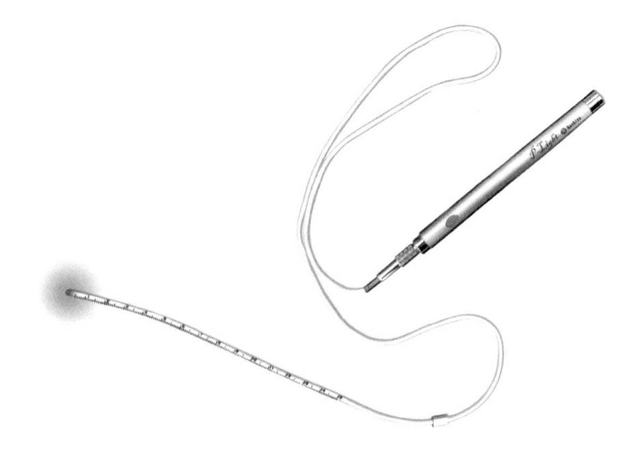

n0　：壊死組織がまったくない状態です。

N3　：柔らかい壊死組織がある状態です。黄色から淡茶色を呈しています。

N6　：硬く厚く密着した壊死組織がある状態です。乾燥して黒色を呈しています。

7. Pocket（ポケット）

創面を含んだポケットの最も長い部分（長径）C（cm）とこれに直交する最大径D（cm）をかけた数値（C×D）から創面の大きさ・Size（A×B）を差し引いた数値（C×D－A×B）で評価します。この数値に応じてP6，P9，P12，P24，ポケットがない場合はp0と示します。

ポケットの測定は，ポケット部に綿棒やPライトsystem（図2-5）などを挿入し，開口範囲を確認します。ポケット内の損傷や拡大を防ぐため，鑷子など硬い素材のものを挿入することは避けたほうがよいでしょう。体位によって創が変形する場合があるため，測定する際は同一体位で行います。

*

次ページから「皮膚の状態をDESIGN-Rで評価する問い」を20問用意したので答えてください。

●参考文献

1）真田弘美，宇野光子，大江真琴：創部から何を観る．In：真田弘美，須釜淳子監修：実践に基づく最新褥瘡看護技術：どう観るどう治す．照林社；2007．p.64-85.

2）日本褥瘡学会編：在宅褥瘡予防・治療ガイドブック．照林社；2008．p.26-34.

3）日本褥瘡学会編：褥瘡予防・管理ガイドライン．日本褥瘡学会；2009．p.20-33.

4）日本褥瘡学会編：褥瘡ガイドブック＝Guidebook for Pressure Ulcers．照林社；2012．p.22-25.

5）門野岳史：褥瘡の分類と創面評価．In：真田弘美，宮地良樹編：NEW褥瘡のすべてがわかる．永井書店；2012．p.193-202.

6）館正弘：急性期褥瘡治療の基本スキーム．In：前掲書5）．p.203-209.

7）日本褥瘡学会編：ベストプラクティス医療関連機器圧迫創傷の予防と管理．照林社；2016．p.19-22.

Q 2-5 「右踵骨部」の評価

[解答は179ページ]

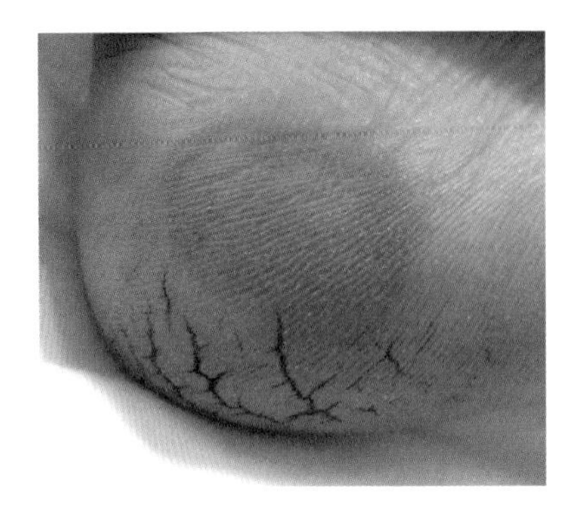

部　位 ● 右踵骨部
滲出液 ● なし
サイズ ● 3.0×2.5
創周囲 ● 熱感なし

項目	点数		項目	点数	
深さ			肉芽組織		
滲出液			壊死組織		
大きさ			ポケット		
炎症・感染			合 計(点)		

Q 2-6 「左大転子部」の評価

[解答は179ページ]

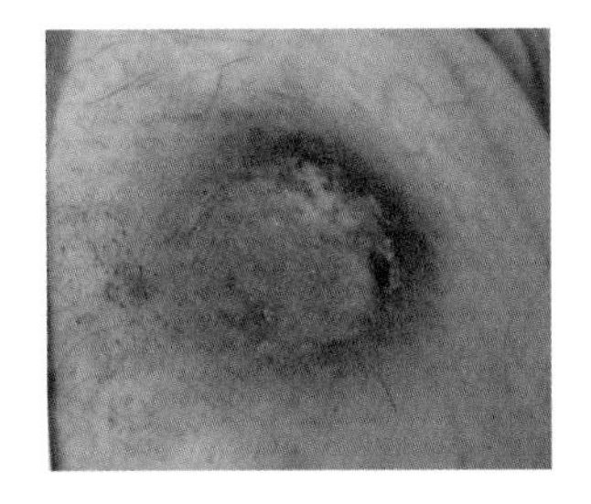

部　位 ● 左大転子部
滲出液 ● 漿液性で悪臭なし
● ハイドロコロイド，2回／週交換
サイズ ● 2.2×1.6
創周囲 ● 発赤なし・熱感なし
ヒント ● 創底と創縁（周囲皮膚）に段差がありません

項目	点数		項目	点数	
深さ			肉芽組織		
滲出液			壊死組織		
大きさ			ポケット		
炎症・感染			合 計(点)		

Q 2-7 「尾骨部」の評価

[解答は180ページ]

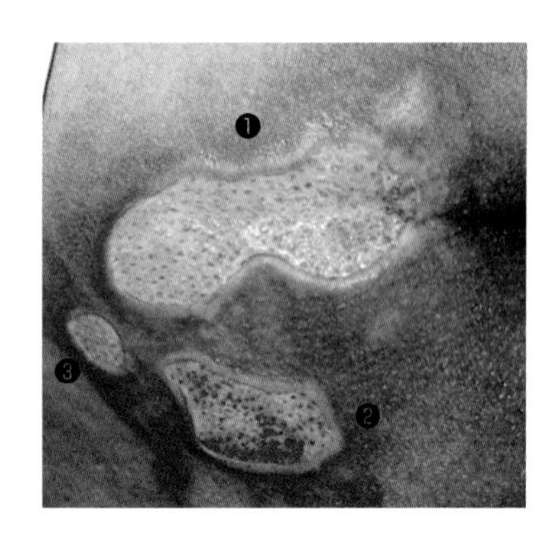

部　位● 尾骨部
滲出液● 漿液性で悪臭なし
● ポリウレタンフォーム，2回／週交換
サイズ● ❶6.8×2.6
❷3.7×1.5　❶+❷+❸
❸1.5×0.7
創周囲● 熱感なし・硬結なし
ヒント● 黄白色の中に斑点状に赤色が見える場合の深さは？

項目	点数		項目	点数	
深さ			肉芽組織		
滲出液			壊死組織		
大きさ			ポケット		
炎症・感染			合計(点)		

Q 2-8 「左踵骨部」の評価

[解答は181ページ]

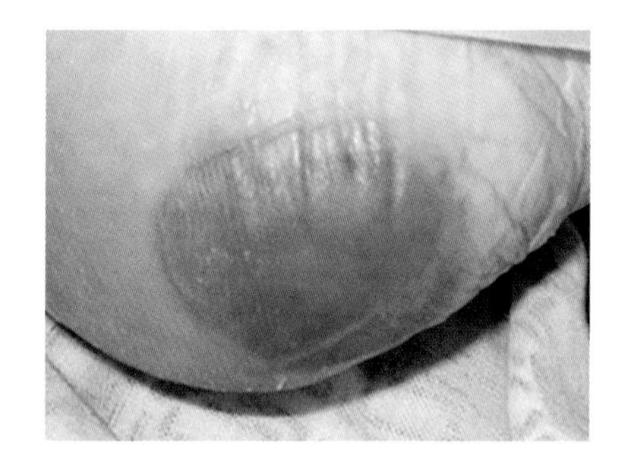

部　位● 左踵骨部
滲出液● なし
サイズ● 3.0×2.2
創周囲● 熱感なし・硬結なし
ヒント● 水疱です

項目	点数		項目	点数	
深さ			肉芽組織		
滲出液			壊死組織		
大きさ			ポケット		
炎症・感染			合計(点)		

Q 2-9 「左踵骨部」の評価

[解答は182ページ]

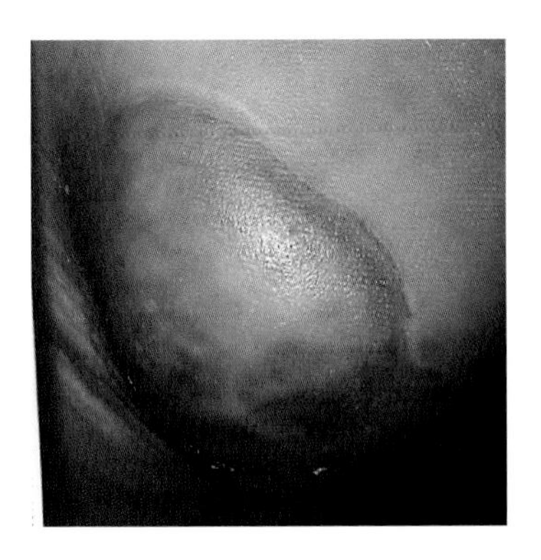

部　位 ● 左踵骨部
滲出液 ● なし
サイズ ● 5.4×3.6
創周囲 ● 発赤なし・熱感なし・硬結なし
ヒント ● 血疱です

項目	点数		項目	点数	
深さ			肉芽組織		
滲出液			壊死組織		
大きさ			ポケット		
炎症・感染			合 計(点)		

Q 2-10 「右外踝部」の評価

[解答は182ページ]

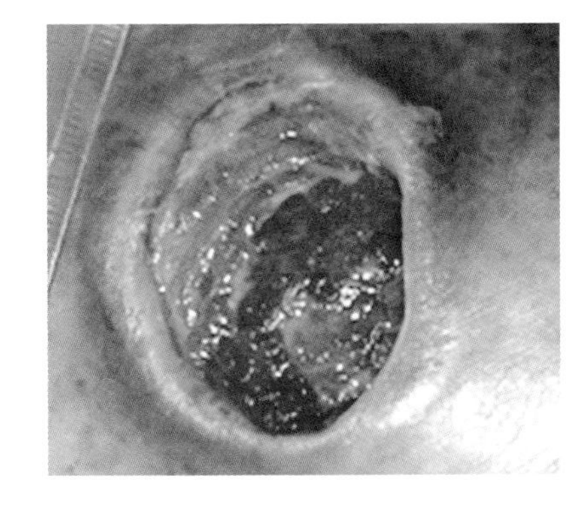

部　位 ● 右外踝部
滲出液 ● 漿液性で悪臭なし
● ガーゼ交換1回/日。付着している滲出液量はガーゼの1/4程度以下
サイズ ● 4.0×3.1
創周囲 ● 熱感なし・硬結なし
ヒント ● 創底と創縁(周囲皮膚)に段差があります

項目	点数		項目	点数	
深さ			肉芽組織		
滲出液			壊死組織		
大きさ			ポケット		
炎症・感染			合 計(点)		

Q 2-11 「仙骨部」の評価

[解答は183ページ]

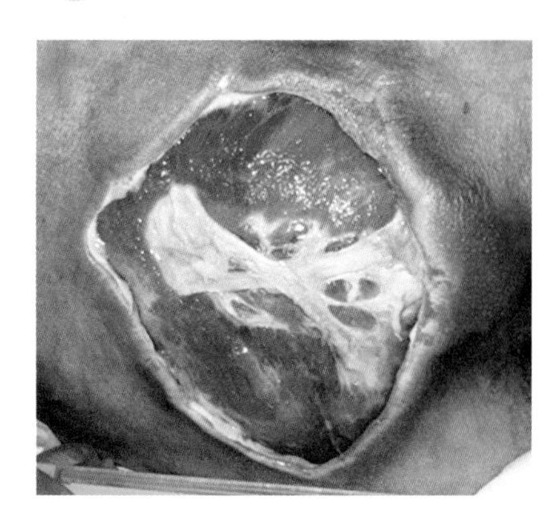

部　位 ● 仙骨部
滲出液 ● 漿液性と膿性が混在し，悪臭あり
● ガーゼ交換1回/日。付着している滲出液量はガーゼのほぼ全面で，時に滲出液が漏れ出すことがある
サイズ ● 10.8×9.3
創周囲 ● 熱感あり・硬結なし
その他 ● 発熱なし
ヒント ● 創の中心に見える白色の部分はなんでしょう？

項目	点数		項目	点数	
深さ			肉芽組織		
滲出液			壊死組織		
大きさ			ポケット		
炎症・感染			合計(点)		

Q 2-12 「右大転子部」の評価

[解答は184ページ]

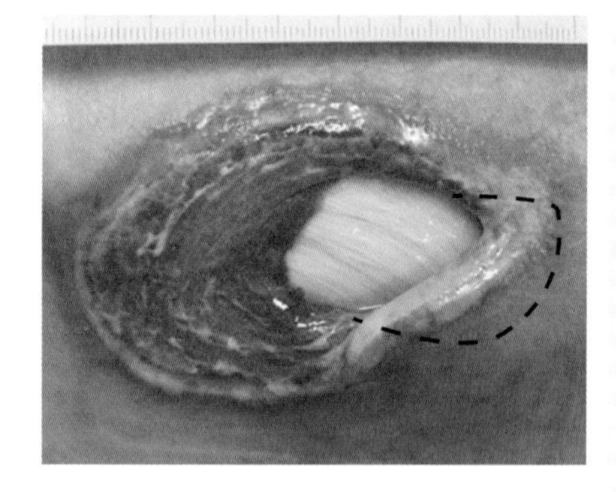

部　位 ● 右大転子部
滲出液 ● 漿液性
● ガーゼ交換1回/日。付着している滲出液量は3/4程度未満で，滲出液が漏れ出すことはない
サイズ ● 6.9×4.6
ポケット全周 ● 8.0×4.4
創周囲 ● 熱感なし・硬結なし
ヒント ● 腱の露出部から関節に向かって交通がある状態です
● 点線はポケットの範囲を示しています

項目	点数		項目	点数	
深さ			肉芽組織		
滲出液			壊死組織		
大きさ			ポケット		
炎症・感染			合計(点)		

Q 2-13 「仙骨部から左殿部」の評価

[解答は185ページ]

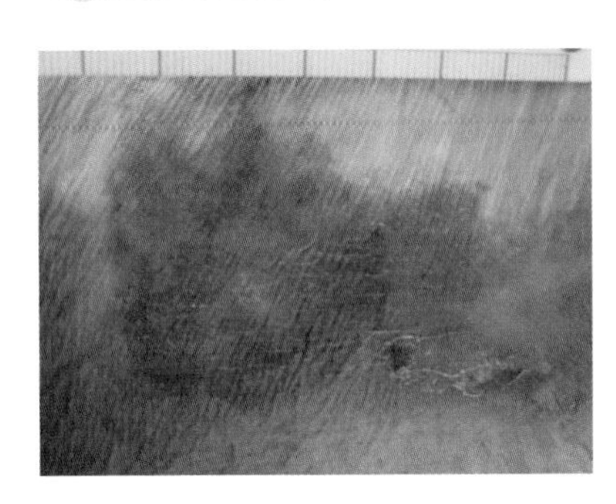

部　位 ● 仙骨部から左殿部
滲出液 ● なし
サイズ ● 6.0×5.1
創周囲 ● 発赤部に熱感と硬結あり
ヒント ● 急性期の褥瘡です

項目	点数		項目	点数	
深さ			肉芽組織		
滲出液			壊死組織		
大きさ			ポケット：P		
炎症・感染			合 計(点)		

Q 2-14 「仙骨部」の評価

[解答は186ページ]

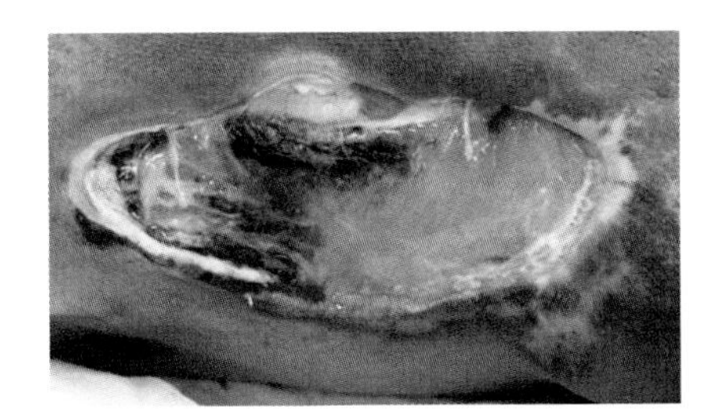

部　位 ● 仙骨部
滲出液 ● 漿液性で悪臭なし
● ガーゼ交換1回/日。付着している滲出液量はガーゼの1/2程度
サイズ ● 6.6×3.0
創周囲 ● 熱感なし・硬結なし
ヒント ● 褥瘡内の暗紫色部の深さをどのように判定しますか？

項目	点数		項目	点数	
深さ			肉芽組織		
滲出液			壊死組織		
大きさ			ポケット		
炎症・感染			合 計(点)		

Q 2-15 「仙骨部」の評価

[解答は186ページ]

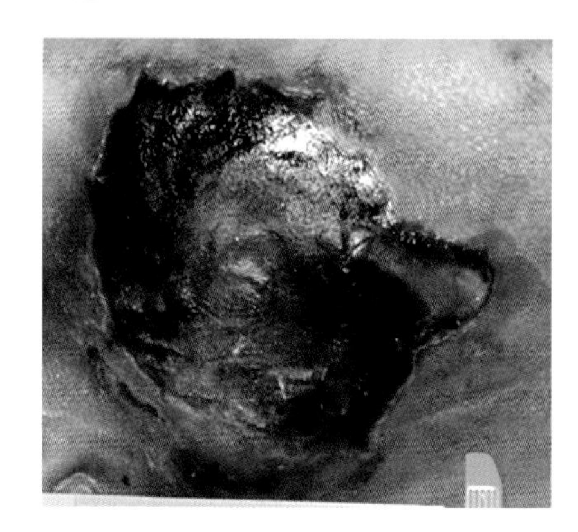

部　位 ● 仙骨部
滲出液 ● 膿性で悪臭あり
● ガーゼ交換1回/日。付着している滲出液量は3/4程度未満で，滲出液が漏れ出すことはない
サイズ ● 11.9×10.1
創周囲 ● 熱感・腫脹あり。膿の貯留を疑う波動あり
その他 ● 血液データで炎症所見あり・発熱あり（褥瘡部の感染が原因と考えられる）
ヒント ● 創底は確認できますか？　膿が貯留している部位にポケット形成している可能性が高いのですが，この時点でポケットは確認できません

項目	点数		項目	点数	
深さ			肉芽組織		
滲出液			壊死組織		
大きさ			ポケット		
炎症・感染			合 計(点)		

Q 2-16 「右大転子部」の評価

[解答は187ページ]

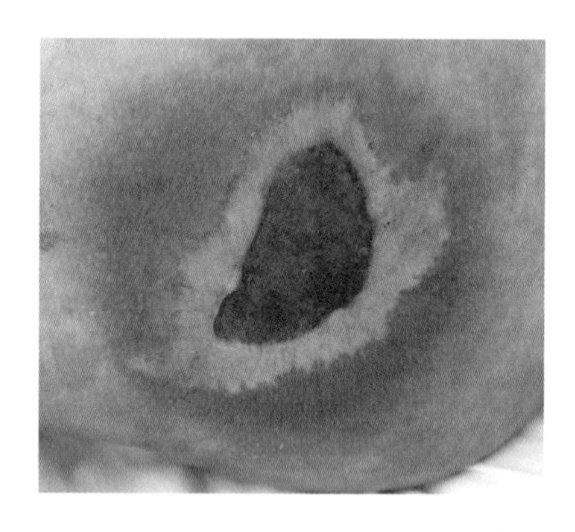

部　位 ● 右大転子部
滲出液 ● 漿液性で悪臭なし
● ポリウレタンフォーム，2回/週交換
サイズ ● 6.5×3.6
創周囲 ● 熱感なし・硬結なし
ヒント ● 皮下組織に達する褥瘡の治癒過程。良性肉芽で充填され創底が浅くなり，周囲皮膚と同じ高さです。白色化している部位は瘢痕組織で周囲から縮小しています

項目	点数		項目	点数	
深さ			肉芽組織		
滲出液			壊死組織		
大きさ			ポケット		
炎症・感染			合 計(点)		

Q 2-17 「仙骨部から尾骨部」の評価

[解答は188ページ]

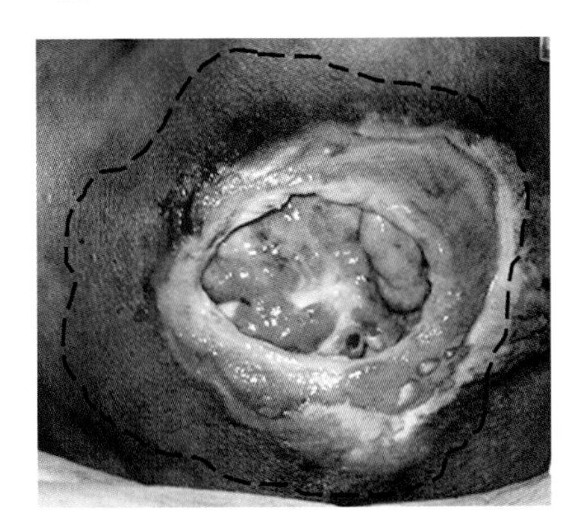

部　位 ● 仙骨部から尾骨部
滲出液 ● 漿液性で悪臭なし
● ガーゼ交換2回/日。付着している滲出液量はガーゼのほぼ全面。1回/日交換では滲出液が漏れ出す
サイズ ● 9.8×9.8
ポケット全周 ● 13.6×12.5
創周囲 ● 軽度の熱感あり・硬結なし
その他 ● 発熱なし
ヒント ● 筋・腱・骨は見えません。肉芽は良性ですか？　不良ですか？　点線はポケットの範囲を示しています

項目	点数		項目	点数	
深さ			肉芽組織		
滲出液			壊死組織		
大きさ			ポケット		
炎症・感染			合 計(点)		

Q 2-18 「仙骨部」の評価

[解答は189ページ]

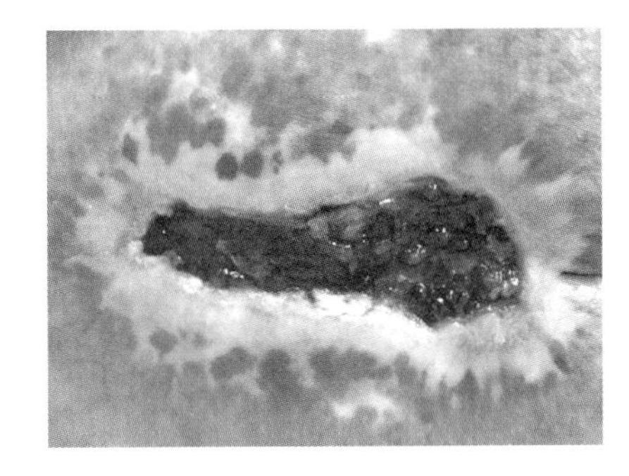

部　位 ● 仙骨部
滲出液 ● 漿液性で悪臭なし
● ポリウレタンフォーム／ソフトシリコン，2回/週交換
サイズ ● 4.0×1.4
創周囲 ● 熱感なし・硬結なし
ヒント ● 創底と創縁（周囲皮膚）に段差があります。良性肉芽と浮腫状の肉芽が混在しています。黄色壊死組織があります

項目	点数		項目	点数	
深さ			肉芽組織		
滲出液			壊死組織		
大きさ			ポケット		
炎症・感染			合 計(点)		

Q 2-19 「脊柱部」の評価

[解答は189ページ]

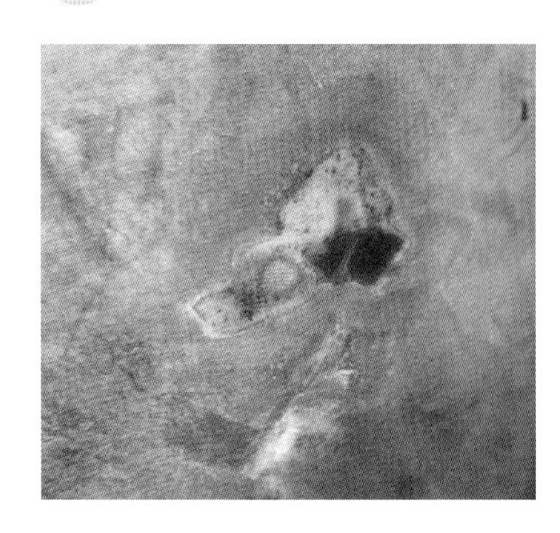

部　位 ● 脊柱部
滲出液 ● 漿液性で悪臭なし
● ガーゼ交換1回/日。付着している滲出液量はガーゼのほぼ全面
サイズ ● 8.3×4.9
創周囲 ● 一部に発赤あり・熱感なし・硬結なし
ヒント ● 壊死組織があるため，創底が確認できない場合の深さ判定は？
● 柔らかい壊死組織と硬い壊死組織が混在している場合の判定は？
● 周囲皮膚が浸軟しています

項目	点数		項目	点数	
深さ			肉芽組織		
滲出液			壊死組織		
大きさ			ポケット		
炎症・感染			合 計(点)		

Q 2-20 MDRPUの事例①～弾性ストッキング

[解答は190ページ]

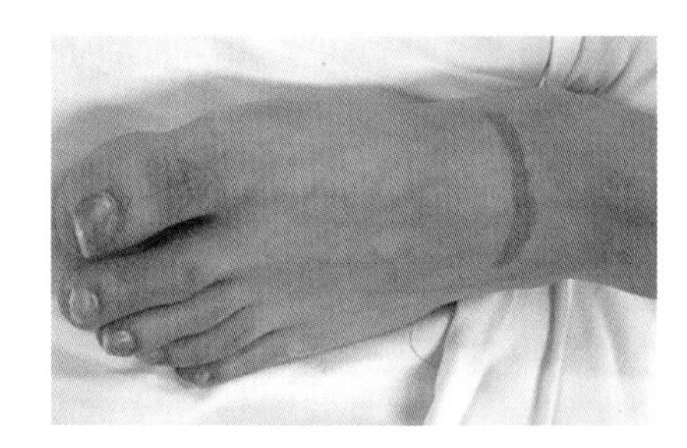

原因となる医療機器 ● 弾性ストッキング
部　位 ● 左足背部
滲出液 ● なし
サイズ ● 4.6×0.6
創周囲 ● 熱感なし

項目	点数		項目	点数	
深さ			肉芽組織		
滲出液			壊死組織		
大きさ			ポケット		
炎症・感染			合 計(点)		

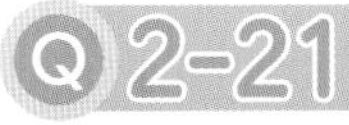

Q 2-21 MDRPUの事例②～体幹装具(硬性コルセット)

[解答は191ページ]

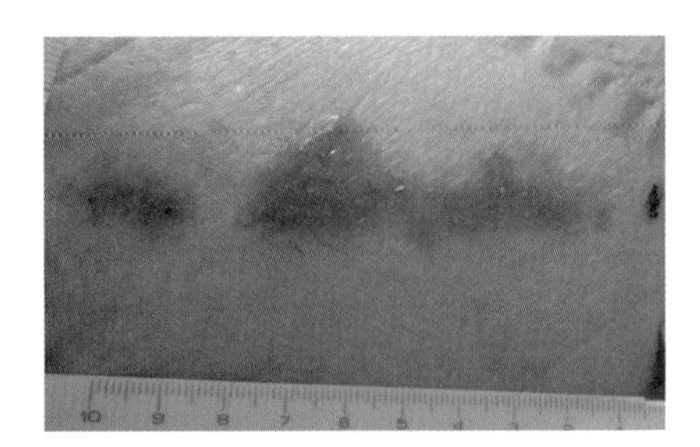

原因となる医療機器 ● 体幹装具(硬性コルセット)
部　位 ● 左肋骨部
滲出液 ● 漿液性で悪臭なし
● ポリウレタンフォーム/ソフトシリコン，2回/週交換
サイズ ● 8.7×2.4
創周囲 ● 発赤なし・熱感なし
ヒント ● 表皮の欠損があります

項目	点数		項目	点数	
深さ			肉芽組織		
滲出液			壊死組織		
大きさ			ポケット		
炎症・感染			合計(点)		

Q 2-22 MDRPUの事例③～弾性ストッキング

[解答は192ページ]

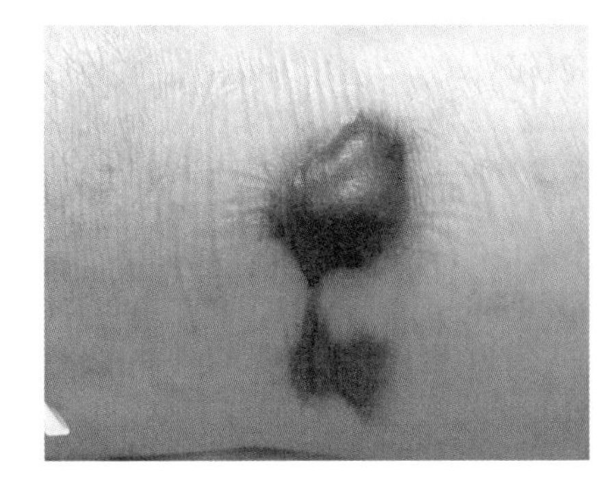

原因となる医療機器 ● 弾性ストッキング
部　位 ● 右足関節部
滲出液 ● なし
サイズ ● 3.9×1.8
創周囲 ● 発赤あり・熱感なし・硬結なし
ヒント ● 血疱です

項目	点数		項目	点数	
深さ			肉芽組織		
滲出液			壊死組織		
大きさ			ポケット		
炎症・感染			合計(点)		

Q 2-23 MDRPUの事例④～頸椎固定具

[解答は192ページ]

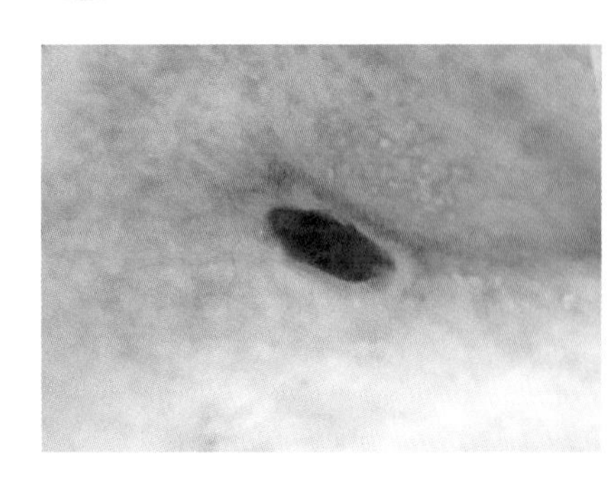

原因となる医療機器 ● 頸椎固定具
部　位 ● 右鎖骨部
滲出液 ● ポリウレタンフォーム／ソフトシリコン，2回/週交換
サイズ ● 2.8×1.2
創周囲 ● 熱感なし・硬結なし
ヒント ● 表皮の欠損があります

項目	点数		項目	点数	
深さ			肉芽組織		
滲出液			壊死組織		
大きさ			ポケット		
炎症・感染			合計(点)		

Q 2-24 MDRPUの事例⑤～ NPPVマスク

[解答は193ページ]

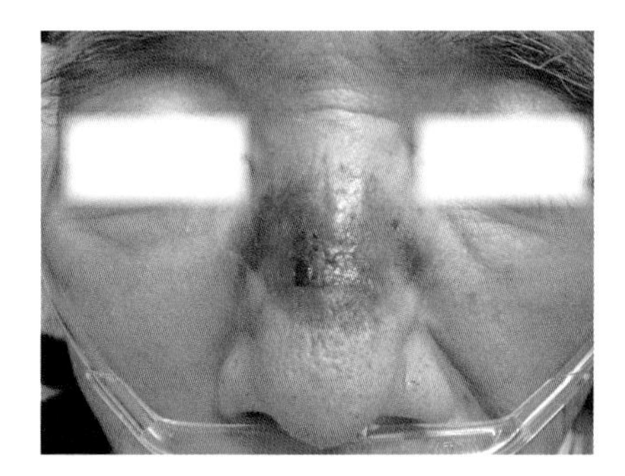

原因となる医療機器 ● NPPVマスク
部　位 ● 鼻根部
滲出液 ● ハイドロコロイド，2回/週交換
サイズ ● 3.4×2.7
創周囲 ● 熱感なし・硬結なし
ヒント ● 色調変化と表皮の欠損が混在しています

項目	点数		項目	点数	
深さ			肉芽組織		
滲出液			壊死組織		
大きさ			ポケット		
炎症・感染			合計(点)		

4. ドレッシング材の選択

日本褥瘡学会では，「DESIGN-R」による褥瘡の評価に基づいてドレッシング材や外用剤を選択することを推奨しています。

DESIGN-Rを用いて，創の深さ（D，d），滲出液（E，e），大きさ（S，s），炎症/感染（I，i），肉芽組織（G，g），壊死組織（N，n），ポケット（P，p）の7項目を評価すると，重症度の高い項目は大文字で表記されます。

まずはこの大文字の項目に着目し，これを小文字にしていくことを目指します。これは，褥瘡が今、治癒過程のどの時期にあるかを見極め，その時期に適した局所環境を整えていくという考え方で，慢性期の深い褥瘡に適応されます（**図2-6**，**図2-7**）。すべての項目が小文字の場合は，浅い褥瘡（d1，d2）として局所治療を行います。

なお，急性期の褥瘡（**図2-8**）は病態が不安定であり，DESIGN-Rは適応になりません。この時期にDESIGN-Rを用いる場合は，あくまでも参考値として捉えましょう。またこの時期には「深部損傷褥瘡（deep tissue injury；DTI）」の可能性にも注意が必要です。

図2-6 褥瘡の治癒過程

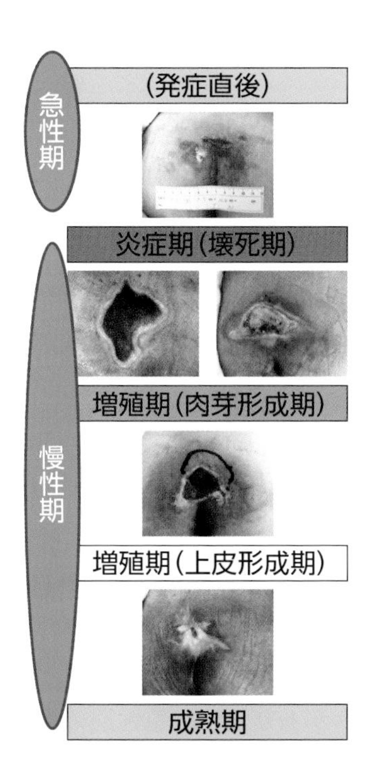

：血管拡張，白血球の血管外漏出
サイトカインの放出
マクロファージの食作用（生理的デブリドマン）

：肉芽形成（繊維芽細胞の遊走・増殖，コラーゲン・エラスチンの新生，血管新生）

：上皮形成（基底細胞の遊走・増殖）
創の収縮

：毛細血管の減退，コラーゲン繊維の濃縮・再構成，創の収縮，瘢痕化

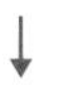

図2-7 慢性期の深い褥瘡における局所治療の基本スキーム

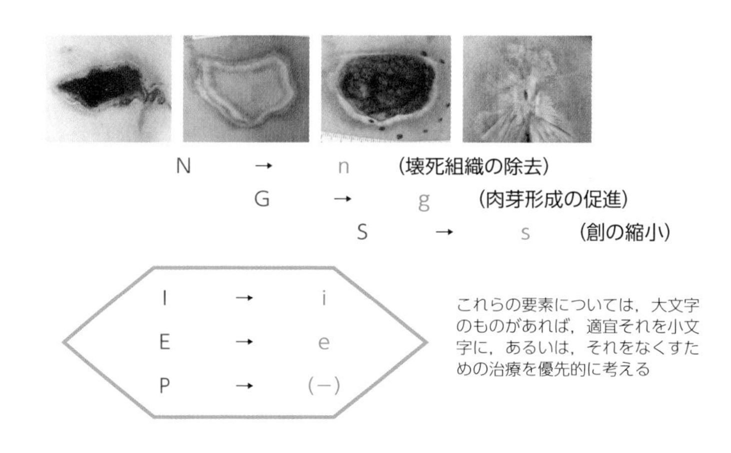

［日本褥瘡学会：褥瘡予防・管理ガイドライン．照林社：2009．p.96より引用．一部改変］

浅い褥瘡（d1，d2）

浅い褥瘡とは「損傷が真皮までの深さにとどまるもの」をいい，DESIGN-R分類では深さがd1，d2の褥瘡を指します。発赤・紫斑，水疱，びらん・浅い潰瘍に分類されます。

急性期の褥瘡

褥瘡が発生した直後は局所病態が不安定な時期があり，これを「急性期褥瘡」と呼びます。時期は発症後，おおむね1～3週間です[1)]。

この時期にはまず，褥瘡発生に至った原因・要因をアセスメントし，体圧分散やずれ対策など，予防ケアを再評価することが最優先です。そのうえで，創面を保護し，観察しやすい局所管理方法を選択します。

1．急性期の創の特徴

発赤，紫斑，浮腫，水疱，びらん，浅い潰瘍などのいずれか，あるいは複数が混在します。発症直後は局所の炎症反応が強く，腫脹・熱感・疼痛などが出現します。発赤や紫斑は境界不明瞭な場合が多く，時間が経過するにつれて明瞭化していきます。皮膚は脆弱となり，容易に表皮剥離や出血を起こしやすくなります。

この時期に注意すべき病態として，深部損傷褥瘡（DTI）があります。急性期の褥瘡のうち，当初は一見浅い褥瘡のようでも，時間が経過すると深い褥瘡であることがわかる場合がありま

図2-8 急性期褥瘡の経過

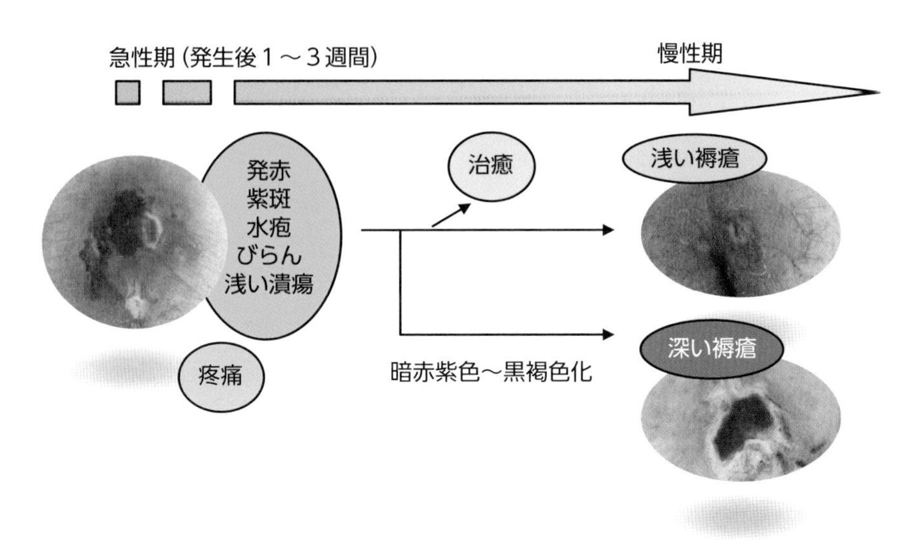

［福井基成：急性期褥瘡とその治療．In：宮地良樹，真田弘美編著：新・褥瘡のすべて：よくわかって役に立つ．永井書店；2006．p.164－169より引用，一部改変］

す。DTIに特徴的な所見は，多重発赤（色調の異なる紅斑・紫斑の混在），皮膚の硬結および触診時の疼痛，泥のような浮遊感，皮膚温の変化（温かい・冷たい）が挙げられます。このような所見がある場合は，皮下組織より深部の組織損傷を疑います。

2. 急性期におけるドレッシング材の選択

急性期には，創面を保護し，観察しやすいドレッシング材を選択します。軟膏を使用する場合は，酸化亜鉛・ジメチルイソプロピルアズレン・白色ワセリンなどの油脂性基材のものを用いて，毎日の観察を行います。

なお皮膚の脆弱性が高いこの時期に，粘着力の強いドレッシング材を貼付すると，ドレッシング交換時の剥離刺激などにより表皮剥離や破疱を容易に引き起こす危険があるので注意が必要です。ドレッシング材はなるべく固着性・粘着性の低いものを，また外用剤を使う場合の二次ドレッシングにも非固着性・低固着性のものを選ぶようにします。

慢性期の褥瘡

急性期（発症後1～3週間）を過ぎると，局所の急性炎症反応（発赤・腫脹・疼痛・熱感）は減退し，創の輪郭が明瞭化してきます。DESIGN-Rを用いて創の評価を行うことができる時期となります。

表2-4 主な創傷用ドレッシング材の種類と特徴

①ハイドロジェル	②ハイドロコロイド	③アルギン酸/アルギン酸塩	④ハイドロファイバー
• 親水性ゲル製剤 • 壊死組織の自己融解を促す	• 親水性ポリマーと疎水性ポリマーから構成され，素材自体が粘着性を有する • 滲出液を吸収するとゲル化し，融解または膨潤する ＊銀含有製品あり	• 昆布の抽出液から得られるアルギン酸を用いた繊維状の製品 • 滲出液を吸収するとゲル化する • アルギン酸塩はCaを含み，止血作用を有する ＊銀含有製品あり	• 繊維状で滲出液の吸収能が高い • ゲル化して繊維の間に最近を捕捉する ＊銀含有製品あり
⑤ポリウレタンフォーム	**⑥ハイドロポリマー**	**⑦キチン**	**その他**
• 親水性ポリウレタンフォーム製品 • 吸水性に優れる • ゲル化せず，溶解しない • さまざまな形状がある ＊銀含有製品あり	• 多孔構造の親水性ポリマーで構成 • 滲出液を吸収すると膨張して創の形状にフィットする	• カニやエビなど甲殻類の殻からアミノ多糖類を抽出しシート状にしたもの • 生体への親和性が高い	• ポリウレタンフィルム材

※①～⑦は皮膚欠損用創傷被覆材であり，保険償還が可能

1. 慢性期の深い褥瘡（D3～D5）における局所管理の基本的な考え方

慢性期の深い褥瘡の場合，DESIGN-Rに基づいてドレッシング材や外用剤を選択することが推奨されています。DESIGN-Rを用いて，創の深さ（D，d），滲出液（E，e），大きさ（S，s），炎症/感染（I，i），肉芽組織（G，g），壊死組織（N，n），ポケット（P，p）の7項目を評価すると，重症度の高い項目は大文字で表記されます。

まずは，この大文字を小文字にしていくことを目指します。

基本的にはまず，褥瘡部に壊死組織があれば，それを除去し（N→n），次に良性の肉芽組織を増殖させ（G→g），そして創の収縮と上皮化（S→s）を促すといった順序になります。

ただし，滲出液が多かったり（E），炎症・感染徴候があったり（I），ポケットが存在したりする場合（P）には，それらの治療を優先的に考えます（**図2-7**参照）。

2. 慢性期におけるドレッシング材・外用剤の選択

日本褥瘡学会のガイドラインには，慢性期の深い褥瘡に対するDESIGN-Rに準拠したドレッシング材の選択および外用剤の選択指標が示されています。これを活用することで，DESIGN-Rの評価に基づいてドレッシング材や外用剤を選択することができます（**表2-4，表2-5，表2-6**）。まずはよく使用されるドレッシング材の種類と特徴を理解し，さらに自施設で使用されているドレッシング材を把握しておきましょう。

＊

087ページから「ドレッシング材の選択」に関する問いを12問用意したので答えてください。

表 2-5 DESIGN-R®に準拠したドレッシング材の選択

ドレッシング材		主な製品（略名あり）	N→n	I→i	E→e	G→g	S→s	P→p
ハイドロジェル		イントラサイトジェルシステム／グラニュゲル／ビューゲル	○		○ e*1		○	
アルギネート	アルギン酸塩	ソーブサン／カルトスタット／アルゴダーム		—	○	○	◎	○ E*3
アルギネート	アルギン酸／CMC	アスキナソーブ			○		○	
アルギネート	アルギン酸フォーム	クラビオFG			○		○	
アルギネート	アルギン酸Ag	アルジサイト銀		○		○ cc*2	◎	○ E*3
ハイドロファイバー		アクアセル			○	○	○	○ E*3
銀含有ハイドロファイバー		アクアセルAg		○	○	○ cc*2	◎	○ E*3
ハイドロファイバー／ハイドロコロイド		バーシバXC				○	○	
キチン製剤		ベスキチンF			○	○	○	
ハイドロコロイド		デュオアクティブ／コムフィールアルカス／アブソキュアーウンド／レプリケア／バイオヘッシブAg			◎ e*1	○	○	
ハイドロポリマー		ティエール			○	○	○	
ポリウレタンフォーム		ハイドロサイト／バイアテン			◎	○	○	
ポリウレタンフォーム／ソフトシリコン		ハイドロサイトADジェントル／メピレックスボーダー			○	○	○	

◎：推奨度B，○：推奨度C1，—：推奨度C2
〈推奨度の分類〉

A ：十分な根拠*があり，行うよう強くすすめられる
B ：根拠があり，行うようすすめられる
C1：根拠は限られているが，行ってもよい
C2：根拠がないので，すすめられない
D ：無効ないし有害である根拠があるので，行わないようすすめられる

＊根拠とは臨床試験や疫学研究による知見を指す
e*1：滲出液の少ない場合に適用　cc*2：臨界的定着が疑われる場合にも適用
E*3：滲出液の多い創に適用

［日本褥瘡学会編：褥瘡ガイドブック第2版．照林社；2015．p.35を基に作成］

表2-6 DESIGN-R®に準拠した外用剤の選択

外用剤の種類	主な製品	N→n	I→i	E→e	G→g	S→s	P→p
ポビドンヨード・シュガー	ユーパスタ／イソジンシュガーパスタ／ソアナース／ネグミンシュガー	○	◎	◎	◎／○ cc*3	◎	○ E*4
ポビドンヨード	イソジンゲル		○				
カデキソマー・ヨウ素	カデックス	○	◎	◎	○ cc*3		
デキストラノマー	デブリサン	○		○			
スルファジアジン銀	ゲーベンクリーム	○	◎	○ e*1	○ cc*3		
ブロメライン	ブロメライン軟膏	○					
ヨウ素軟膏	ヨードコート軟膏		○	○ E*4	○ cc*3		
ヨードホルム	ヨードホルムガーゼ		○				
フラジオマイシン硫酸塩・トリプシン	フランセチン・T・パウダー		○				
トラフェルミン	フィブラストスプレー				◎	◎	○ e／i*2
アルミニウムクロロヒドロキシアラントイネート	アルキサ軟膏				◎	◎	
トレチノイントコフェリル	オルセノン軟膏			○ e／i*2	◎		○ e／i*2
ブクラデシンナトリウム	アクトシン軟膏				○	◎	
アルプロスタジルアルファデクス	プロスタンディン軟膏				○	◎	
リゾチーム塩酸塩	リフラップ軟膏				○	○	
ジメチルイソプロピルアズレン	アズノール軟膏					○	
酸化亜鉛	亜鉛華軟膏					○	
幼牛血液抽出物	ソルコセリル軟膏					○	

◎：推奨度B，○：推奨度C1
〈推奨度の分類〉

A ：十分な根拠*があり，行うよう強くすすめられる
B ：根拠があり，行うようすすめられる
C1：根拠は限られているが，行ってもよい
C2：根拠がないので，すすめられない
D ：無効ないし有害である根拠があるので，行わないようすすめられる

＊根拠とは臨床試験や疫学研究による知見を指す
e*1：滲出液の少ない感染創に適用　e／i*2：滲出液の少ない非感染創に適用
cc*3：臨界的定着が疑われる場合にも適用　E*4：滲出液の多い創に適用

［日本褥瘡学会編：褥瘡ガイドブック第2版．照林社；2015．p.30を基に作成］

Q 2-25 紅斑・紫斑(d1の褥瘡)

[解答は194ページ]

» 紅斑・紫斑 (d1の褥瘡) には何を使用しますか?
その選択理由はなんですか?

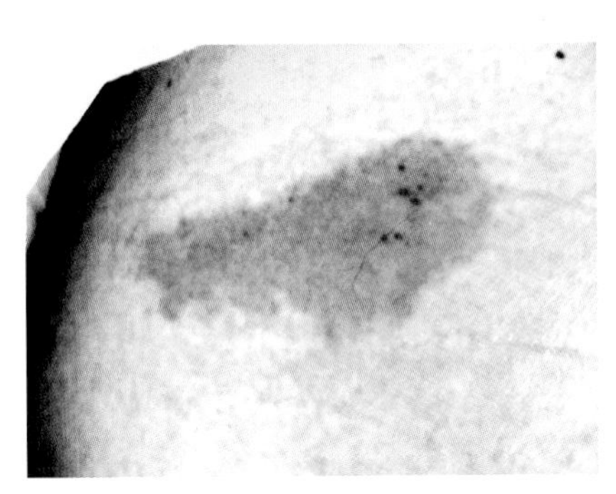

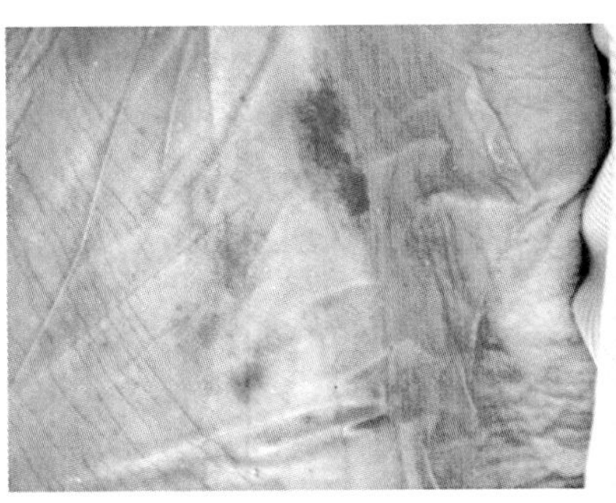

部　位 ● 胸椎突起部
滲出液 ● なし
創周囲 ● 熱感なし

〔ドレッシング材の選択〕
＊以下より適切なものを 1 つ選択

- □ ハイドロジェル
- □ ポリウレタンフィルム
- □ ハイドロコロイド
- □ ハイドロファイバー
- □ アルギン酸塩

〔選択理由〕

Q 2-26 水疱(d2)

[解答は194ページ]

水疱(d2)には何を使用しますか?
その選択理由はなんですか?

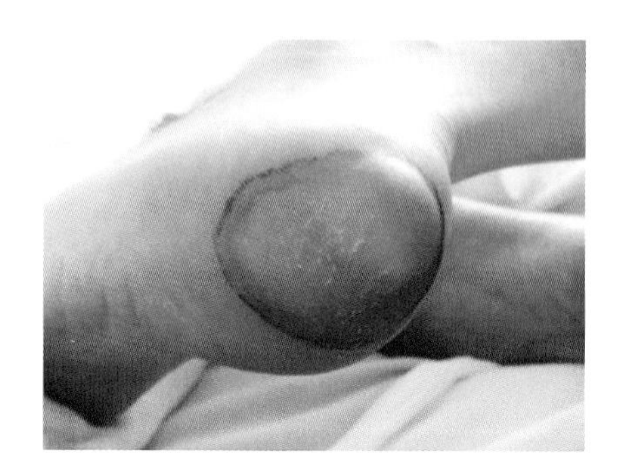

部　位 ● 踵部
滲出液 ● なし
サイズ ● 4.5 × 3.0
創周囲 ● 熱感なし

〔ドレッシング材の選択〕
＊以下より適切なものを1つ選択

- □ ハイドロファイバー
- □ ポリウレタンフィルム
- □ ハイドロコロイド
- □ アルギン酸塩
- □ ハイドロジェル

〔選択理由〕

Q 2-27 びらん(d2)

[解答は195ページ]

びらん(d2)には何を使用しますか?
その選択理由はなんですか?

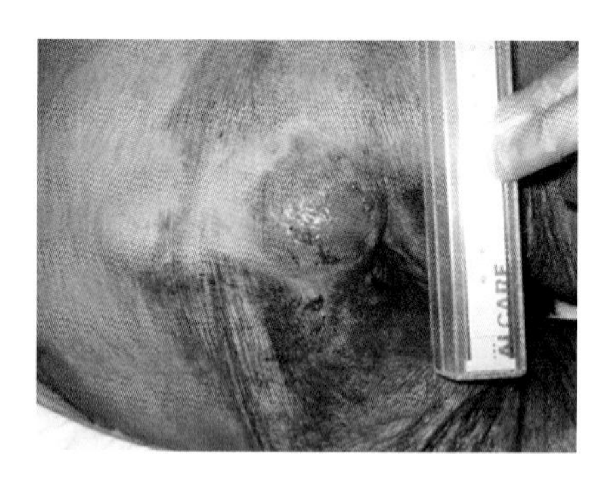

部　位 ● 尾骨部
滲出液 ● 少量
サイズ ● 3.8 × 3.0
創周囲 ● 熱感なし
その他 ● 軟便失禁が1 ～ 2回/日あり

〔ドレッシング材の選択〕
＊以下より適切なものを1つ選択

- □ キチン
- □ ハイドロジェル
- □ ハイドロファイバー
- □ アルギン酸塩
- □ ハイドロコロイド

〔選択理由〕

Q 2-28 浅い潰瘍

［解答は195ページ］

» 浅い潰瘍には何を使用しますか？
その選択理由はなんですか？

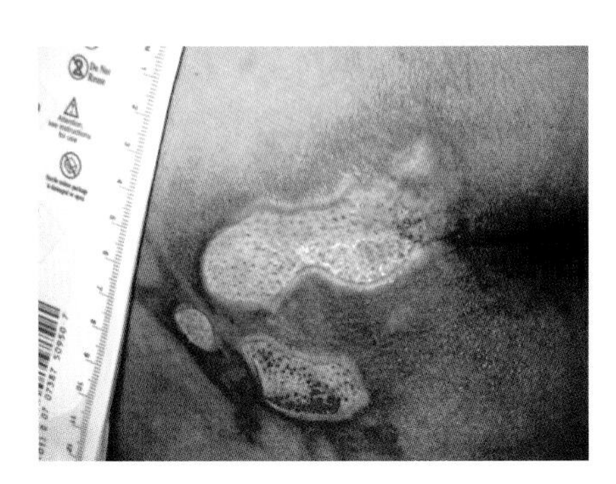

部　位 ● 仙骨～尾骨・左後腸骨部
深　さ ● 真皮までの損傷
滲出液 ● 中等量
サイズ ● 9 × 6（全体）
創周囲 ● 熱感なし

〔ドレッシング材の選択〕
＊以下より適切なものを1つ選択

- ☐ ポリウレタンフィルム（単独）
- ☐ 薄型ハイドロコロイド
- ☐ ハイドロジェル
- ☐ ポリウレタンフォーム

〔選択理由〕

Q 2-29 良性肉芽（d2）

［解答は196ページ］

» 良性肉芽（d2）には何を使用しますか？
その選択理由はなんですか？

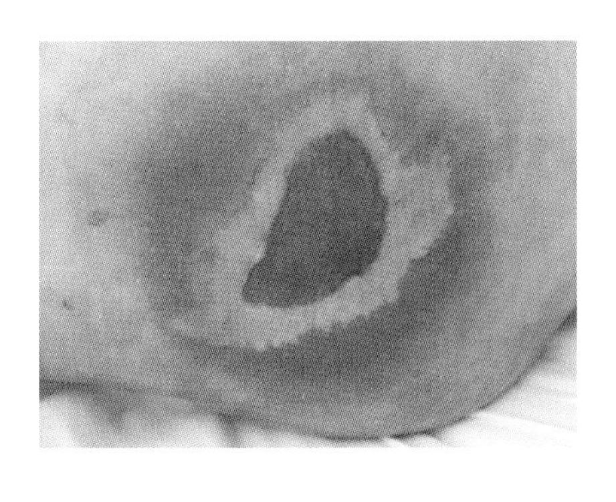

評　価 ● d2-e3s8i0g1n0p0
部　位 ● 大転子部
滲出液 ● 中等量で透明，やや粘性あり
その他 ● 排膿なし，不快臭なし

〔ドレッシング材の選択〕
＊以下より適切なものを2つ選択

- ☐ ポリウレタンフィルム
- ☐ ハイドロコロイド
- ☐ ハイドロジェル
- ☐ 銀含有ハイドロファイバー
- ☐ アルギン酸Ag

〔選択理由〕

Q 2-30 急性期の褥瘡で滲出液が「中等量〜多い」場合

[解答は196ページ]

急性期の褥瘡で滲出液が「中等量〜多い」場合には何を使用しますか?
その選択理由はなんですか?

部　位 ● 大転子部
滲出液 ● 中等量〜多い
サイズ ● 5 × 4
創周囲 ● 熱感軽度

〔ドレッシング材の選択〕
*以下より適切なものを1つ選択

- □ ポリウレタンフィルム
- □ ハイドロコロイド
- □ ポリウレタンフォーム/ソフトシリコン
- □ ハイドロジェル

〔選択理由〕

Q 2-31 硬い壊死組織のある褥瘡への外用剤

[解答は197ページ]

硬い壊死組織のある褥瘡へはどのような外用剤を使用しますか?
その選択理由はなんですか?

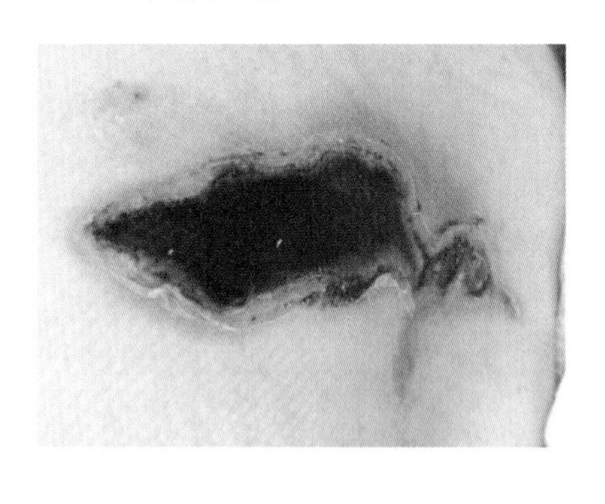

評　価 ● DU-e1s6i0G6N6p0

〔外用剤の選択〕
*以下より適切なものを2つ選択

- □ トラフェルミン
- □ ブロメライン
- □ スルファジアジン銀
- □ トレチノイントコフェリル
- □ ポビドンヨードシュガー

〔選択理由〕

Q 2-32 柔らかい壊死組織のある褥瘡への外用剤

［解答は198ページ］

» 柔らかい壊死組織のある褥瘡へはどのような外用剤を使用しますか?
その選択理由はなんですか?

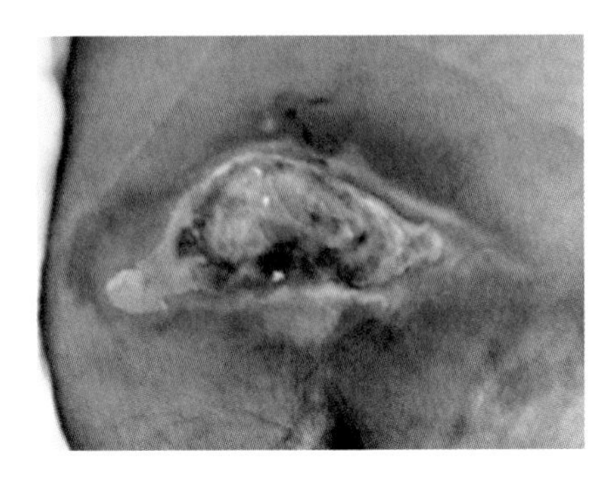

評　価 ● DU-e3s8i0G6N3p0
部　位 ● 仙骨部

〔外用剤の選択〕
＊以下より適切なものを２つ選択

- ☐ カデキソマーヨウ素
- ☐ トレチノイントコフェリル
- ☐ トラフェルミン
- ☐ デキストラノマー
- ☐ 酸化亜鉛

〔選択理由〕

Q 2-33 感染創への外用剤

［解答は200ページ］

» 感染創にはどの外用剤を用いますか?
その選択理由はなんですか?

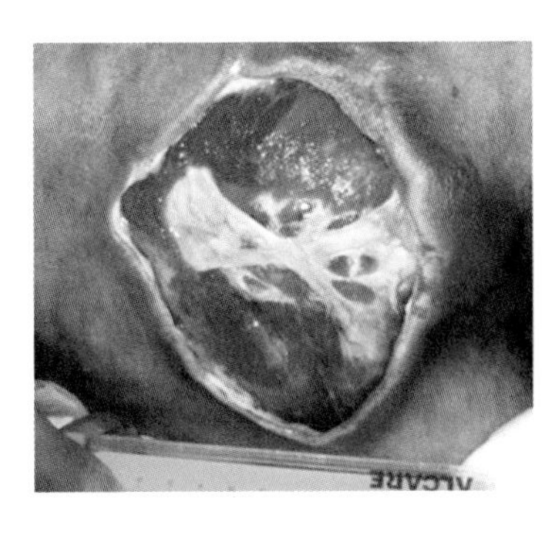

評　価 ● D4-E6S15I3G4N3p0
部　位 ● 仙骨部

〔外用剤の選択〕
＊以下より適切なものを1つ選択

- ☐ ブロメライン
- ☐ ポビドンヨードシュガー
- ☐ トラフェルミン
- ☐ スルファジアジン銀

〔選択理由〕

Q 2-34 浮腫状の不良肉芽

[解答は202ページ]

》 浮腫状の不良肉芽には何を使用しますか?
その選択理由はなんですか?

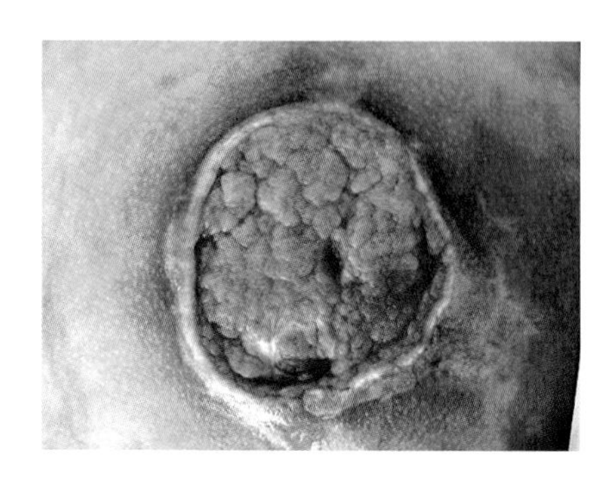

評 価 ● D3-E6s12i0G6n0p0

〔外用剤の選択〕
＊以下より適切なものを2つ選択

- □ スルファジアジン銀
- □ ブロメライン
- □ トラフェルミン
- □ ポビドンヨードシュガー
- □ カデキソマーヨウ素（ヨウ素軟膏）

〔ドレッシング材の選択〕
＊以下より適切なものを2つ選択

- □ ハイドロジェル
- □ ハイドロコロイド
- □ 銀含有ハイドロファイバー
- □ アルギン酸 Ag
- □ ポリウレタンフィルム

〔選択理由〕

Q 2-35 ポケットを有する褥瘡

[解答は204ページ]

ポケットを有する褥瘡には何を使用しますか?
その選択理由はなんですか?

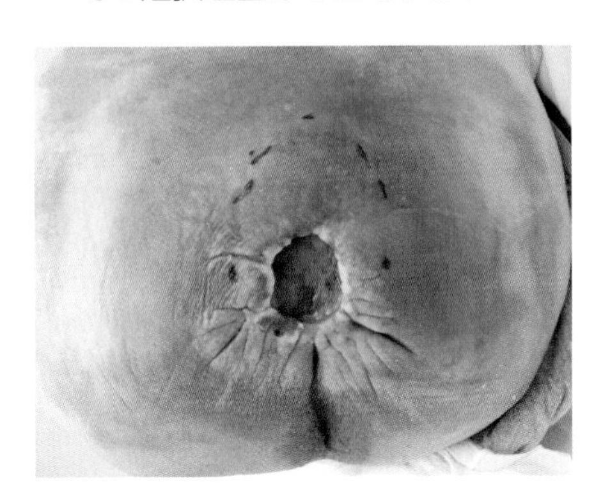

評　価 ● D3-E6s6i0G5n0P24
創　部(開口部) ● 4.2×3.5
ポケット ● 11.5×8
壊死組織は無く，創底に膿苔が付着している
おむつの多重使用による皮膚の浸軟
色素沈着を認める

〔選択理由〕

〔ドレッシング材の選択〕
＊以下より適切なものを1つ選択

- □ ハイドロポリマー
- □ 銀含有ハイドロファイバー
- □ ハイドロジェル
- □ ハイドロコロイド
- □ ポリウレタンフォーム

〔外用剤の選択〕
＊以下より適切なものを1つ選択

- □ スルファジアジン銀
- □ トラフェルミン
- □ ブロメライン
- □ ブクラデシンナトリウム
- □ ポビドンヨードシュガー

Q 2-36 痛みを伴う創部

[解答は205ページ]

» 痛みを伴う創部には何を選択しますか?
その選択理由はなんですか?

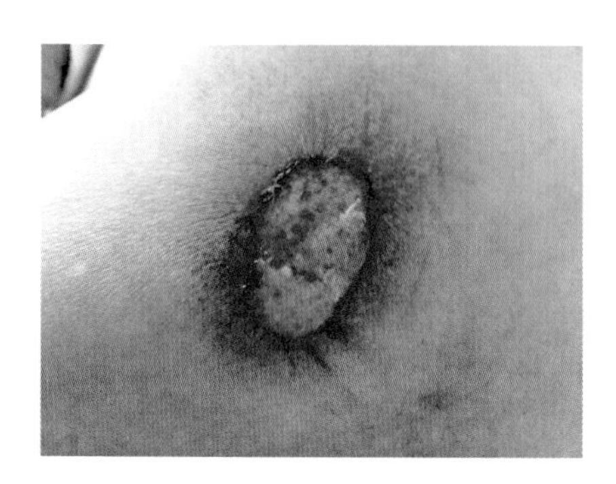

評　価 ● d2-e1s6i1g0N3p0

〔ドレッシング材の選択〕
＊以下より適切なものを選択（複数選択可）

- □ ガーゼのみ
- □ カデキソマーヨウ素
- □ ハイドロジェル（シートタイプ）
- □ ポリウレタンフォーム / ソフトシリコン
- □ キチン

〔選択理由〕

5. ケア手技

皮膚のバリア機能

褥瘡周囲の皮膚は，創部からの滲出液にさらされ，浸軟しやすい環境下にあります。浸軟とは「水に浸漬して角質層の水分が増加し，一過性に体積が増えてふやけること」[1]です。

浸軟した状態の皮膚は本来のバリア機能を維持できないため，外部からの化学的刺激や病原体の侵入・繁殖が容易となり，さらに物理的刺激に対して脆弱となるため，皮膚損傷を起こしやすくなります（図2-9）。

また，褥瘡の好発部位である仙骨部・尾骨部，坐骨部は，排泄物の汚染やおむつによる蒸れのリスクもあります。ドレッシング材やテープによる剥離刺激は，バリア機能を保つために必要な角質層を損なう原因となり，皮膚の菲薄化を招きます。

褥瘡の局所をケアする際には，このような創周囲皮膚の状況をよく理解したうえで，皮膚本来のバリア機能をできる限り損なわないようなスキンケアを実践しながら，創面および創周囲皮膚の清浄化を図る必要があります。

図2-9 皮膚のバリア機能

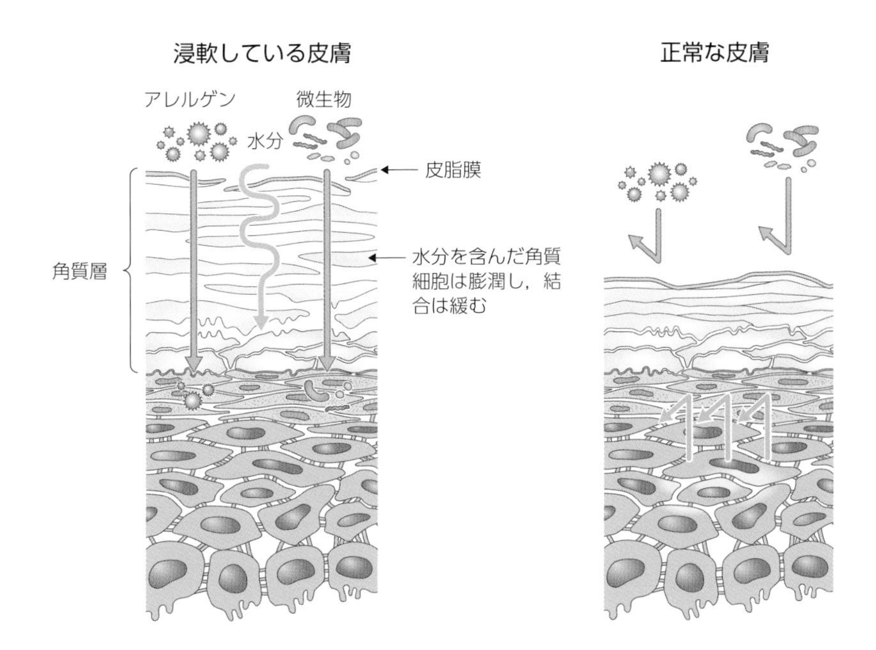

［清藤友里絵：V.症状別スキンケア 発汗．In：田中秀子編著：ナースのためのスキンケア実践ガイド．照林社；2008．p.64.］

剥離刺激の低減

1. ドレッシング材の剥がし方

ドレッシング材を剥がす前に，まず局所の状態を観察します。ドレッシング材がよれたり，ずれたりしている場合は「ずれや摩擦が生じている」というサインです。

ドレッシング材を剥がす際には，皮膚が引っ張られないように剥離部の皮膚を押さえながら，少しずつゆっくりと剥がしていきます。剥離面を洗浄液で濡らしながら剥がすと，固着している部分も剥がしやすくなります。

剥がす方向については，

① 外側から中心（創）へ向かって多方向から剥がす
② 毛の走行に逆らわずに剥がす
③ 汚染されているところは最後に剥がす

などの点に留意します。

そして，剥がした後はドレッシング材の裏側をよく観察し，滲出液の量や性状を把握します。

2. 絆創膏・ポリウレタンフィルム材の剥がし方

絆創膏などのテープ類は，皮膚とテープの角度を90度以上に折り返し，剥離部の皮膚を指で押さえながら，ゆっくりと愛護的に剥がします。

ポリウレタンフィルム材の場合は，皮膚と水平にフィルムを引っ張りながら剥がす方法もあります（図2-10）。剥がれにくい場合は，テープと皮膚の間を微温湯で湿らせたり，皮膚用リムーバー（表2-7）を使用します。

図2-10 テープ剥離時の角度と方向

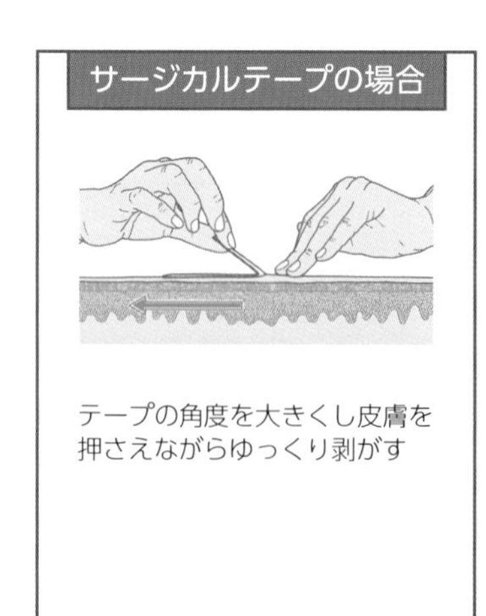

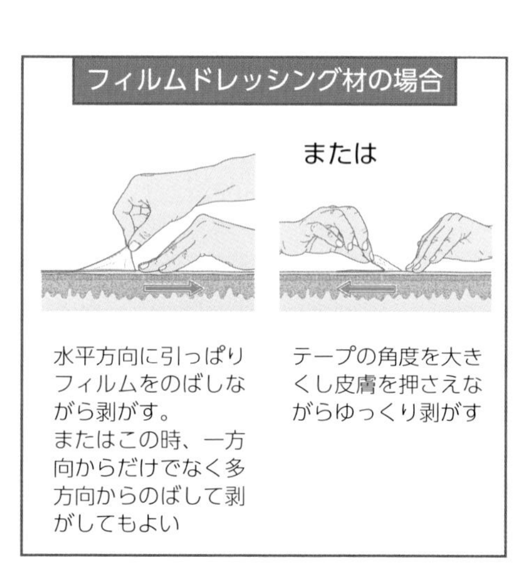

表2-7 皮膚用リムーバーの種類

分類	製品名	製品写真
シリコン系	・キャビロン皮膚用リムーバー（3M） ・ブラバ粘着剥離剤（コロプラスト） ・ニルタック（コンバテック）	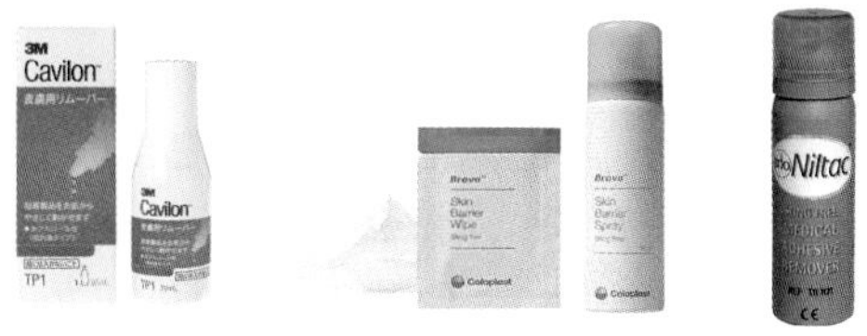
オイル系	プロケアリムーバー（アルケア）	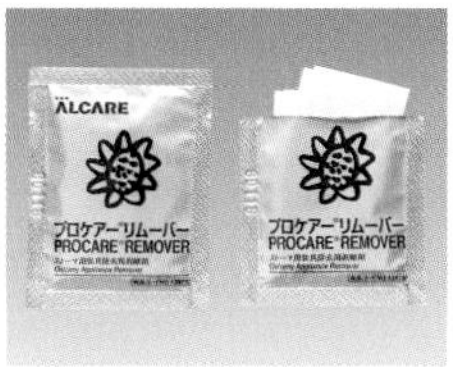

褥瘡部の洗浄

創傷面や周囲皮膚にできる限り損傷を与えずに，付着した滲出液や軟膏類を洗い流して，創の清浄化を図ります。細菌や，細菌のえさとなる蛋白汚れを物理的に除去することで局所感染のリスクを減らします。

[洗浄方法]

褥瘡の周囲皮膚を弱酸性洗浄剤の泡で包み込むようにして，愛護的に洗います。皮膚が脆弱な場合は，弱酸性の洗浄剤やセラミド入りの洗浄剤を選び，ドレッシング材やテープが貼られている部位よりも広い範囲を洗浄します。

洗う順序は，創部よりも遠くから近くへと，汚染されていない部位から始めて，汚染の強い部位は最後に洗います。

[流し方]

洗浄液は，微温湯（水道水）・生理食塩水・蒸留水のいずれかを体温程度（36～38℃）に温めて使用します。汚れや洗浄剤を残さないよう，十分な量（200 mL以上）で洗い流すことが大切です。洗浄時に痛みを伴う場合は，皮膚のpHに最も近く低刺激である生理食塩水を選択します。

シャワーによる創洗浄は，十分な水量と適度な洗浄圧が得やすいことから，ポケットのある褥瘡にも効果的です。創周囲の皮膚を流したあとに，創傷面を流します。

[水分の拭き取り]

洗浄後は，清潔なガーゼまたは不織布等で水分を押さえ拭きします。この時，創面と周囲皮膚を拭くガーゼは，同じものではなく，区別します。

表2-8 主な速乾性皮膚皮膜剤

商品名	商品写真
•リモイスコート（アルケア） •キャビロン非アルコール性被膜（スリーエム） •ブラバ皮膚被膜剤（コロプラスト） •シレッセ（コンバテックジャパン） •ノンアルコールスキンプレップ（スミス＆ネフュー）	

皮膚の保護

皮膚のバリア機能を保つために，浸軟を予防することと，剥離刺激による角質層の損傷を最小限にすることを考慮します。

創周囲に皮膚被膜剤（表2-8）を使用する目的は，角質層の表面に皮膚呼吸を妨げない薄いベールを形成することで物理的刺激から表皮を保護する効果が得られるということです。被膜剤には撥水作用があるので，滲出液による浸軟を予防する効果も期待できます。また，速乾性の製品であれば，その上からドレッシング材や固定テープを貼ることができ，さらにそれらを剥がす際には，このベールが角質層の損傷を低減させます。剥離刺激を抑えたテープやフィルム材を選択することも，角質損傷を予防するのに効果的です。

失禁対策

殿部の褥瘡は，失禁による排泄物の汚染にさらされるリスクが高いため，褥瘡部の汚染予防やスキンケアが必要です。付着する排泄物のアセスメントをしたうえで，基本的なスキンケアや創部の保護を行います。

1. 尿失禁に対するケア

おむつや尿とりパッドは高分子吸収ポリマー入りのタイプを選び，適宜交換します。交換回数を減らそうとしておむつを何枚も重ねて使うことは，かえって尿漏れを助長したり，おむつの厚みで骨突出部の体圧値を高めたりするリスクがあります。おむつは単品で使用するか，あるいはパンツタイプやテープ止めタイプのおむつにパッドタイプのおむつを組み合わせて2枚

図2-11　おむつの基本的な選び方

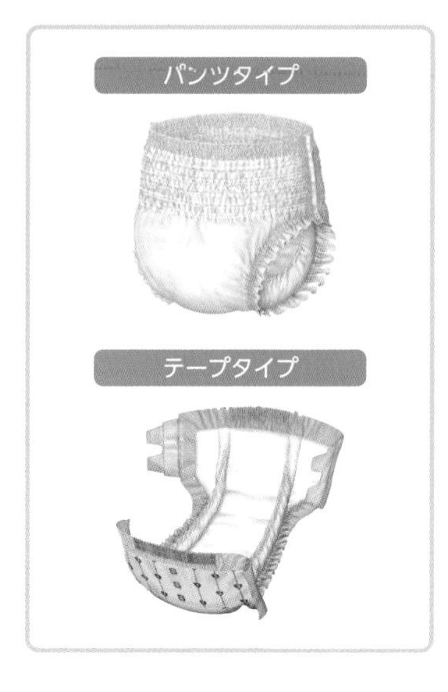

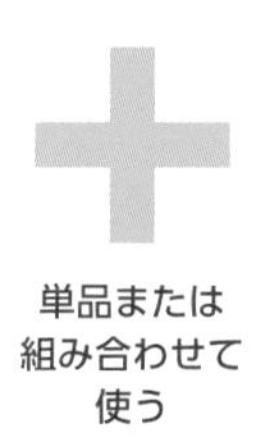

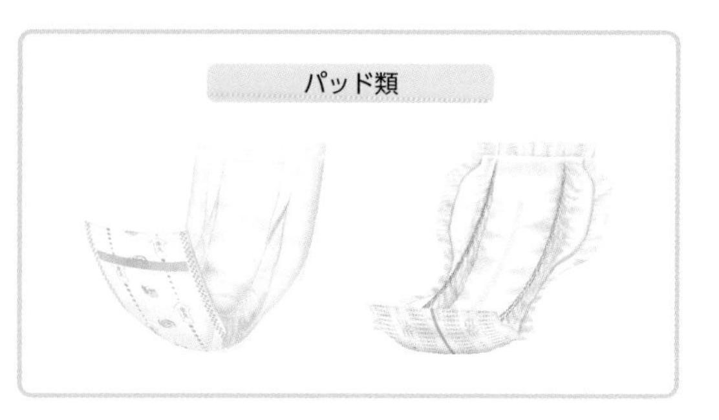

［写真提供：リブドゥコーポレーション］

オムツ選びの基本条件
① 吸水ポリマー製
② 逆戻り防止効果
③ やわらかい素材

図2-12　ポリエステル繊維綿の活用例（ニュースキンクリーンコットン；ベーテル・プラス）

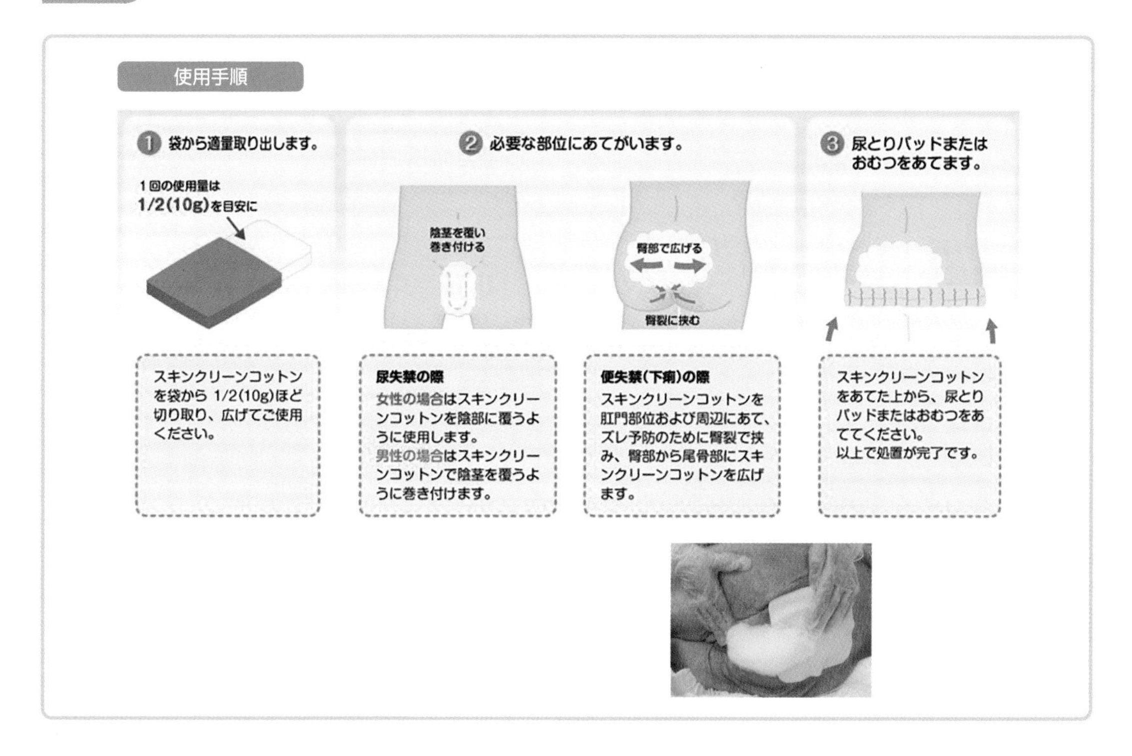

の使用を基本として考えましょう（図2-11）。

夜間の介護力不足などで長時間おむつ交換ができない場合は，大容量タイプの吸収パッド等を活用する方法もあります。

図2-13　肛門近接部のドレッシング例（便汚染を回避する工夫）

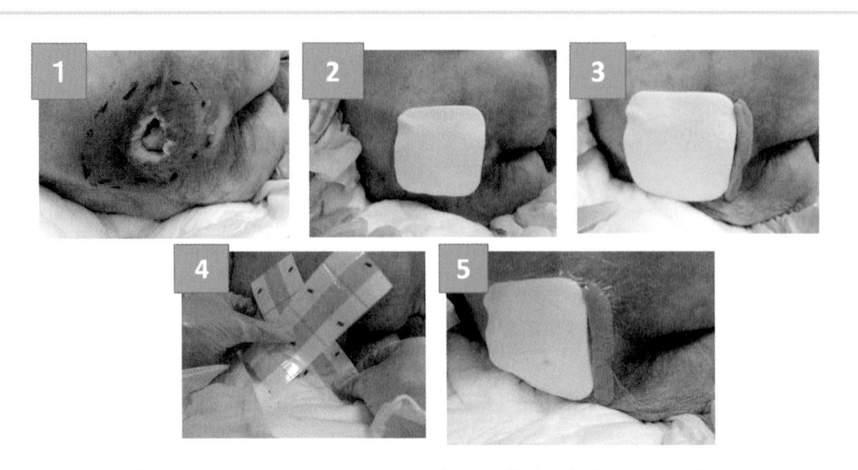

ドレッシング材と肛門との間に，ストーマ用皮膚保護剤を防壁として貼付する。それを覆うようにポリウレタンフィルム材を貼付する。図のように，肛門を中心としてクロスに貼付すると密着性が高まり，便が侵入しにくい

表2-9　ストーマ用皮膚保護材の例

商品名	商品写真
プロケアウェハー（アルケア）	
スティックペースト（コロプラスト）	

失禁用ポリエステル繊維綿（ニュースキンクリーンコットン；ベーテル・プラス）を陰部に併用すると，尿がスムーズにおむつへと誘導されるため，皮膚の湿潤を軽減する効果があります（図2-12）。

2. 便失禁に対するケア

便中には，食物を消化するための消化酵素が含まれており，泥状便や水様便ではその活性が

図2-14 便失禁専用パッド／シートの活用

「Sケア軟便安心パッド」
「アテントお肌安心パッド」
（エリエール）
アテント
軟便安心
パッド
第1層 軟便吸収シート
第2層 クッションろ過シート

「軟便モレを防ぐシート」
（リブドウコーポレーション）
リフレ
軟便モレを防ぐシート
ふんわり繊維が便をキャッチ
特殊な繊維がゆるい便のひろがりを抑えるので、モレを防止します。やわらか素材なのでパッドの中に入れてもごわつきません。
水分だけが通り抜ける
防水シートを使用していないので、表面から水分だけをパッドに通過させます。尿だけの時もシートを通過、パッドに吸収することができます。

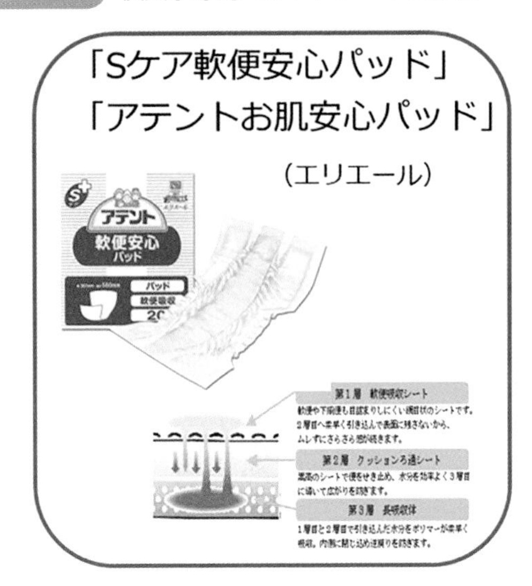

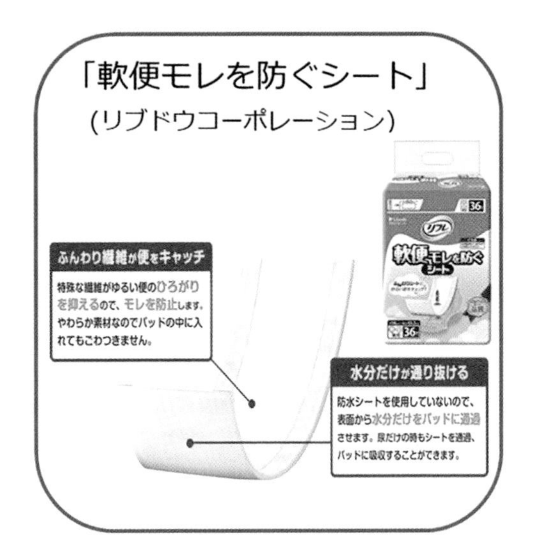

ろ過性を向上し，泥状～水様便の広がりを防いでスポット吸収させる軟便用の吸収パッド。
いずれもアウター用オムツと組み合わせて使用する

図2-15 持続的難治性下痢便ドレナージ用品の例：便失禁管理システム（フレキシシール；コンバテック）

- 先端のバルーン部に指をかけて肛門から直腸内に挿入する。その後，側管から固定水を注入し，バルーンを膨らませて固定する
- 肛門部，直腸内に病変や損傷がある場合は使用できない
- 医師の管理下で実施する

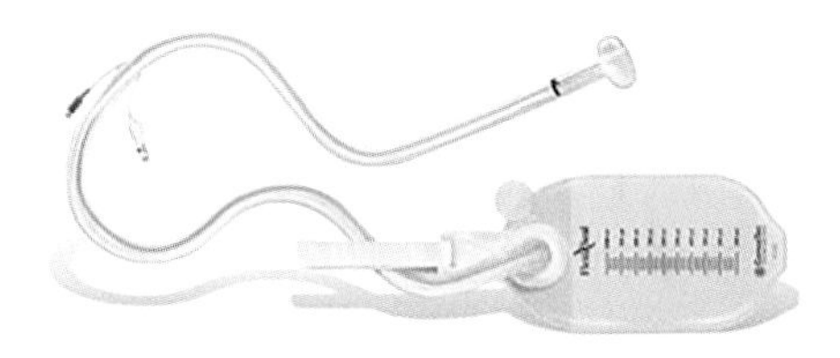

高まります。この消化酵素が皮膚に接触することで化学的刺激となり，びらんや皮膚潰瘍を引き起こす原因となります。さらに便中には大腸菌など腸内細菌が存在しているため，これらの細菌により創傷が汚染されるのを防ぐ必要があります。

褥瘡部が肛門に近接している場合は，ポリウレタンフィルム材やテープ等でドレッシング材の辺縁をカバーし，内側に排泄物が浸入しないようにします。特に殿裂部では，フィルム材を2枚用意して肛門部を挟んで山型に貼付すると，追従性が高まり，剥がれにくくなります。ハイドロコロイドドレッシング材や，ストーマ用皮膚保護材を肛門との間に堤防として用いる方法もあります（**図2-13**）（**表2-9**）。

下痢便の場合は，“便失禁専用”パッドを併用したり（**図2-14**），失禁用ポリエステル繊維綿を殿裂部に用いると，おむつへの排泄物の移行がスムーズとなり，汚染予防や皮膚保護に効果的です（図2-12参照）。

図 2-16 持続的難治性下痢便ドレナージ中のスキンケアと肛門粘膜保護の実践例

1. 肛門粘膜周囲と肛門部に撥水性保護クリームを塗布する
2. 失禁用ポリエステル繊維綿を肛門部に使用する
   ① チューブによる摩擦を緩衝
   ② クッション効果
   ③ 便もれ対策

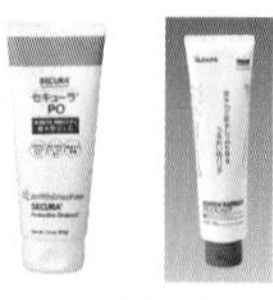
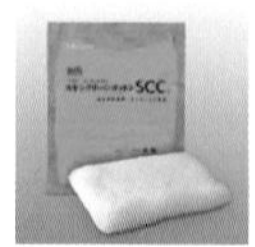
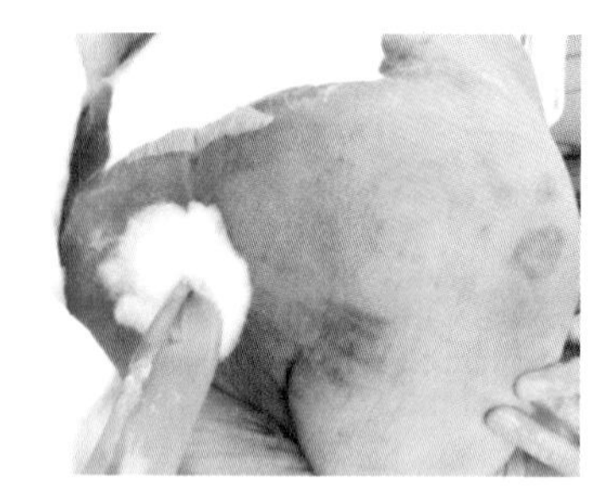

図 2-17 肛門部のパウチング（ストーマ用装具を用いた肛門部パウチングにより，褥瘡部の便汚染［下血］を回避した症例）

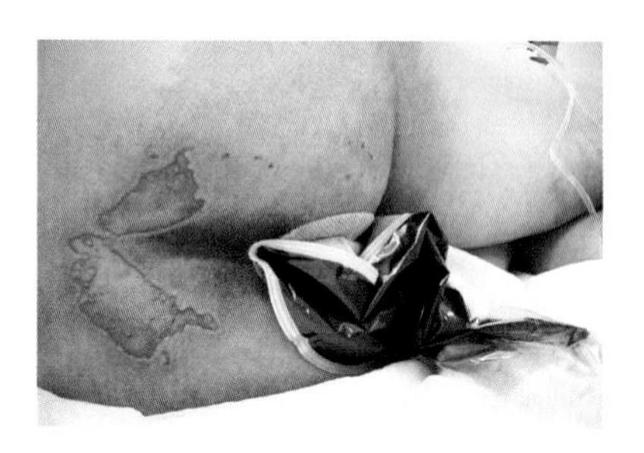

・便失禁用装具あるいは人工肛門用装具を応用して，肛門部をパウチングして便を回収する方法
・便を皮膚に接触させないだけでなく，皮膚保護材の効果で軽度のびらんや表皮剥離の改善効果もある
・剥離刺激による二次損傷に注意する

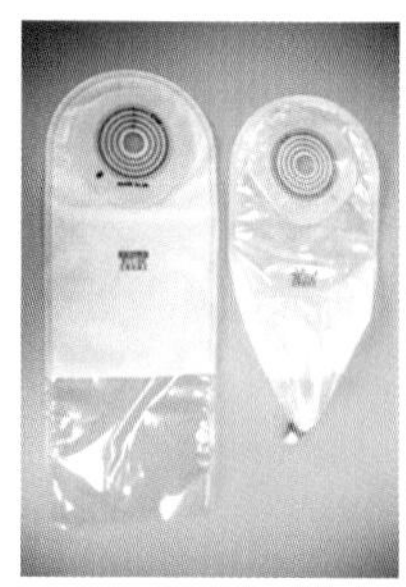

ポスパックライト
(アルケア)

下痢便が多量の場合は，持続的難治性下痢便ドレナージ（**図2-15**，**図2-16**）や肛門部のパウチング（**図2-17**）も考慮します。

＊

次ページから「ケア手技」に関する問いを7問用意したので答えてください。

●参考文献

1）田中秀子：浸軟．In：日本看護協会認定看護師制度委員会創傷ケア基準検討会編著：スキンケアガイダンス．日本看護協会出版会；2002．p.117．（創傷ケア基準シリーズ③）
2）田中秀子編：ナースのためのスキンケア実践ガイド．照林社；2008．p.8-16．p.64．
3）日本創傷・オストミー・失禁管理学会編：IAD ベストプラクティス，照林社，2019.

Q 2-37 剥がし方①

[解答は206ページ]

》絆創膏の剥がし方として誤っている方法はどれですか?

＊誤っている方法を選択（複数回答可）

- □ 素早く一気に剥がす
- □ テープを 90 度以上折り返しながらゆっくり剥がす
- □ 皮膚を押さえながら剥がす
- □ 皮膚用リムーバーを使用する
- □ テープと皮膚の間を微温湯で湿らせながら剥がす

〔選択理由〕

Q 2-38 剥がし方②

[解答は206ページ]

》ポリウレタンフィルム材の剥がし方として適切な方法はどれですか?

＊適切な方法を選択（複数回答可）

- □ 剥がし始めの場所を決め，必ず一方向へ剥がすようにする
- □ 皮膚面に対して水平方向に引きのばしながらゆっくり剥がす
- □ 剥離部に近い皮膚を押さえながらゆっくりと剥がす
- □ 剥がれにくい場合には皮膚用リムーバーを使用する

〔選択理由〕

Q 2-39 剥がし方③

［解答は206ページ］

» ドレッシング材の剥がし方として誤っている方法はどれですか?

*誤っている方法を選択（複数回答可）

- □ 剥離部の皮膚を指で押さえながら剥がす
- □ 微温湯などで湿らせながら剥がす
- □ ドレッシング材の外側から中心に向かって剥がす
- □ 汚染されている部位から先に剥がす
- □ なるべく毛並みに沿って剥がす

〔選択理由〕

Q 2-40 洗浄方法

［解答は207ページ］

» 創部と創周囲の洗浄方法として適切な方法はどれですか?

*適切な方法を選択（複数回答可）

- □ 洗浄前の創の消毒は必ずしも行わなくてよい
- □ 洗浄時に痛みを伴う場合，洗浄液は水道水を優先して使用する
- □ シャワー洗浄は刺激が強すぎるので行わないようにする
- □ 洗浄は基本的に，微温湯，生理食塩水，蒸留水のいずれで行ってもよい
- □ 創面を洗浄できれば，周囲皮膚の洗浄は不要である
- □ 洗浄液の温度は 25℃がのぞましい

〔選択理由〕

Q 2-41 浸軟・かぶれの防止

［解答は207ページ］

» 創周囲皮膚の浸軟やテープかぶれの予防として不適切な方法はどれですか?

＊不適切な方法を選択（複数回答可）

- □ 菲薄化した皮膚には粘着力の強いテープ，フィルム材でしっかり貼付する
- □ 滲出液の量にかかわらず，1日1回以上は必ずドレッシング材の交換を行う
- □ 皮膚皮膜剤を使用する
- □ 創周囲皮膚の洗浄は，刺激になるので行わない
- □ テープやドレッシング材を剥がす際には，微温湯や皮膚用リムーバーを用いる

〔選択理由〕

Q 2-42 便失禁

［解答は208ページ］

» 写真は肛門に近接する殿部褥瘡患者です。軟便の失禁が1日1 ～ 2回あり，おむつを使用しています。ケア方法として不適切な方法はどれですか?

＊不適切な方法を選択（複数回答可）

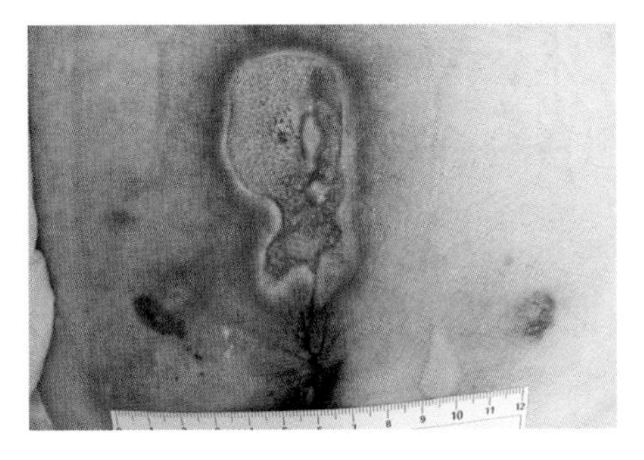

- □ 創部と肛門との間の防壁として板状皮膚保護材を使用する
- □ 殿裂部に失禁用ポリエステル繊維綿を用いて排泄物をおむつに誘導する
- □ 創周囲皮膚に速乾性皮膚被膜剤を用いる
- □ 創部をドレッシング材で覆っていれば，便失禁専用パッドや失禁用ポリエステル繊維綿は不要である

〔選択理由〕

Q 2-43 持続的難治性下痢便ドレナージ

［解答は208ページ］

» 持続的難治性下痢便ドレナージについて適切なものはどれですか？

＊適切なものを選択（複数回答可）

- □「持続的難治性下痢便ドレナージ」は感染性の多量の下痢便には不向きである
- □「持続的難治性下痢便ドレナージ」は肛門部や直腸内に病変・損傷がある場合は不適応である
- □「持続的難治性下痢便ドレナージ」を使用すれば，肛門粘膜周囲，肛門部への保護は必要ない
- □「持続的難治性下痢便ドレナージ」用品は，医師の管理下で使用する

〔選択理由〕

Q 2-44 局所陰圧閉鎖療法（NPWT）

［解答は209ページ］

» 以下の5つの褥瘡の中で「局所陰圧閉鎖療法（NPWT）」を考慮してもよいと考えられるものはどれですか？

＊NPWTを考慮できる褥瘡を選択

□ 症例 ① 70歳代／男性

・パーキンソン病の増悪期
・入院直後に確認された仙骨部の褥瘡

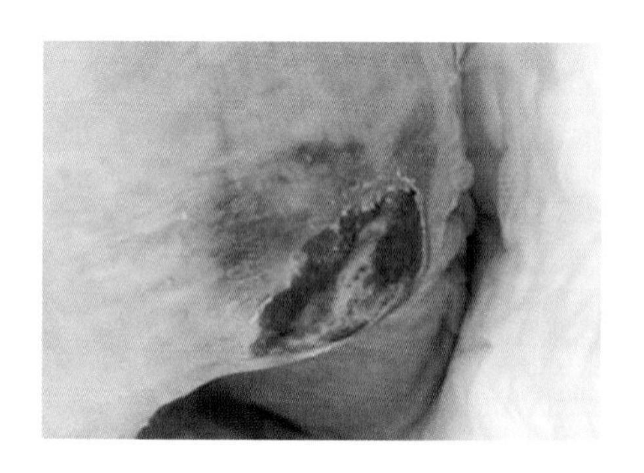

□ 症例 ② 70 歳代／男性

・既往に糖尿病あり
・電気毛布による熱傷を契機とした踵部の潰瘍
・足背動脈，後脛骨動脈ともに触知不可

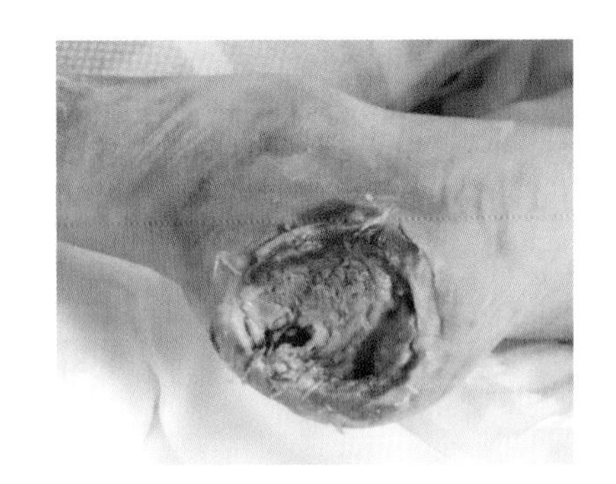

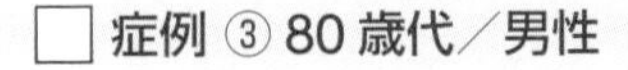

□ 症例 ③ 80 歳代／男性

・パーキンソン病の増悪期
・大転子部褥瘡の初回デブリードマン実施後

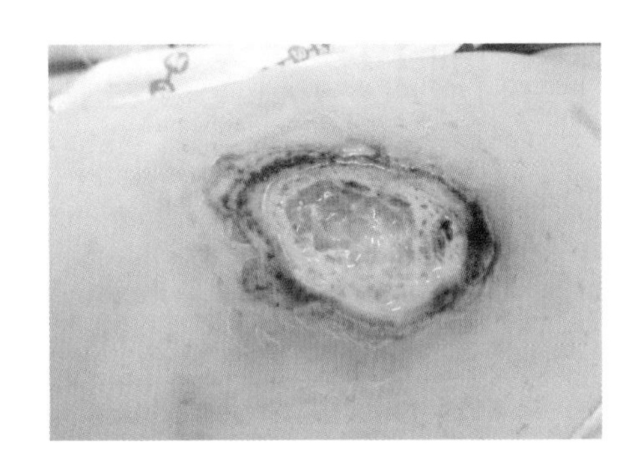

□ 症例 ④ 80 歳代／女性

・脳出血
・デブリードマン後の仙骨部褥瘡

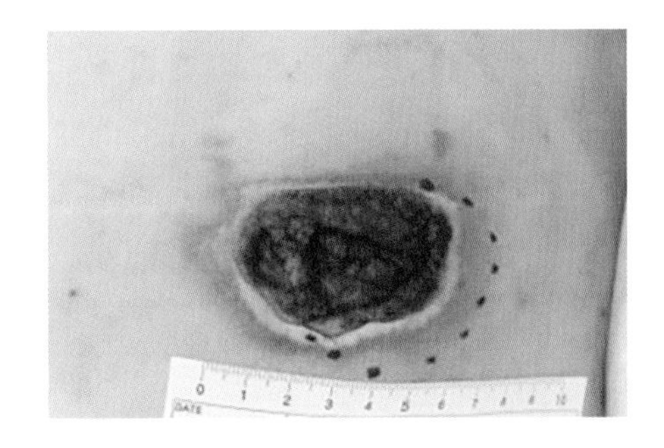

□ 症例 ⑤ 50 歳代／男性

・糖尿病，高血圧，下半身麻痺
・倦怠感，貧血症状で入院した際，右臀部に 20㎝大の褥瘡を認め，血餅が大量に付着している
・BT 37.5，BP 96/66，HR 128

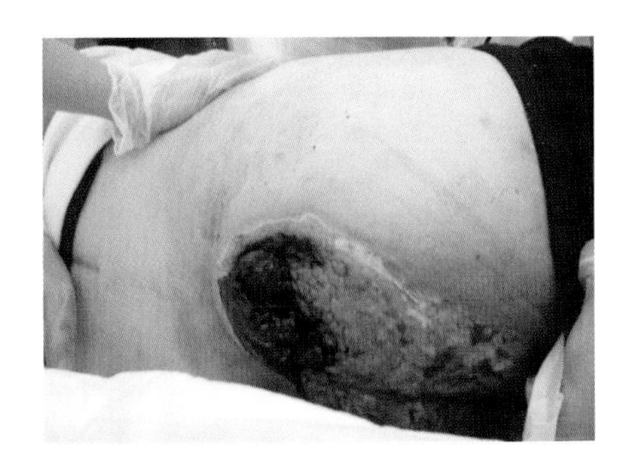

〔選択理由〕

事例で考える褥瘡ケア問題集

［事例1］左後腸骨部の深部損傷褥瘡(DTI)

【入院後】

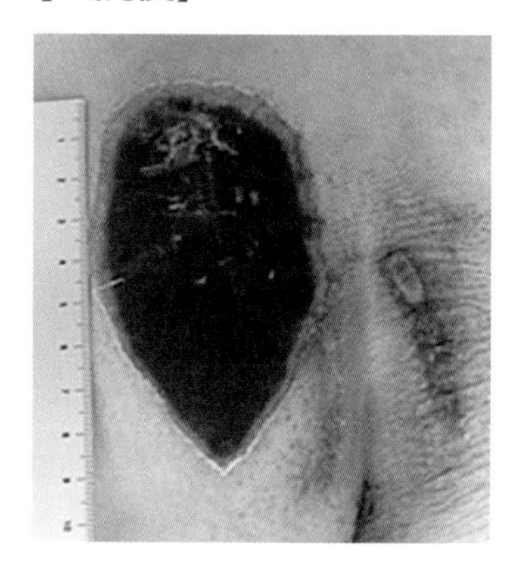

Eさん／20歳代／女性

Eさんは自宅で高血糖による意識障害となり，2日後に発見されました。入院後，左後腸骨部に9×5cmの硬い黒色壊死組織を認めており，深部損傷褥瘡（DTI）が疑われました。滲出液はなく，表面は乾燥しています。入院時の体温は36.8℃でした。

Q 2-45 入院後の褥瘡の評価

［解答は210ページ］

» Eさんの入院後の褥瘡をDESIGN-Rで評価してみましょう。

項目	点数		項目	点数	
深さ			肉芽組織		
滲出液			壊死組織		
大きさ			ポケット		
炎症・感染			合計(点)		

入院当日のEさんのブレーデンスケールです。

項目	点数	状態	項目	点数	状態
知覚の認知	3	呼名にて開眼し，質問には頷いて答えられるが傾眠傾向	栄養状態	3	3日前までは1日3食摂取していた
湿潤	3	尿道留置カテーテルが挿入されている。便失禁なし。おむつ着用中	摩擦とずれ	2	自力で姿勢保持はできず，移動や体位変換には2人の介助者が必要
活動性	1	ベッド上安静			
可動性	2	自力で体位を換えることはできないが，四肢を動かす	合 計（点）	14	

Q 2-46 入院当日の看護計画

［解答は210ページ］

» 上記ブレーデンスケールを基に看護計画を考えてみましょう。

ヒント　2点以下の項目は「活動性」「可動性」「摩擦とずれ」の3つです。これらより，優先度の高いケアとして「体圧分散」「摩擦とずれへの対策」が挙げられます。次いで「湿潤に対するスキンケア」「栄養管理」「リハビリテーション」も考慮します。

〔看護計画〕

Q 2-47 局所ケアの選択

［解答は211ページ］

» 褥瘡の局所ケアには何を選択しますか？　その選択理由はなんですか？

〔褥瘡の局所ケア〕
＊以下より適切なものを2つ選択

- □ ハイドロジェル
- □ ポビドンヨード・シュガー
- □ ハイドロコロイド
- □ スルファジアジン銀
- □ カデキソマー・ヨウ素

〔選択理由〕

Q 2-48 褥瘡の処置方法

[解答は212ページ]

» 褥瘡をどのような処置方法でケアしますか？

〔処置方法〕

【入院 14 日目：褥瘡の状態】

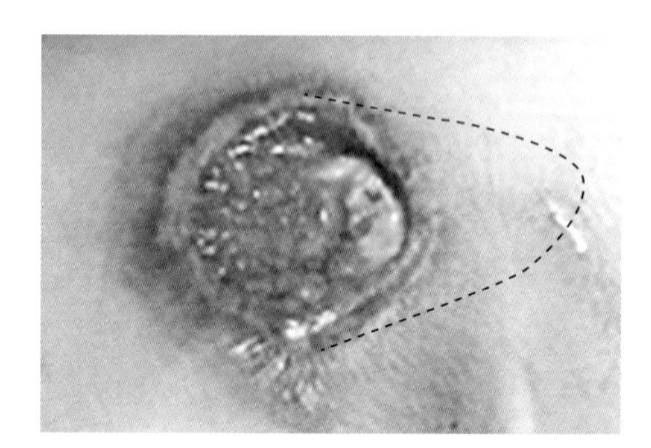

滲出液 ● あり
（1 回／日のドレッシング交換を実施）
サイズ ● 5 × 4
ポケット全周 ● 7 × 5
創周囲 ● 発赤・熱感なし

Q 2-49 入院14日目の褥瘡の評価

[解答は212ページ]

» 入院14日目の褥瘡をDESIGN-Rで評価してみましょう。

項目	点数		項目	点数	
深さ			肉芽組織		
滲出液			壊死組織		
大きさ			ポケット		
炎症・感染			合計(点)		

入院14日目のEさんのブレーデンスケールです。

項目	点数	状態	項目	点数	状態
知覚の認知	4	意識レベルは完全に回復	栄養状態	3	食事摂取 100%
湿潤	3	介助にてトイレ歩行し，失禁はない。発汗量がやや多く，1日2回程度の寝衣交換を行っていた	摩擦とずれ	2	ADL 拡大に伴い，ベッド上での頭側挙上や，座位で過ごす時間が多くなった
活動性	3	室内および短い距離は介助歩行可能。室外は車いすで移動可能。座位で過ごす時間が増えた			
可動性	4	ベッド上での自力体位変換可能	合 計（点）	19	

Q 2-50 入院14日目の看護計画

[解答は213ページ]

» 上記ブレーデンスケールを基に看護計画を考えてみましょう。

ヒント　ADLが拡大していることを踏まえて体圧分散やずれ対策を考えましょう。

〔看護計画〕

Q 2-51 ケア用品の選択

[解答は213ページ]

» 褥瘡の局所ケアには何を選択しますか？　その選択理由はなんですか？

〔ケア用品の選択〕
＊以下より適切なものを1つ選択

- □ 銀含有ハイドロファイバー＋ポリウレタンフィルム
- □ ゲーベンクリーム＋コメガーゼ＋ポリウレタンフィルム
- □ ハイドロコロイド
- □ ポリウレタンフィルム（単独使用）
- □ ポリウレタンフォーム

〔選択理由〕

Q 2-52 褥瘡の処置方法

［解答は214ページ］

» 褥瘡をどのような処置方法でケアしますか？

ヒント　ADLに応じた効果的な洗浄方法を考えましょう。

〔処置方法〕

【6週間後（退院後2週間）：褥瘡の状態】

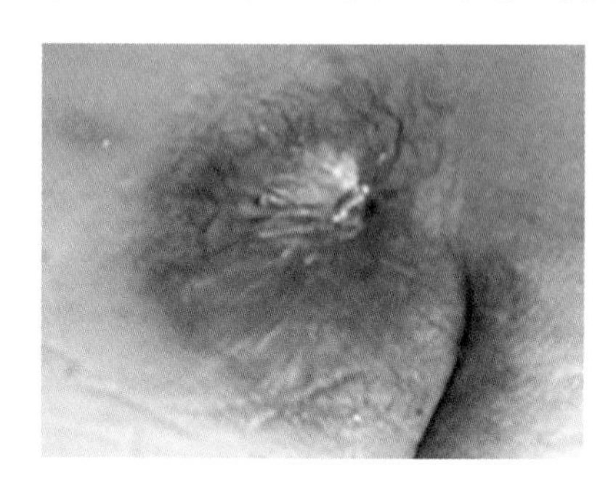

滲出液 ● なし
創周囲 ● 熱感炎症徴候なし

Q 2-53 6週間後（退院後2週間）の褥瘡の評価

［解答は214ページ］

» 6週間後（退院後2週間）の褥瘡をDESIGN-Rで評価してみましょう。

項目	点数		項目	点数	
深さ			肉芽組織		
滲出液			壊死組織		
大きさ			ポケット		
炎症・感染			合計(点)		

Eさんは，生活は自立し，血糖コントロールができれば褥瘡再発リスクはない状態となりました。インスリン治療を導入し，血糖コントロールを行いながら，退院後は高血糖・低血糖症状を起こすことなく経過しました。

[事例2] 左臀部にできた褥瘡のケア

【入院～手術前の状態】

Fさん／70歳代前半／女性

診　断　名 ● 髄膜腫
既　往　歴 ● 関節リウマチ（プレドニン服用中，疼痛増強時に鎮痛剤を服用）
日常生活動作 ● 杖歩行。着替え，入浴，料理なども行える
家族背景 ● 夫と2人暮らし（2人の子どもは共に車で1時間30分程離れた場所に居住）
現　病　歴 ● 5年前に髄膜腫を指摘され，腫瘍摘出術を施行し，外来通院中。
耳閉感と聴力低下，頭痛が出現し，腫瘍の増大を認めたため，手術目的で入院となった

■ 入院してから手術前までのFさんの状態は下記の通りです。

- 身長152cm/体重54kg/BMI 23.3
- 食事：全粥を6～9割摂取，3回/日
- 血液データ：CRP 0.5mg/dL，TP 7.5g/dL，Alb 4.2g/dL，Na 140mEq/L，K 4.0mEq/L，Cl 106mEq/L，WBC 11950/μL，RBC 482×104/μL，Hb 13.0g/dL，Ht 41.5%
- バイタルサイン：T＝36.2～36.7℃（発汗なし），P＝58～82回/分，BP＝104～110/84～68mmHg
- 質問に返答し，疼痛の程度などを表現できる
- 排泄はトイレで行い，綿製下着を着用
- 頭痛の程度により，杖歩行か，車椅子を使用。一人で車椅子に移乗できるが頭痛が強いときには軽介助が必要なことがある
- トイレ以外はベッド上で過ごす時間が長いが，自力体位変換は可能
- 比較的よい姿勢を保つことができる

Q 2-54 入院～手術前の状態の評価 [解答は215ページ]

» Fさんの入院～手術前の状態をブレーデンスケールで評価してみましょう。

項目	点数	状態	項目	点数	状態
知覚の認知			栄養状態		
湿潤			摩擦とずれ		
活動性					
可動性			合計(点)		

【手術当日：術中の状態】

・右頭蓋内腫瘍摘出術
・麻酔の種類：全身麻酔
・術中体位：仰臥位
・手術（麻酔）時間：15時間6分
・手術台マットレス：ウレタンフォームマットレスを使用
・出血量：850mL

【手術当日：術後の状態】

・気管内挿管された状態でICU・CCUに入室となり，プレセデックス（α2作動性鎮静剤）の持続投与下にて人工呼吸器（SIMV）管理中
・RASSスケール（リッチモンド興奮・鎮静スケール）：－2～－1
（声かけに対し開眼するがすぐに閉眼する。質問に対し，頷くこともある）
・バイタルサイン：T＝36.5～36.7℃，P＝70～90回/分，R＝20～23回/分，BP＝70～90/46～72mmHg
・体圧分散マットレス：高機能エアマットレス（設定：厚手・圧切替・超ソフトモード）
・2～3時間ごとに体位変換を行う

【術後1日目の状態】

・持続鎮静剤を中止し，自発呼吸を確認後，気管内挿管チューブを抜去。インスピロンマスクで酸素管理
・抜管後は意識レベル低下なく，質問に対する返答もスムーズにできている
・四肢や体幹を動かすことはできるが，自力体位変換は困難
・患者に付属したチューブ類：皮下ドレーン，左右末梢静脈ライン，左末梢動脈ライン，尿道留置カテーテル
・輸液類：ビーフリード500mL＋ヴィーンF 500mL＋ソリタT3 500mL×2本（382kcal/日）
・IN 2340mL（輸液）／OUT 2100mL（尿量）＋60mL（ドレーン排液）＋α＝180mL-α
・血液データ：CRP 1.2mg/dL，TP 3.8g/dL，Alb 2.3g/dL，Na 142mEq/L，K 3.2mEq/L，Cl 113mEq/L，BS 170mg/dL，WBC 14840/μL，RBC 388×104/μL，Hb 11.1g/dL，Ht 32.4％
・バイタルサイン：T＝36.7～38.2℃，P＝70～104回/分，R＝22～29回/分，BP＝92～100/46～70mmHg
・体圧分散マットレス：高機能エアマットレス
・ベッド上安静。頭側挙上位15度以上（脳浮腫を予防するため）
・体位変換は2人の看護師が2～3時間ごとに行い，比較的よい姿勢を保つことができる
・綿製下着を着用。寝衣の交換は1日1回。発熱時に発汗あり

Q 2-55 術後1日目抜管後の状態の評価と看護計画

［解答は215ページ］

術後1日目抜管後の状態をブレーデンスケールで評価してみましょう。

項目	点数	状態	項目	点数	状態
知覚の認知			栄養状態		
湿潤			摩擦とずれ		
活動性					
可動性			合 計（点）		

ブレーデンスケールを基に看護計画を考えてみましょう。

着目する項目を「危険因子」としてあげ，それぞれに実施する対策を考えてください。

項目：知覚の認知／湿潤／活動性／可動性／栄養状態／摩擦とずれ

【術後２日目の状態】

- ICU・CCUより脳神経外科病棟へ転棟
- 術後の安静指示：術後2日目；ベッド上フリー，3日目；座位可，4日目；離床
- 輸液類：ビーフリード500mL×3本＋ソリタT3 500mL（716kcal/日）
- 血液データ：CRP 13.8mg/dL，TP 5.3g/dL，Alb 2.9g/dL，Na 142mEq/L，K 3.1mEq/L，Cl 106mEq/L，BS 115mg/dL，WBC 19430/μL，RBC 380×104/μL，Hb 10.8g/dL，Ht 32.0％
- バイタルサイン：T＝37.3～39.2℃，P＝67～113回/分，BP＝97～155/53～86mmHg
- 術後3日目朝より全粥開始予定

転棟後に脳神経外科病棟で使用する体圧分散マットレスを選定するために，ICU・CCU看護師と情報交換を行いました。術直後より高機能エアマットレスを使用。スムーズに離床が図れるよう働きかけ，術後1日目よりベッド上でリハビリを開始し実施できていました。術後1日目のブレーデンスケールは13点で「褥瘡発生リスクが高い」と判断できましたが，術後の安静度は3日目に座位，4日目から歩行が可能との指示であったため，体圧分散マットレスは，自力体動を抑制しないように高機能エアマットレスから，厚さ10cmのウレタンフォームマットレスに変更することにしました。

【術後5日目：褥瘡の状態】

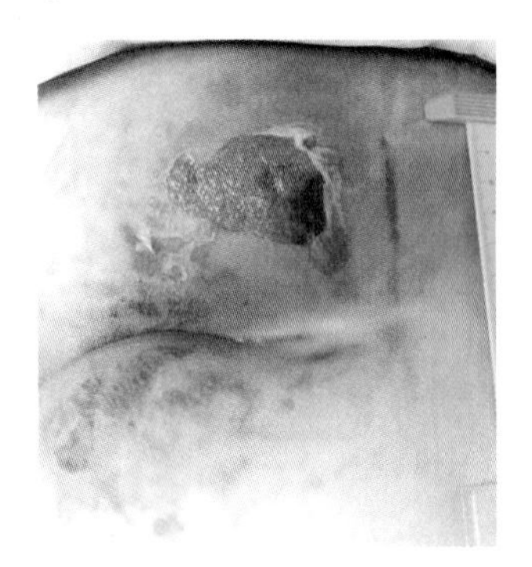

部　位 ● 左殿部
滲出液 ● ドレッシング材の交換は1回/1～2日
　付着する滲出液量は1/3程度
サイズ ● 14.5×9.5
創周囲 ● 発赤・熱感・硬結あり

Q 2-56 術後5日目の褥瘡の評価

[解答は216ページ]

» 術後5日目に発生した褥瘡をDESIGN-Rで評価してみましょう。

項目	点数		項目	点数	
深さ			肉芽組織		
滲出液			壊死組織		
大きさ			ポケット		
炎症・感染			合計(点)		

Q 2-57 術後5日目の褥瘡の局所ケア

[解答は217ページ]

» 褥瘡の局所ケアには何を選択しますか？　その選択理由はなんですか？

〔褥瘡の局所ケア〕
＊以下より適切なものを3つ選択

- □ ハイドロコロイド
- □ 白色ワセリン
- □ 銀含有ハイドロファイバー
- □ ポリウレタンフィルム（単独）
- □ ジメチルイソプロピルアズレン

〔選択理由〕

Q 2-58 術後5日目の褥瘡の処置方法

［解答は218ページ］

» 褥瘡をどのような処置方法でケアしますか？　交換間隔はどれくらいでしょうか？
処置時の疼痛に対して，どのように対処しますか？

〔処置方法〕

■ 術後5日目のFさんの状態は下記のようになります。

- 質問に対する返答や痛みを訴えることができる
- 輸液類：ビーフリード500mL×2本＋ヴィーンF500mL（420kcal／日）
- IN 1700mL（輸液）＋α（経口）/OUT 1350mL（尿量）＋α（褥瘡滲出液）＝350mL±α
- 血液データ：CRP 4.2mg/dL，TP 5.3g/dL，Alb 2.9g/dL，Na 141mEq/L，K 3.3mEq/L，Cl 105mEq/L，BS 103mg/dL，WBC 13510/μL，RBC 365×104/μL，Hb 10.1g/dL，Ht 31.6%
- バイタルサイン：T＝36.7～37.6℃，P＝72～77回/分，R＝22～25回/分，BP＝110～126/60～78mmHg
- 体圧分散マットレス：厚さ10cmのウレタンフォームマットレス
- 術後3日目より座位，4日目から歩行開始予定であったが，既往の関節リウマチによる関節痛が強く離床が図れない
- 四肢や体幹を動かすことはできるが，自力体位変換は困難である。体位変換を促すが疼痛により拒否する。姿勢を整えるときには看護師2名で介助が必要
- 食事摂取時に頭側挙上位45度以上
- 食事は全粥を0～3割摂取。疼痛が緩和しているときには7割摂取
- 尿道留置カテーテル挿入中，尿漏れなし，排便なし
- 綿製下着を着用。発熱時に発汗あり，寝衣の交換は1日1回
- 疼痛コントロール：関節痛と褥瘡部の疼痛緩和を図るために，3回/日の鎮痛剤服用を開始。褥瘡処置やリハビリの30分前にレスキューで鎮痛剤を服用

Q 2-59 術後5日目の状態の評価と看護計画

[解答は218ページ]

術後5日目の状態をブレーデンスケールで評価してみましょう。

項目	点数	状態	項目	点数	状態
知覚の認知			栄養状態		
湿潤			摩擦とずれ		
活動性					
可動性			合 計(点)		

ブレーデンスケールを基に看護計画を考えてみましょう
着目する項目を「危険因子」としてあげ，それぞれに実施する対策を考えてください。

項目：知覚の認知／湿潤／活動性／可動性／栄養状態／摩擦とずれ

【術後12日目：褥瘡の状態】

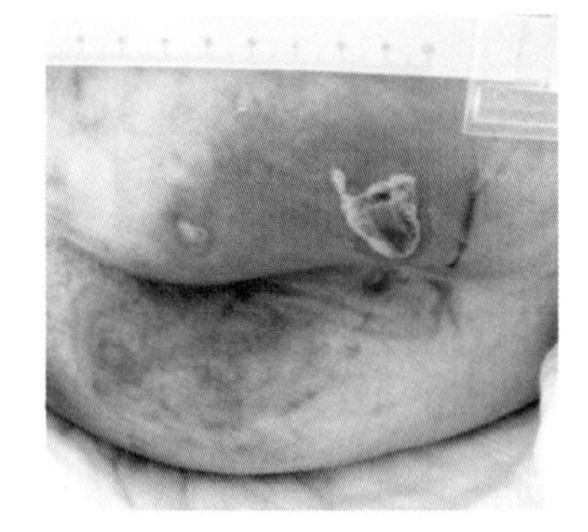

滲出液 ● 漿液性。ガーゼ交換は1回/日
付着する滲出液量は3/4程度未満
サイズ ● 13.0×6.5
創周囲 ● 発赤・熱感・硬結あり

Q 2-60 術後12日目の褥瘡の評価

[解答は219ページ]

術後12日目の褥瘡をDESIGN-Rで評価してみましょう。

項 目	点 数		項 目	点 数	
深さ			肉芽組織		
滲出液			壊死組織		
大きさ			ポケット		
炎症・感染			合 計(点)		

Q 2-61 術後12日目の褥瘡の局所ケア

［解答は220ページ］

» 褥瘡の局所ケアには何を選択しますか？　その選択理由はなんですか？

〔褥瘡の局所ケア〕
＊以下より適切ではないものを2つ選択

- □ ポリウレタンフォーム / ソフトシリコン
- □ 銀含有ハイドロファイバー
- □ ブロメライン
- □ スルファジアジン銀
- □ ポビドンヨードシュガー
- □ カデキソマーヨウ素

〔選択理由〕

Q 2-62 術後12日目の褥瘡の処置方法

［解答は221ページ］

» 褥瘡をどのような処置方法でケアしますか？　交換間隔はどれくらいでしょうか？

〔処置方法〕

【術後18日目：褥瘡の状態】

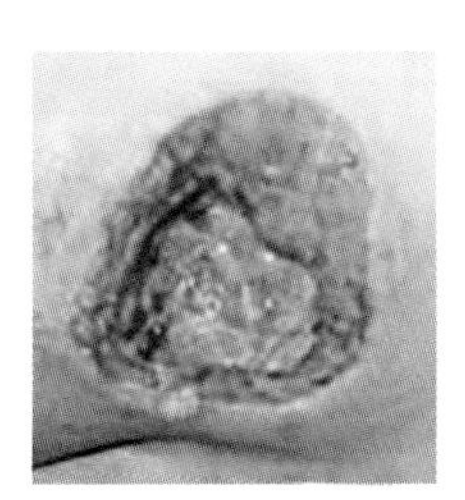

滲出液 ● 漿液性。ガーゼ交換は1回/日
付着する滲出液量は3/4程度未満
サイズ ● 6.5×5.0
創周囲 ● 発赤・熱感・硬結なし
ヒント ● 創底と創縁（周囲皮膚）に段差があります
● 筋・腱・骨は見えません

Q 2-63 術後18日目の褥瘡の評価

[解答は221ページ]

» 術後18日目の褥瘡をDESIGN-Rで評価してみましょう。

項目	点数		項目	点数	
深さ			肉芽組織		
滲出液			壊死組織		
大きさ			ポケット		
炎症・感染			合計(点)		

Q 2-64 術後18日目の褥瘡の局所ケア

[解答は221ページ]

» 褥瘡の局所ケアには何を選択しますか？　その選択理由はなんですか？

〔褥瘡の局所ケア〕
＊以下より適切なものを3つ選択

- □ ポリウレタンフォーム
- □ スルファジアジン銀
- □ トラフェルミン
- □ カデキソマーヨウ素
- □ ポビドンヨードシュガー

〔選択理由〕

【術後23日目：褥瘡の状態】

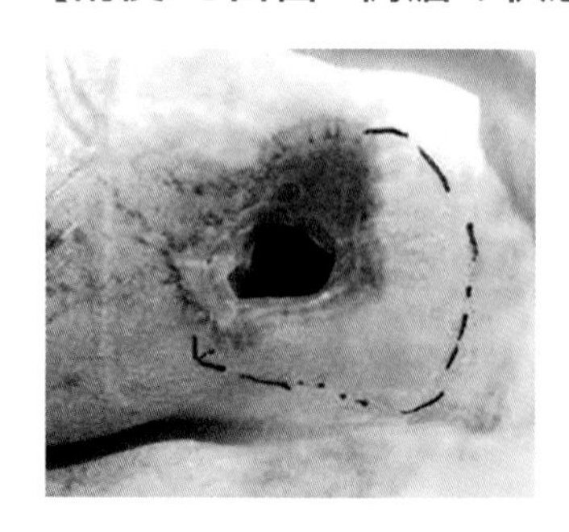

滲出液 ● 漿液性。ガーゼ交換は1回／日
付着する滲出液量は3/4程度未満
サイズ ● 5.0×3.4
ポケット全周 ● 6.0×5.8
創周囲 ● 発赤・熱感・硬結なし

ヒント　創内をライトで照らして確認すると，創底は皮下組織に留まり，不良肉芽と少量の黄色壊死組織があります。点線はポケットの範囲を示しています。

Q 2-65 術後23日目の褥瘡の評価

[解答は222ページ]

» 術後23日目の褥瘡をDESIGN-Rで評価してみましょう。

項目	点数		項目	点数	
深さ			肉芽組織		
滲出液			壊死組織		
大きさ			ポケット		
炎症・感染			合 計(点)		

Q 2-66 術後23日目の褥瘡の局所ケア

[解答は223ページ]

» 褥瘡の局所ケアには何を選択しますか？　その選択理由はなんですか？

ヒント　ポケットの管理をどのようにしますか？

〔褥瘡の局所ケア〕
*以下より適切なものを2つ選択

- □ トラフェルミン
- □ スルファジアジン銀
- □ アルギネート
- □ ハイドロポリマー
- □ 局所陰圧閉鎖療法

〔選択理由〕

■ 術後23日目のFさんの状態は下記のようになります。

- 質問に対する返答や痛みを訴えることができる
- 血液データ：CRP 1.1mg/dL，TP 6.2g/dL，Alb 3.0g/dL，Na 141mEq/L，K 3.6mEq/L，Cl 105mEq/L，BS 80mg/dL，WBC 7960/μL，RBC 440×104/μL，Hb 10.9g/dL，Ht 36.3%
- バイタルサイン：T＝36.6℃，P＝70台回/分，BP＝100～120/60～70mm台Hg
- 体圧分散マットレス：高機能エアマットレス
- トイレ歩行時のみ杖歩行を行うが，ベッド上臥床時間が長い
- 促せば自力で体位変換を行うが，自ら積極的には行わない
- 移動はほとんど自力で行えるが，シーツや椅子に擦れている可能性がある

・頭側挙上位で過ごす時間が長く，たびたび身体が下方にずり落ちている。ベッドを平らにすれば自力で姿勢を直すことができる
・食事摂取時に頭側挙上位45度以上
・食事は全粥を5～10割摂取。ベッド上座位で摂取することが多い
・綿製下着を着用。尿，便失禁なし。軟便1～3回/日
・3回/日の鎮痛剤服用により，関節痛や褥瘡部の疼痛の緩和が図れている

Q 2-67 術後23日目の状態の評価と看護計画

[解答は223ページ]

» 術後23日目の状態をブレーデンスケールで評価してみましょう。

項目	点数	状態	項目	点数	状態
知覚の認知			栄養状態		
湿潤			摩擦とずれ		
活動性					
可動性			合 計（点）		

» ブレーデンスケールを基に看護計画を考えてみましょう。
着目する項目を「危険因子」としてあげ，それぞれに実施する対策を考えてください。

項目：知覚の認知／湿潤／活動性／可動性／栄養状態／摩擦とずれ

【術後39日目：褥瘡の状態】

以下は，術後39日目のブレーデンスケールです。

項目	点数	状態	項目	点数	状態
知覚の認知	4	呼びかけに反応し，質問に対し返答できる	栄養状態	4	全粥8～10割摂取
湿潤	4	発熱なし。失禁なし。綿製下着を着用	摩擦とずれ	3	移動は自力で行える。シーツや椅子に擦れることはほとんどない。ベッド上では頭側挙上位を好むが，比較的ずり落ちずによい姿勢を保つ
活動性	4	杖歩行であるが，トイレ以外にも歩行している。食堂で食事をする			
可動性	4	自己体位変換ができる	合 計（点）	23	

ブレーデンスケールの合計点は23点で，2点以下の評価点もなくなりました。「活動性」「可動性」も拡大し，褥瘡の「ポケット」は消失したため，厚さ10cmウレタンフォームマットレスに変更しました。

2週間後の退院を目指して多職種カンファレンスを実施しました。自宅退院を希望し，褥瘡処置は夫が行えるため，「訪問看護師の導入は不要」と判断しました。自宅には体圧分散効果のあるウレタンフォームマットレス（厚さ10㎝）を設置しました。

術後39日目の褥瘡の状態を下記に示します。

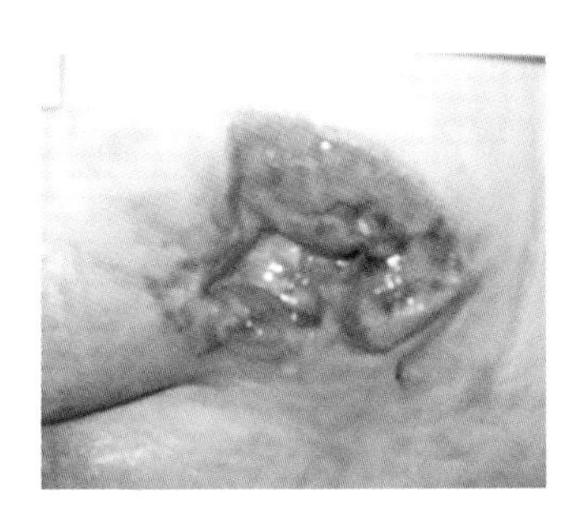

滲出液 ● 漿液性。ガーゼ交換は1回／日
付着する滲出液量は1／3程度
サイズ ● 5.7×4.0
創周囲 ● 発赤・熱感なし
ヒント ● 筋・腱・骨は見えません

Part 2 褥瘡

Q 2-68 術後39日目の褥瘡の評価

[解答は224ページ]

» 術後39日目の褥瘡をDESIGN-Rで評価してみましょう。

項目	点数		項目	点数	
深さ			肉芽組織		
滲出液			壊死組織		
大きさ			ポケット		
炎症・感染			合計(点)		

Q 2-69 術後39日目の褥瘡の局所ケア

[解答は225ページ]

» 褥瘡の局所ケアには何を選択しますか？　その選択理由はなんですか？

〔褥瘡の局所ケア〕

＊以下より適切ではないものを1つ選択

- ☐ トラフェルミン
- ☐ ポビドンヨードシュガー
- ☐ トレチノイントコフェリル
- ☐ ブロメライン
- ☐ 銀含有ハイドロファイバー

〔選択理由〕

【術後53日目：褥瘡の状態】

Fさんは5日後，自宅へ退院の予定です。

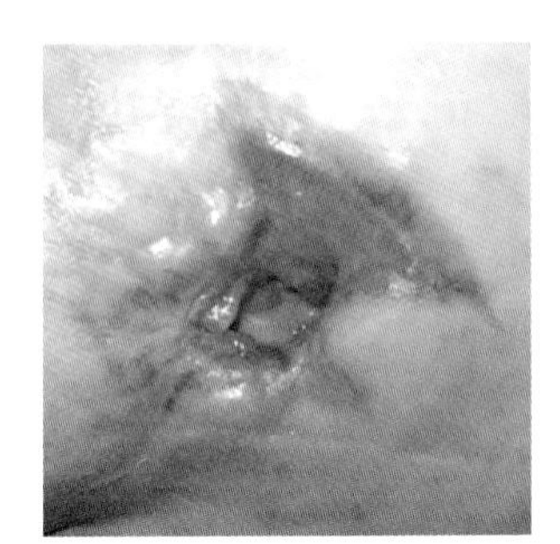

滲出液 ● 漿液性。ガーゼ交換は1回/日
　付着する滲出液量は1/5程度
サイズ ● 3.0×2.9
創周囲 ● 発赤・熱感なし

Q 2-70 術後53日目の褥瘡の評価

［解答は226ページ］

» 術後53日目の褥瘡をDESIGN-Rで評価してみましょう。

項目	点数		項目	点数	
深さ			肉芽組織		
滲出液			壊死組織		
大きさ			ポケット		
炎症・感染			合計(点)		

Q 2-71 術後53日目の褥瘡の局所ケア

［解答は226ページ］

» 褥瘡の局所ケアには何を選択しますか？　その選択理由はなんですか？

〔褥瘡の局所ケア〕
＊以下より適切ではないものを1つ選択

- ☐ ポリウレタンフォーム / ソフトシリコン
- ☐ ポビドンヨードシュガー
- ☐ ブクラデシンナトリウム
- ☐ アルプロスタジルアルファデクス
- ☐ ポリウレタンフィルム（単独）

〔選択理由〕

【術後4カ月（退院後）：褥瘡の状態】

Fさんは退院後，体圧分散などの褥瘡予防ケアを継続しています。

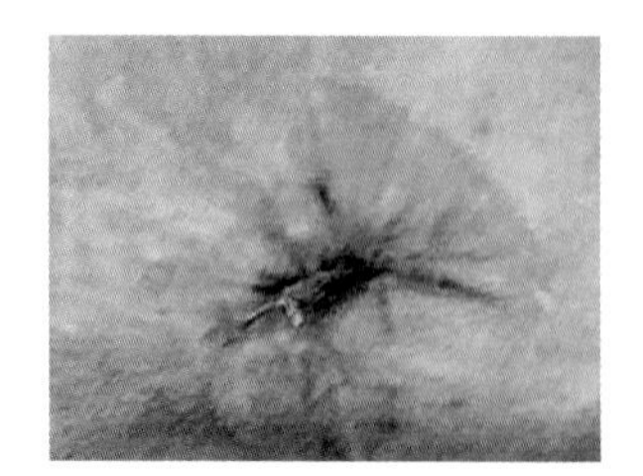

滲出液 ● なし
サイズ ● 4.0×2.8
創周囲 ● 発赤・熱感なし
ヒント ● 発赤が持続している状態です

Q 2-72 術後4カ月の褥瘡の評価

[解答は227ページ]

» 術後4カ月の褥瘡をDESIGN-Rで評価してみましょう。

項目	点数		項目	点数	
深さ			肉芽組織		
滲出液			壊死組織		
大きさ			ポケット		
炎症・感染			合計(点)		

【術後5.5カ月：褥瘡の状態】

瘢痕組織で覆われ，治癒を確認しました。治癒した場合のDESIGN-R評価は，全て「0」と記載します。

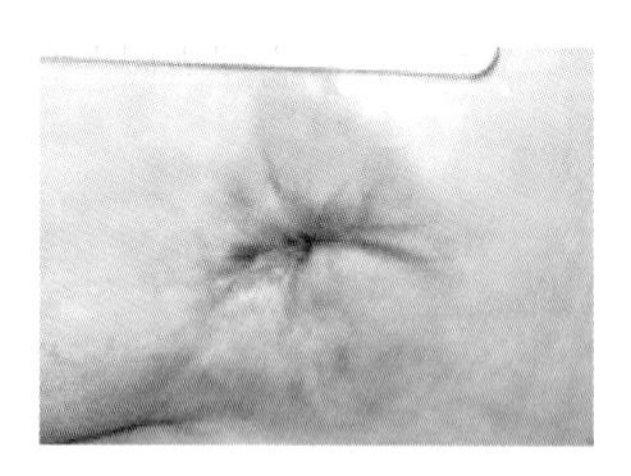

d0-e0s0i0g0n0p0：0（点）

Part 3
下肢潰瘍

Chapter I

下肢潰瘍 病態生理・アセスメント・予防・治療・ケア問題集

1. 下肢潰瘍の概要

下肢の潰瘍は，病態によって治療・ケア方法が異なること，全身疾患との関連が深いため全身を診る必要があること，そして下肢潰瘍による歩行障害は日常生活に大きく影響を与えてQOLを低下させることなどから，創傷の局所のみならず，全身を含めた病態の理解，患者一人ひとりの社会経済的背景の理解が必要です。

下肢潰瘍の原因となりうる疾患については**表3-1**に示します。下肢潰瘍は原因によって治療方法・ケア方法が異なります。例えば，踵部の潰瘍も，その原因として圧迫以外に血流障害が潜んでいるかもしれません。血流障害も大きな血管に問題はなくても膠原病などによる微小循環障害が潜んでいるかもしれません。除外すべき診断が多くあるため，下肢潰瘍を発見した場合は褥瘡やスキン-テアよりも慎重になり，創傷や皮膚疾患，血管疾患を専門とする医師の診察・診断を受け，医師の指示の下でケアに臨みましょう。

臨床では複数の病態が併存していることもありますが，本稿では，臨床で看護師が遭遇する機会が多い「動脈性下肢（足）潰瘍」「静脈性下腿潰瘍」「糖尿病性足潰瘍」についてとりあげます。

下肢潰瘍のアセスメント

1.動脈性下肢潰瘍

1）症状

強い痛みを伴う潰瘍で，末梢動脈疾患の症状を呈します。足部の冷感や暗紫色の色調を多くのケースで呈することがあります。

2）現病歴

「いつ」から「どのように」潰瘍が発生したか，随伴症状の有無を確認する必要があります。

3）既往歴

末梢動脈疾患（閉塞性動脈硬化症，閉塞性血栓血管炎），糖尿病，慢性腎不全，脳梗塞，心筋梗塞の既往を確認します。

表3-1 下肢潰瘍の原因となる全身疾患・患者の状態

下肢潰瘍の原因	全身疾患・患者の状態
動脈性の循環障害	閉塞性動脈硬化症，バージャー病，糖尿病など
静脈性の循環障害	下肢静脈瘤，深部静脈血栓症後遺症など
リンパ浮腫	リンパ浮腫
血管炎	慢性関節リウマチ，強皮症など
神経障害	糖尿病，二分脊椎，脊髄損傷，脳血管疾患など
カルシフィラキシス	人工透析患者
コレステロール結晶塞栓症	人工透析患者，血管内治療後など

図3-1 動脈性足潰瘍の経過

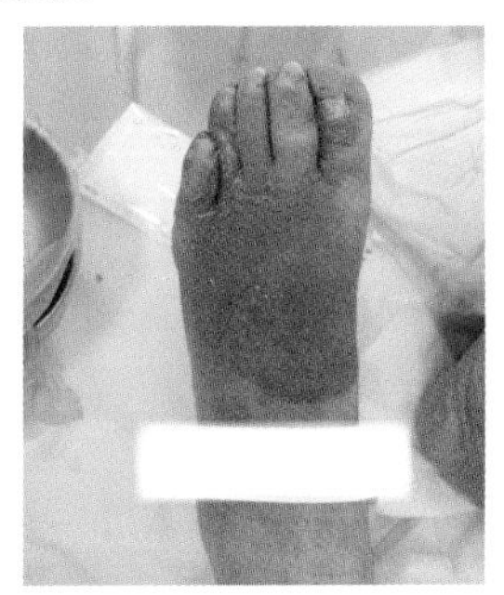
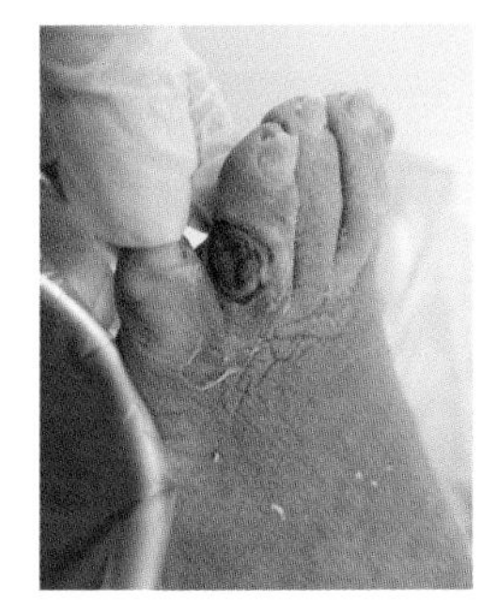

足部は暗紫色で冷たく，趾間に潰瘍がある

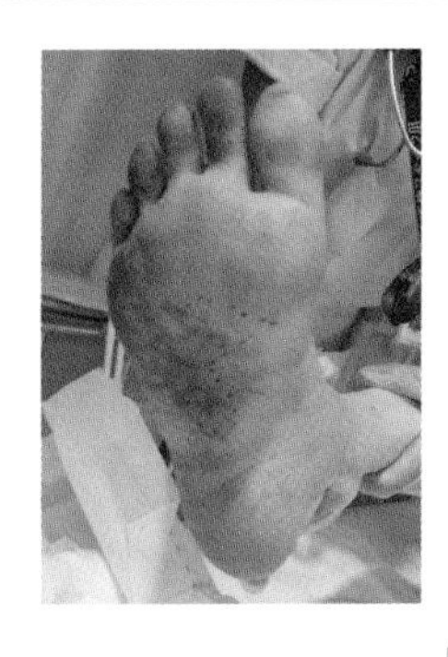
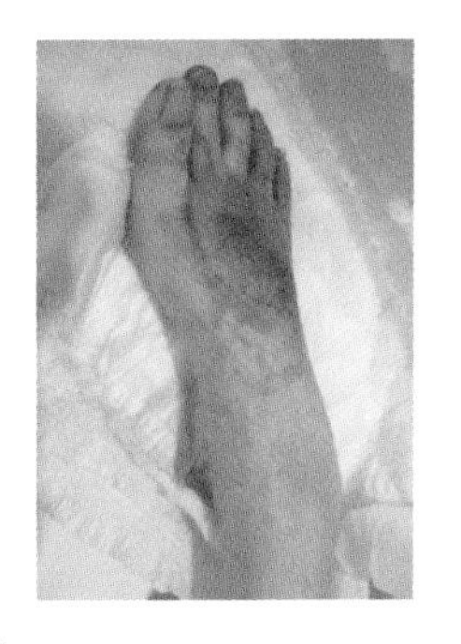

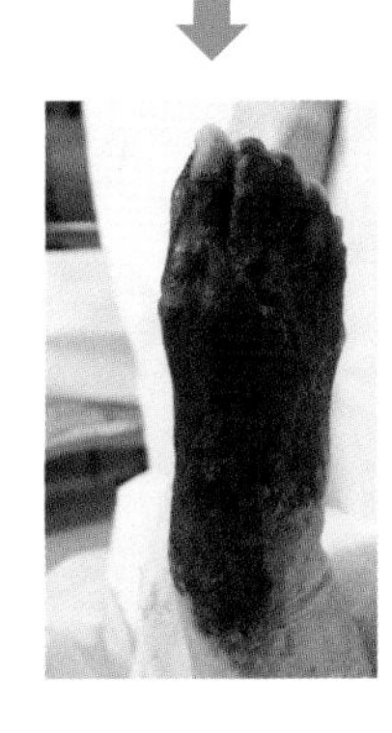

足趾が暗紫色になり，足背部に水疱を形成した。高齢で心肺機能の低下もあり，血行再建の適応はなく徐々に黒く乾燥した壊死に変わり，壊死範囲は広がってきた

Part 3 下肢潰瘍

図 3-2 red ring sign

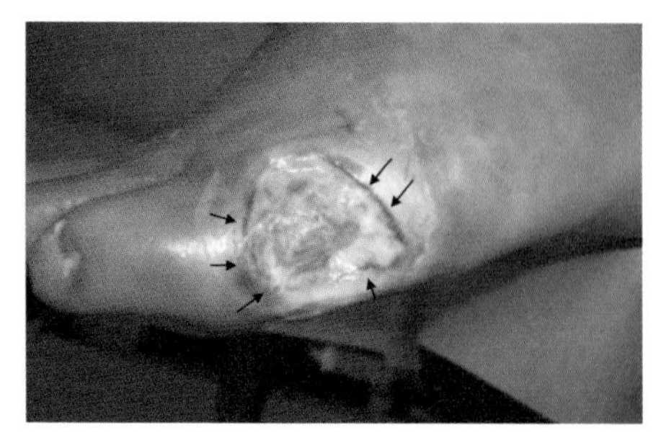

血行再建前／SPP 24 mmHg
黒い矢印部分で示すように red ring sign を認める

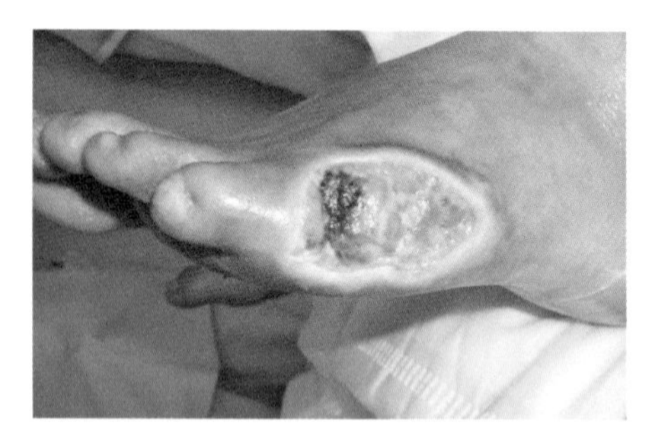

血行再建後／SPP 84 mmHg
red ring sign は消失した

図 3-3 静脈性下腿潰瘍の経過

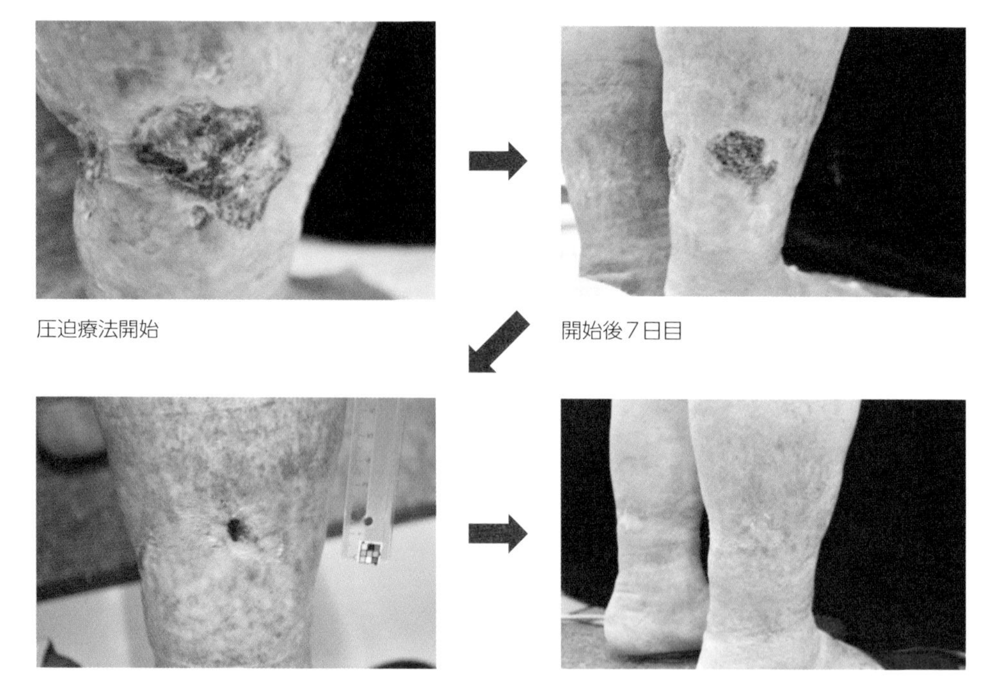

圧迫療法開始

開始後 7 日目

開始後14日目

開始後21日目

圧迫療法で浮腫が改善すると，滲出液量は減少，痛みは消失し，創面積も縮小する

4) 下肢の所見

皮膚：薄く，てかりのある皮膚

色調：蒼白，チアノーゼ。下肢下垂時には紫色になる

脈拍：微弱または消失。ドップラー聴診器を用いて確認する

皮膚付属器：血流障害の症状として，脱毛，爪の萎縮・肥厚，踵部の亀裂が生じる

図3-4 ヘモジデリン沈着

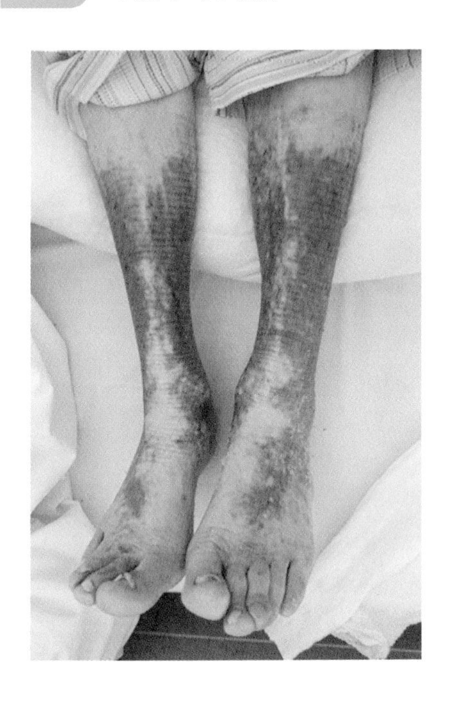

図3-5 脂肪皮膚硬化症

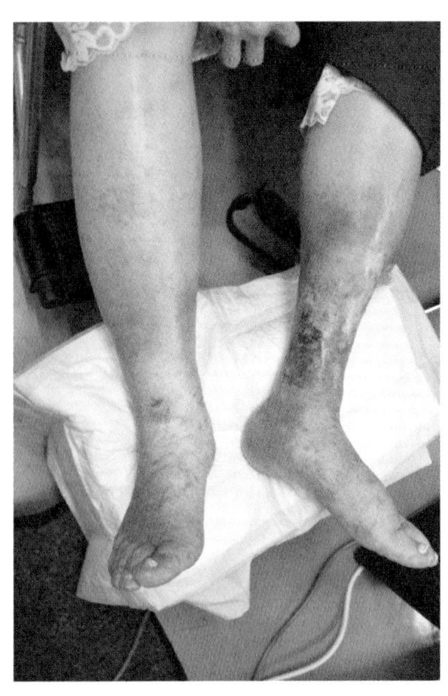

左下腿に脂肪皮膚硬化症を認める

温度：血流障害があると冷感がある

5) 創の部位と形状

足部，とくに足趾や踵部など遠位部分から発生することが多いです。

6) 創の特徴

水疱や壊死から始まり，進行すると乾燥した黒色の壊死となります（図3-1）。滲出液は少なく乾燥傾向のことが多く，創周囲には赤いリング状の毛細血管が最大限に拡張していることにより生じるred ring sign（図3-2）が観察されます。

7) 増悪因子と寛解因子

下肢を挙上すると痛みが悪化し，下肢を下垂すると痛みが緩和します。また，急激に温めると痛みが増強します。

8) 生活

喫煙は血流を低下させて症状を悪化させるため，喫煙歴について確認します。

2. 静脈性下腿潰瘍

1) 症状

浮腫が著明な時期は多量の滲出液と創痛を伴います（図3-3）。

2) 現病歴

いつからどのように潰瘍ができたか，浮腫が先行していたかを確認します。また，再発を繰り返すことが特徴であるため，過去に同様の潰瘍ができたことはないかを確認します。

図 3-6 下肢静脈瘤

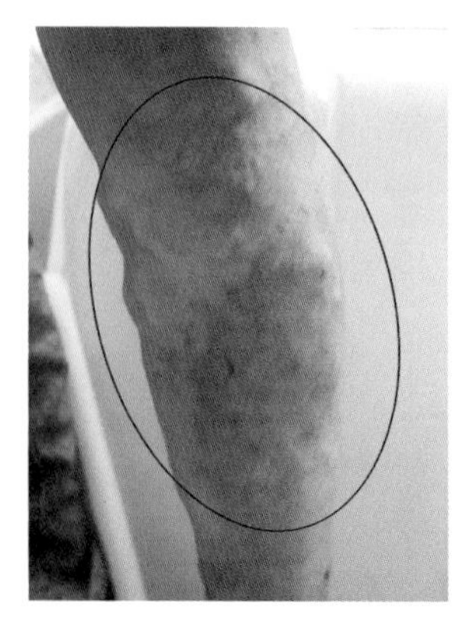

立位や下肢下垂で大伏在静脈の怒張を認める

図 3-7 静脈性下腿潰瘍の外観

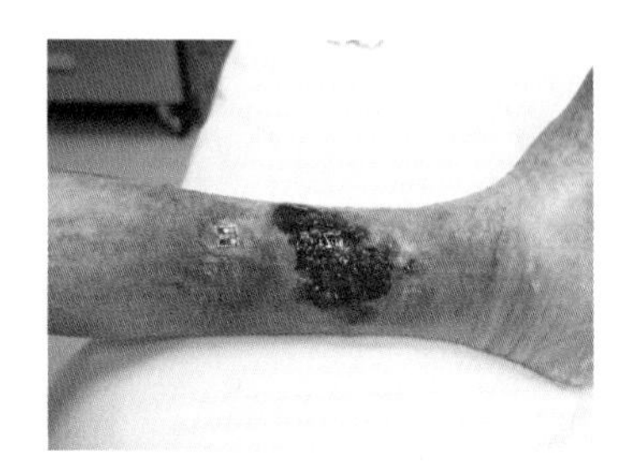

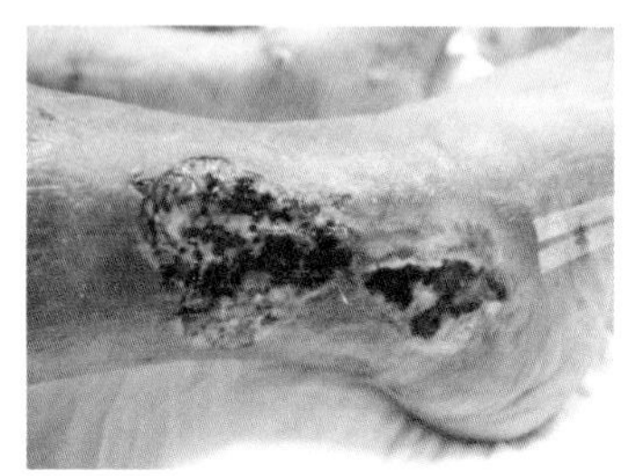

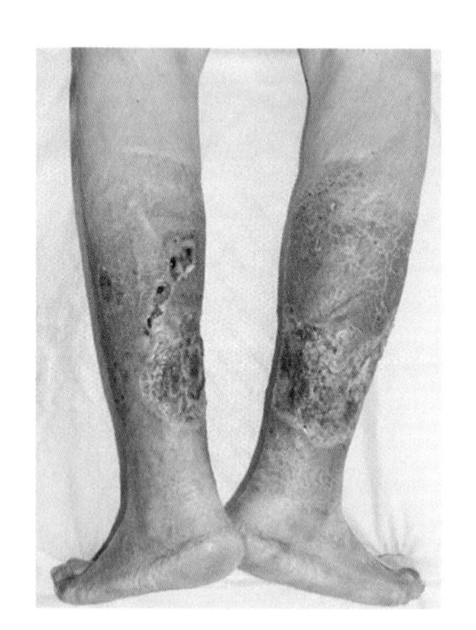

3) 既往歴

下肢静脈瘤，深部静脈血栓症，心不全など下肢に浮腫を来す疾患の既往歴を確認します。

4) 下肢の所見

浮腫：圧痕浮腫は静脈不全の典型的な指標ですが，長期にわたる慢性静脈不全の場合は皮下組織の繊維化が起こるため，圧痕浮腫を呈しない場合がある

色調：赤血球が血管外漏出した結果生じる「ヘモジデリン沈着」という茶褐色や灰色の色素沈着を認める（図3-4）

脂肪皮膚硬化症：慢性静脈不全の場合，下腿の皮下組織の繊維化によって皮下組織が硬くなった状態を呈する（図3-5）

足首付近の皮膚の変化：網目状静脈瘤を合併することも多い

うっ滞性皮膚炎：下腿には鱗屑，痂皮，紅斑，かゆみなどを呈する「うっ滞性皮膚炎」を伴

図3-8 糖尿病末梢神経障害による足の変形

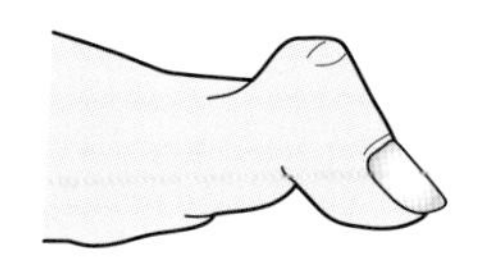

ハンマートウ

運動神経麻痺による虫様筋と骨間筋の麻痺による足趾の変形
PIP関節屈曲，DIP関節伸展変形

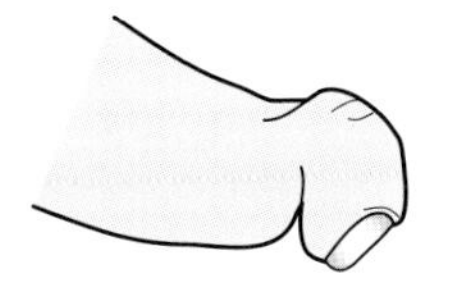

クロウトゥ

運動神経麻痺による虫様筋と骨間筋の麻痺による足趾の変形
PIP関節屈曲，DIP関節屈曲変形

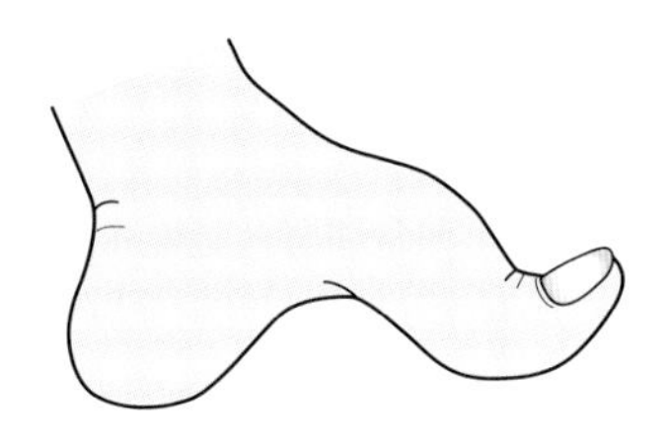

凹足

足の甲が高くなり，中足骨骨頭が突出する変形

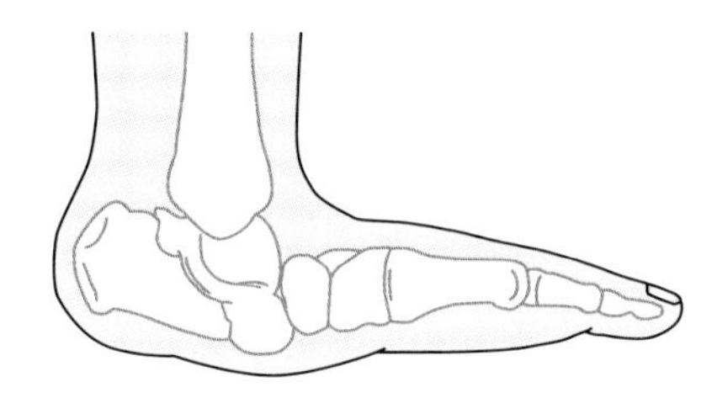

シャルコー足

糖尿病神経障害が進行した足に発生する足部の関節の亜脱臼，脱臼，病的骨折の状態で，足のアーチが消失する

うことが多い

血管の怒張：下肢静脈瘤が原因の場合は，下肢下垂や立位で表在静脈の怒張を確認できる（**図3-6**）

5) 創の部位と形状

下腿の下1/3の領域に多く発生します。創の形状はさまざまな不正形であり，深さは通常「真皮～皮下組織まで」のことが多いです。内側に多く発生しますが外側や足背のこともあります。悪化すると下腿広範囲にわたって潰瘍を形成します（**図3-7**）。

6) 増悪因子

長時間の下肢下垂，立位，活動性の低下で悪化します。

7) 生活

長時間同一の座位や立位をとる職業か，歩行障害があるかを確認します。

3．糖尿病性足潰瘍

1) 症状

糖尿病性足潰瘍はさまざまな糖尿病合併症により複雑な病態を呈することが多く，病態を理

図 3-9 糖尿病足潰瘍の外観

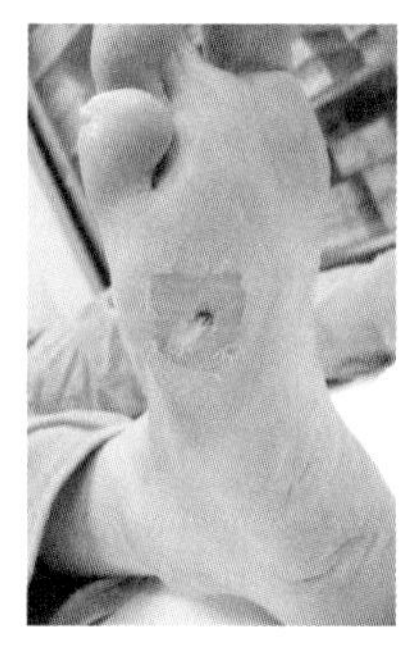
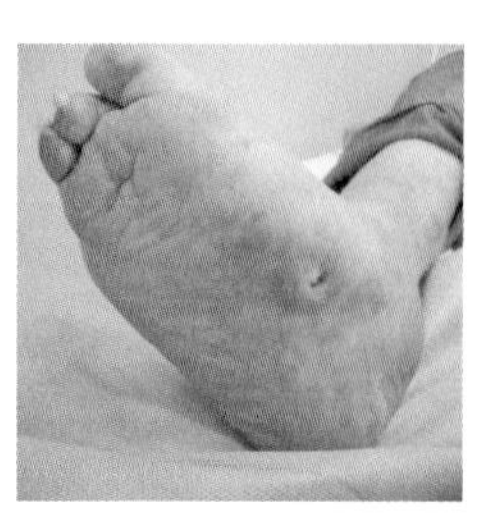
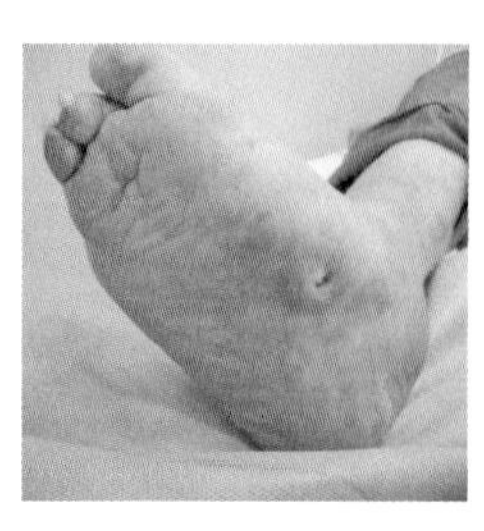

神経障害主体の糖尿病性足潰瘍
左：胼胝下潰瘍
右：シャルコー足にできた潰瘍

血流障害主体の
糖尿病性足潰瘍

感染主体の糖尿病性
足潰瘍
（足白癬からの感染）

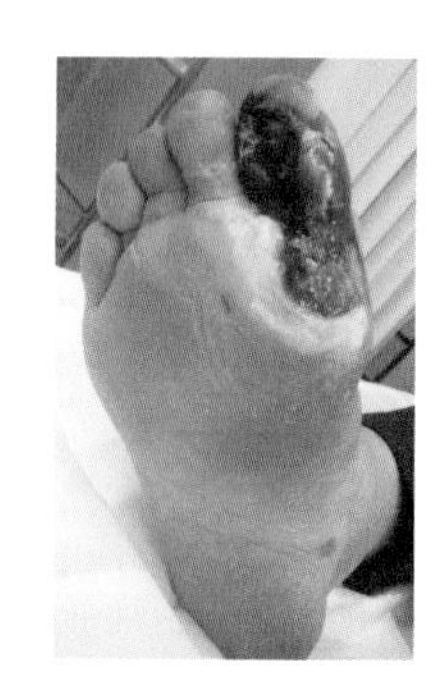

神経障害＋血流障害＋
感染の糖尿病性足潰瘍
（外傷からの発症）

表 3-2 糖尿病性足潰瘍の神戸分類

分類	病態	治療のポイント
タイプⅠ	末梢神経障害主体	創傷管理＋フットウエア，患者教育
タイプⅡ	血行障害主体	創傷管理＋末梢血行再建術，血流改善のための薬物療法，疼痛管理，末梢血行再建が困難な場合は auto-amptation
タイプⅢ	感染主体	抗菌薬投与＋デブリードマン，患部の安静
タイプⅣ	神経障害＋血行障害＋感染の複合病態	末梢血行再建後の速やかなデブリードマン

解するためには，神戸分類による分類が有用です（**表3-2**）。

2）現病歴

いつ創傷に気づいたか，受診までの経過を確認します。低温熱傷や外傷がきっかけのこともあるので発生時の状況を確認します。

3）既往歴

糖尿病の治療歴，閉塞性動脈硬化症，慢性腎不全など糖尿病合併症の状態を確認します。

4）下肢の所見

末梢神経障害（タイプⅠ）の場合：

- **皮膚の症状**：乾燥，亀裂，胼胝
- **温度**：温かい
- **足部の変形**：ハンマートゥ，クロウトゥ，凹足，シャルコー足など（**図3-8**）
- **感染**：起こしやすい。タイプⅠの潰瘍を放置すると感染症が主体のタイプⅢに進展する

末梢血行障害（タイプⅡ）の場合：動脈性下肢潰瘍を参照

図3-10 足の爪の切り方

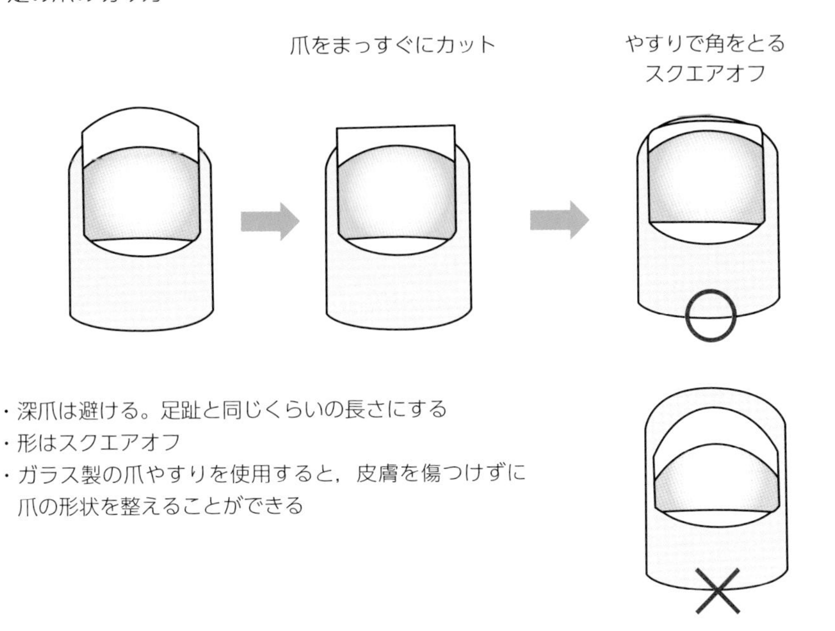

5) 創の部位と形状

足底部に多く，深さは浅いものから深部に至るものまであります。感染により，腱，関節，骨へ達することがあります（図3-9）。

6) 増悪因子

糖尿病のコントロール不良，閉塞性動脈硬化症の進行で悪化します。不潔な足や足白癬，爪白癬，胼胝・鶏眼，足部の変形，爪の変形や深爪などの非潰瘍性足病変の存在は創の発生や難治化に影響を及ぼします。視力障害，末梢神経障害があると創の悪化に気づきにくくなります。

7) 生活

足部の清潔習慣，靴など履き物の状態，爪の切り方（図3-10）を観察します。

下肢潰瘍の原因を探る代表的な非侵襲的検査

1.動脈血流を調べる検査

動脈血流を調べる場合，まず下肢動脈拍動を確認します。そのほかに以下の検査を行います。

1) 足関節上腕血圧比（ankle branchial index：ABI）

ABI正常値は0.9～1.3で，1.3以上は動脈の高度石灰化の影響を考慮します。0.9未満は下肢虚血，0.4以下は重症下肢虚血を示唆しています。

2) 足趾上腕血圧比（toe brachial index：TBI）

慢性腎不全による透析患者など，動脈石灰化により血圧が正確に測定できない場合に有用です。正常値は0.7～1.0です。

3) 皮膚灌流圧（skin perfusion pressure：SPP）

血管の高度石灰化病変の影響を受けにくく，創傷治癒予測，デブリードマンの時期の決定，血行再建の必要性，下肢切断部位の評価など治療方針の決定に有用です。SPP40mmHg以上であれば，その部位の創傷治癒が見込めるためデブリードマンや切断が可能ですが，40mmHg未満の場合は外科的処置を実施すると壊死が進行する危険性があるため，血行再建術などの先行を検討する必要があります。

2. 静脈還流を調べる検査

非侵襲的に静脈の形状情報（超音波断層法）と血流測定による静脈の機能情報（超音波ドプラー法）が得られ，静脈疾患診断のゴールドスタンダードです。静脈性下腿潰瘍の原因となる静脈の閉塞，逆流の評価もできます。

3.知覚神経障害を調べる検査

1) モノフィラメントテスト

患者に見えない状態で，5.07モノフィラメントを皮膚に垂直に1秒間に1回当てて感知できるかを判定します。

2) 振動覚検査

振動する128ヘルツ音叉を患者の内果部に当て，振動を感じなくなるまでの時間を計測します。65歳以下では，音叉を叩いて振動させてから10秒以下で「振動覚低下」と判定しますが，高齢者では閾値が高くなるため，10秒以下は絶対的な判定基準にはなりません。

＊

次ページから「下肢潰瘍の概要」に関する問いを2問用意したので答えてください。

Q 3-1 下肢潰瘍の特徴

［解答は228ページ］

表3-3

» 下肢潰瘍の特徴について「表3-3」の空欄を埋めてみましょう。

	動脈性潰瘍	静脈性潰瘍	糖尿病性（末梢神経障害）潰瘍
好発部位	①	②	③
深さ	深い	真皮から皮下組織	さまざまだが，感染により腱・関節・骨に至ることがある
創の形状と創周囲	④	⑤	さまざまだが感染を伴う場合，腫脹を伴う
滲出液	⑥	⑦	感染を伴う場合，多量で悪臭を伴う
感染	重症下肢虚血の場合は起こりにくい	蜂窩織炎を伴うことがある	起こりやすい
下肢（足部）の特徴	⑧	⑨	⑩
皮膚	⑪	⑫	⑬
周囲皮膚の温度	⑭	蜂窩織炎を合併すると上昇	⑮
日常生活のチェックポイント	⑯	⑰	⑱

Q 3-2 下肢潰瘍の分類

［解答は229ページ］

特徴的な下肢潰瘍の写真（図3-11，図3-12，図3-13）を提示します。それぞれ「動脈性足潰瘍」「静脈性下腿潰瘍」「糖尿病性足潰瘍」のいずれに当たるでしょうか？　選んだ理由も答えましょう。

図3-11

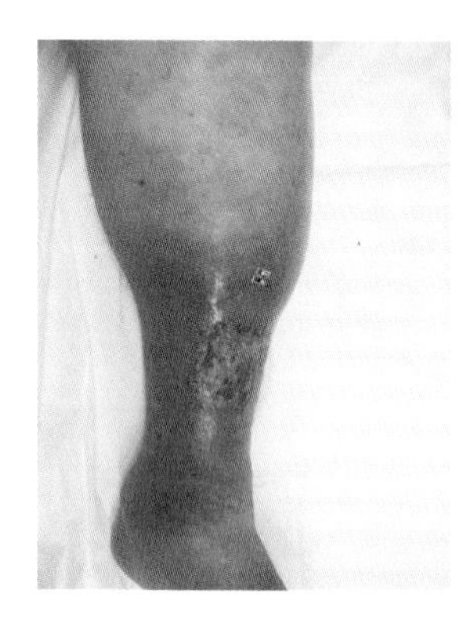

図3-12

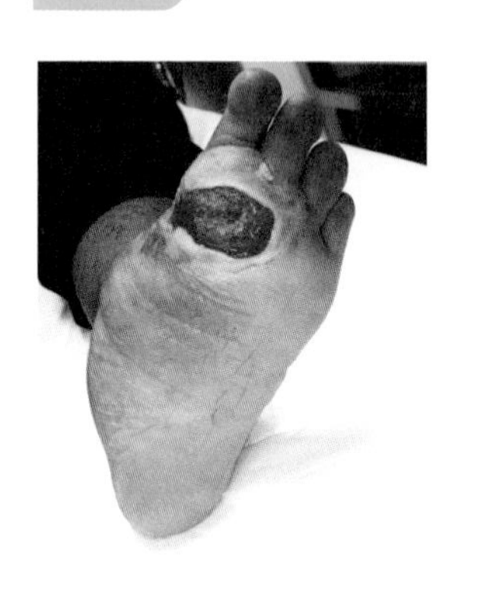

図3-13

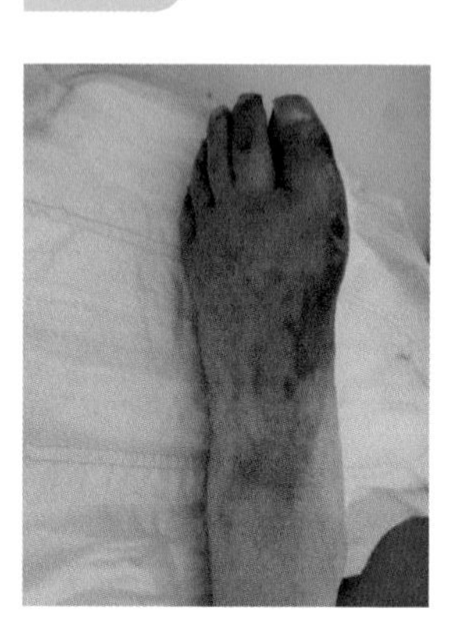

〔分類〕

〔理由〕

〔分類〕

〔理由〕

〔分類〕

〔理由〕

2. 下肢潰瘍の予防，治療・ケア

動脈性足潰瘍

1.予防

・禁煙の徹底

喫煙は血流を低下させて症状を悪化させるため，禁煙を徹底します。

・外傷の予防

素足は避け，足を締め付けないゆるい靴下をはきます。重症虚血肢の場合，縫い目のない靴下を選択するとよいでしょう。

・適切なフットウェア

足のサイズ，形状に適した靴を選択します。

・運動療法

歩行や足関節の運動を行います。

・スキンケア・フットケア

胼胝（べんち），鶏眼（けいがん），巻き爪，爪肥厚などの「非潰瘍性足病変」に対するフットケアを行います。足の清潔，皮膚の保湿ケアが重要になります。

2. 治療・ケア

1) 基礎疾患の治療

血管内治療か外科的バイパス術の血行再建とそれを補助する抗血小板薬，血管拡張薬による治療が基本であるため，動脈性足潰瘍を疑う場合は，循環器科や血管外科とのチーム医療が必須です。

2) ケアのポイント

・デブリードマンの時期

血流が不十分な状態でデブリードマンを実施すると，微小血管を損傷して壊死の進行を招きます。デブリードマンは皮膚灌流圧や血行再建の状態を確認し，創傷治癒が見込める血流があることを確認してから実施します。

・ペインコントロール

痛みの強さ，性質，出現時期を観察します。腎機能障害を有する患者も多いためNSAIDs鎮痛剤は腎機能に注意しながら使用します。必要時には，麻酔科など疼痛管理の専門診療科との連携を図ります。創傷の局所処置は，創部に固着しない外用薬と診療材料，創傷被覆材を選択します。

図3-14 血流障害がある場合の踵部の褥瘡予防

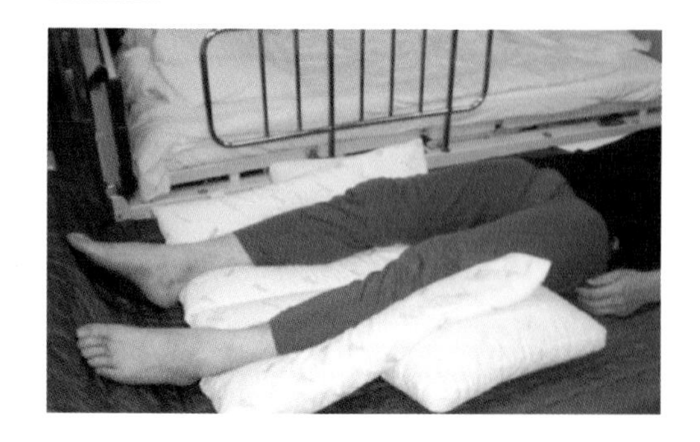

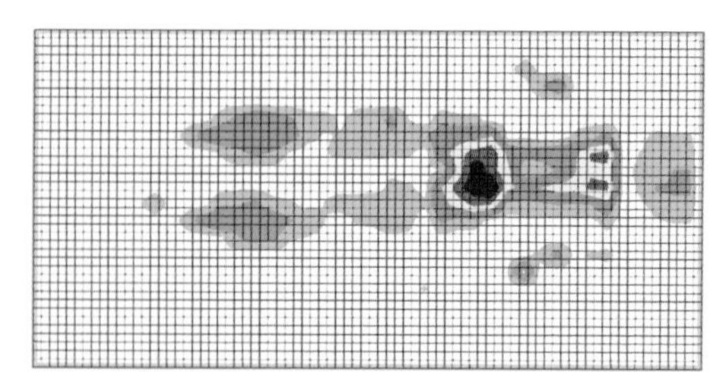

隙間のないように下肢全体の圧分配を行い，
踵を高く挙上しない

・足を高く挙上しない

末梢動脈疾患を有する患者には踵部の褥瘡予防に留意しなければならないのですが，下肢を高く挙上すると，痛みの増強や血流障害を招きます。そのため体圧分散用具による減圧と踵部が接触しない程度に浮かせる程度で圧迫を防ぐようにします（図3-14）。

・洗浄時の温度に注意する

痛みを招く場合があるので，創部や足部の洗浄は患者の訴えを確認しながら，ぬるめの温度で行います。

・包帯はきつく巻かない

できるだけ包帯を巻かずにガーゼやパッドを固定する方法をとりますが，やむを得ず包帯が必要な場合は，緩く巻くことを徹底します。

・血行再建ができない場合

感染を防ぎながら壊死部分を乾燥させていき，ミイラ化して温存します。壊死部分が自然脱落するautoamptationの状態になることもあります。具体的には1日1回洗い流し（溜めてあるお湯にはつけない），白糖・ポビドンヨードやカデキソマーヨウ素を使用して壊死部分を乾燥状態に保ちます。

・虚血肢の場合，陰圧閉鎖療法は禁忌

静脈性下腿潰瘍

1．予防

・長時間の立位や下肢下垂を避ける

・弾性包帯や弾性ストッキングの正しい着用

適切とされる足関節部の圧迫圧は，一次性下肢静脈瘤の場合は足関節部で20～30mmHg，深部静脈血栓症後遺症では30～40mmHgです。

・スキンケア

保湿ケアを行い，外傷や掻爬を予防します。

表3-4 圧迫療法の圧迫圧の選択

圧迫圧	病　態
18～21（20～30）mmHg	軽度静脈瘤 高齢者静脈瘤
23～32（30～40）mmHg	下肢静脈瘤 静脈血栓後遺症 軽度リンパ浮腫
34～46（40～50）mmHg	高度浮腫 皮膚栄養障害のある静脈瘤，静脈血栓後遺症 リンパ浮腫
50mmHg以上	高度リンパ浮腫

（平井正文：データとケースレポートから見た圧迫療法の基礎と臨床．メディカルトリビューン；2013．表4-6より引用）

・肥満の予防・改善

肥満は深部静脈の還流を妨げるとともに，前屈位がとれないため，圧迫療法などのセルフケアが困難になる問題があります。

・足部の保清

不潔な足や足白癬から創部の二次感染を招くことがあるため，足部は清潔に保ちます。

2. 治療・ケア

・圧迫療法

圧迫療法は静脈圧の上昇を改善させる最も基本的な治療法であり，他の治療法を実施する場合も基礎の治療として実施します。末梢動脈疾患を併存する患者もいるため，圧迫療法を開始する前には必ず下肢の血流評価を行い，末梢動脈疾患がないことを確認することが大切です。なお、ABIが0.6あるいは0.7未満の場合，圧迫療法は行わないほうがよいと言われています[2)]。

高齢者や糖尿病・脳梗塞の既往がある患者，人工透析患者は末梢動脈疾患の合併に注意が必要です。また，うっ血性心不全患者は，圧迫療法により下肢血液の心臓への還流が増加して心不全が悪化することがあるため，循環器科医師に相談してから開始します。皮膚に急性炎症がある場合も，炎症が悪化する場合があるので注意が必要です。

急性期の深部静脈血栓症は，圧迫により血栓が遊離して肺血栓塞栓症を起こす危険があります。必ず医師に確認してから開始しましょう。圧迫療法の圧迫圧の選択について**表3-4**に示します。

・運動

下腿の筋ポンプ作用を促進させるため，圧迫療法を行いながらの歩行や足関節運動を指導します。

表3-5 静脈性下腿潰瘍に適する外用薬・創傷被覆材の例

外用薬	
カデキソマーヨウ素（カデックス軟膏） 白糖・ポビドンヨード（ユーパスタコーワ軟膏など） スルファジアジン銀（ゲーベンクリーム）	滲出液の軽減 滲出液の軽減 炎症期の創傷で，上記でしみたり痛みが悪化する場合
創傷被覆材	
ハイドロファイバー銀イオンドレッシング （アクアセル Ag） シリコーンゲル粘着抗菌性親水性ポリウレタンフォーム ドレッシング（ハイドロサイトジェントル銀） 抗菌性ソフトシリコン・ポリウレタンフォーム （メピレックス Ag）　など	しばしばクリティカルコロナイゼーションを伴うことがあるため，抗菌作用があり，ドレッシング除去時に創周囲皮膚を損傷せず，痛みの少ない非固着性の製品が適する
診療材料	
サンドガーゼ モイスキンパッド デルマエイド メロリン	いずれも非固着性で，吸収力がある

・痛みのコントロール

圧迫療法の効果が現れて浮腫が軽減するまでは創部に痛みがあるため，痛みの程度を観察して鎮痛剤の使用を医師に相談します。処置時の痛みの緩和のためには，処置前の鎮痛剤の使用を医師に相談し，創部のドレッシングは非固着性のパッドや創傷被覆材を選択します（表3-5）。

・滲出液のコントロール

浮腫が軽減するまでは多量の滲出液を伴うため，圧迫療法の徹底と適切な創傷被覆材やパッド類を選択します。Wound bed preparation（創面環境調整）が整っていれば，陰圧閉鎖療法を行う場合もあります（図3-15）。

痛みも多量の滲出液も圧迫療法が適切に継続できれば軽減することを患者へ説明し，圧迫療法の継続を支援することも大切です。日常生活の注意点を図3-16に示しました。また，再発予防については，静脈瘤の外科的治療や圧迫療法の継続に効果があることがわかっています。

糖尿病性足潰瘍

1.予防

・糖尿病のコントロール

合併症予防のためのHbA1c値の指標は，7.0％未満です（表3-6）。

図 3-15 外来通院で使用可能な陰圧閉鎖療法機器

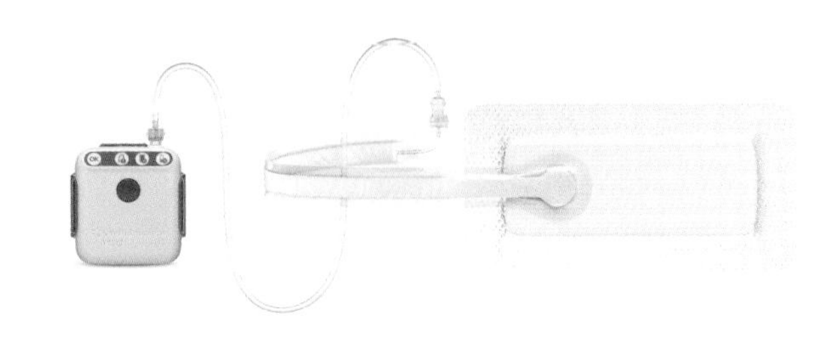

PICO® 7 創傷治療システム（写真提供：スミス・アンド・ネフュー株式会社）

図 3-16 静脈性下腿潰瘍患者の日常生活の注意点

1. 長時間の立位，下肢下垂は避け，休憩をとる

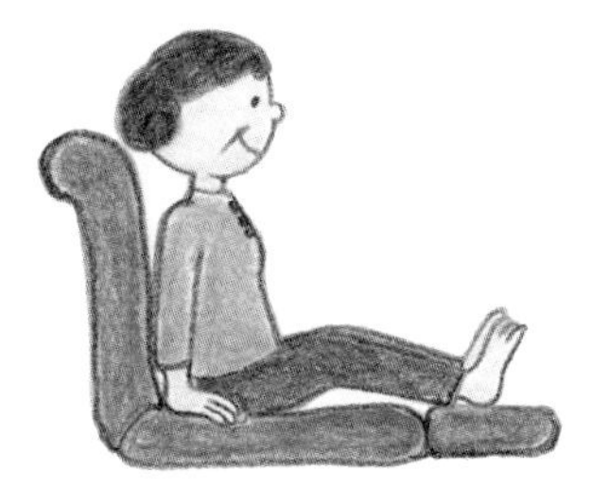

2. 就寝時には下肢を挙上する

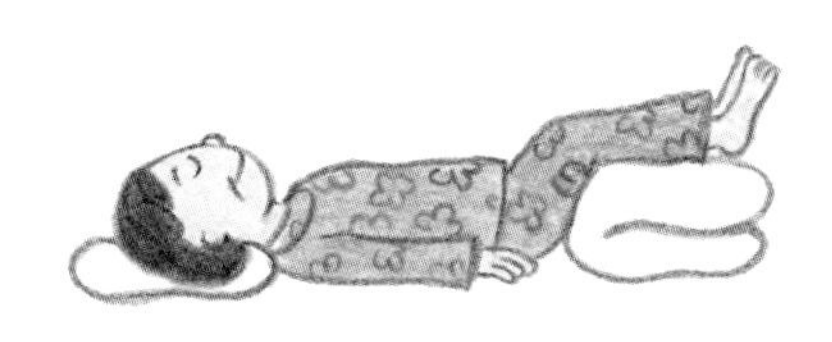

3. 弾性ストッキング・弾性包帯を着用する

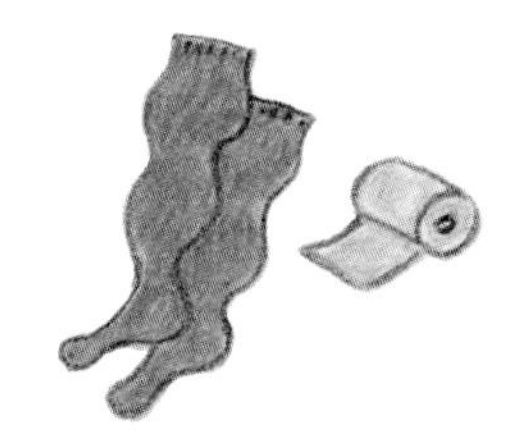

4. 局所的な圧迫を防ぐ

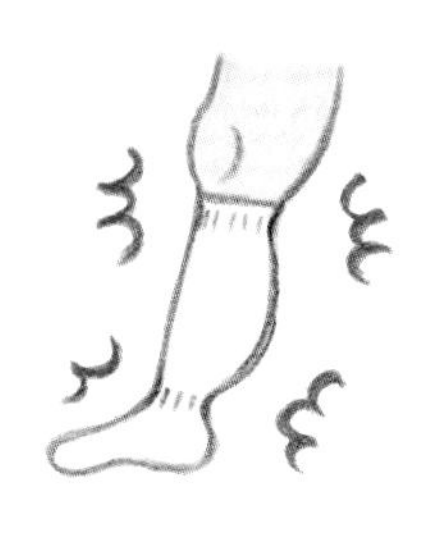

5. スキンケアに心がける

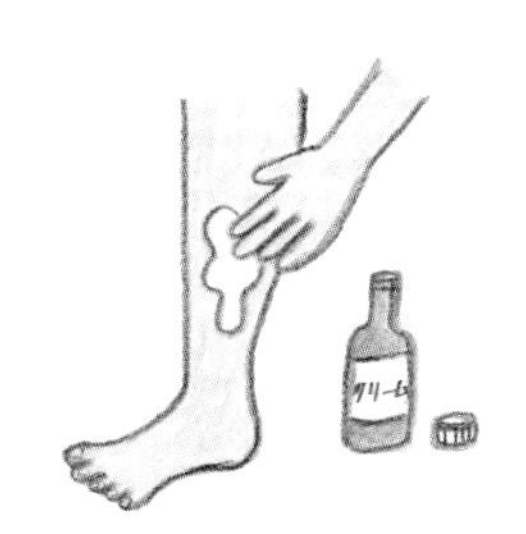

6. 肥満を予防・改善する

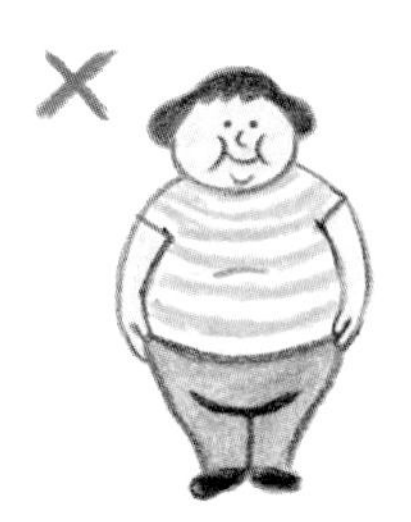

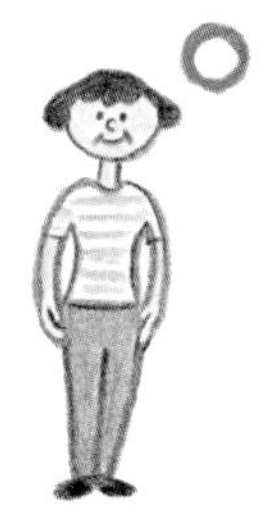

「静脈性下肢潰瘍管理ガイドライン」の中で推奨されるのは，「ライフスタイルの適合」と「圧迫療法」である

表3-6 血糖コントロール目標値

目標	血糖正常化をめざす目標	合併症予防の目標	治療強化が困難な際の目標
HbA1c（%）	6.0未満	7.0未満	8.0未満

＊治療目標は年齢，罹病期間，臓器障害，低血糖の危険性，サポート体制などを考慮して個別に設定する

出典）日本糖尿病学会編：糖尿病診療ガイドライン2016より

表3-7 靴の履き方の注意点

・靴をひっくり返して，靴の中に砂利や小石など異物が入っていないかを確認し，あれば除去する
・靴に足を入れる
・踵をトントンと床に落とし，踵を合わせる
・靴ひもを結ぶか，面ファスナー（マジックテープ®等）を留めて，足が前方に滑らないように固定する
・靴を脱ぐときは，紐をほどくか，面ファスナーを外して脱ぐ

・足の観察

毎日，足を観察して異常の早期発見を行います。

・適切な靴の選択と履き方の指導

靴の履き方の注意点を表3-7に示します。

・爪切り

深爪は避け，足趾と同等の長さに整えてスクエアカットにします。ガラスの爪やすりを用いると皮膚を傷つけず安全です。

・胼胝・鶏眼のケア

胼胝・鶏眼は自己処理せずに皮膚科やフットケア外来を受診します（図3-17）。

・外傷・熱傷の予防

素足は避けて靴下を履きます。靴下は血液や滲出液の付着で潰瘍の発生がわかるように白い色で，縫い目のないものを着用するとよいでしょう。

・保湿

糖尿病の合併症である自律神経障害からエクリン汗腺・汗管の機能低下が生じ，足底や踵部の皮膚に表皮深層から真皮の深さで細い線状の亀裂を生じやすくなります。亀裂から創感染を起こすこともあるため，日常的に保湿を行い，亀裂の発生を予防する必要があります。

・足白癬・爪白癬の治療

足裏の小水疱，足趾間の皮膚の浸軟，足裏全体の角質の増殖，爪の白濁・肥厚，粗糙を認めた場合は皮膚科を受診します。足白癬・爪白癬について「KOH直接鏡法」の検査を受け，診断がついた場合は治療を受けます。

図3-17 胼胝の処置

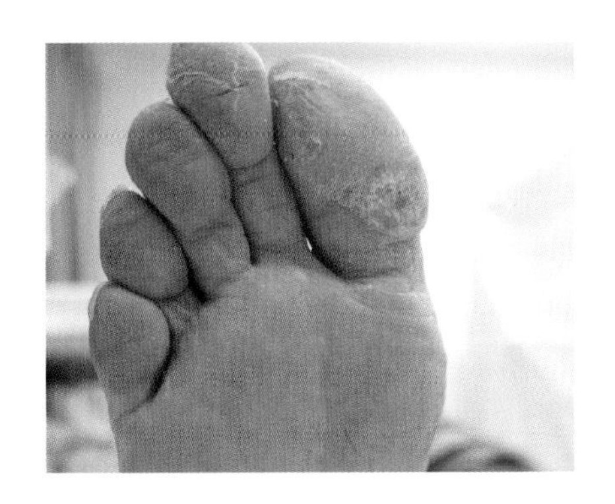

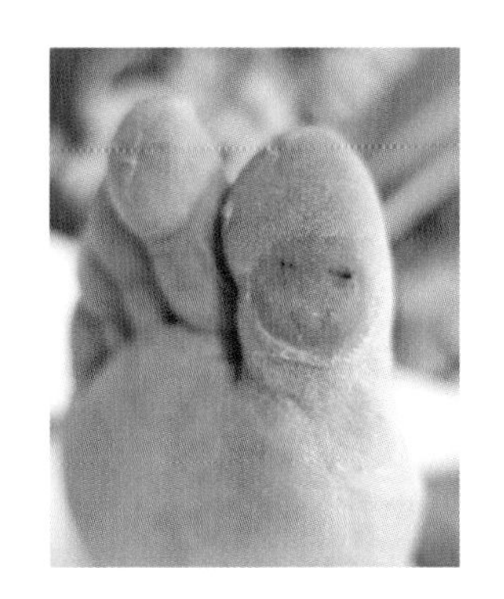

表3-8 病態状・病態に合わせたフットウェアの分類

足部の症状・病態	フットウェア
神経障害と胼胝・鶏眼のみで変形や血流障害がない足部	足長と足幅を合わすことができ，足底装具を挿入することができる治療に用いる既製品の靴
軽度の変形などの足部	アッパー（靴の甲や足趾を覆っている部分）の調整や靴底の調整が可能で，調整して使用する靴
重度の変形や切断などの足部	病態に合わせて，デザインや材料，縫い目の位置など，きめ細かく考慮したカスタムメイドで製作する靴

（大平吉夫：看護師に必要なフットケアとフットウエア，リハビリテーションの知識．In：上村哲司編：足病変ケアマニュアル．学研メディカル秀潤社；2010．表4-4-2より引用）

表3-9 足病変のリスクの程度に合わせた医療者の予防的介入
（Hensen's Disease Center の足病変危険分類）

カテゴリー分類	危険因子	足合併症の危険性	検査の期間
0	・知覚神経障害なし	非常に低い	1年に1回
1	・知覚神経障害あり ・筋力低下・変形・皮膚のびらん・皮膚潰瘍などの既往はなし	低～中程度	半年に1回
2	・知覚神経障害あり ・筋力低下・変形・皮膚のびらんのいずれかを認めるが，皮膚潰瘍の既往はなし ・末梢血管障害の徴候	中～高度	3カ月ごと
3	・潰瘍の既往 ・ABI が 0.45 以下	高度	1～3カ月ごとに1回

（藤井純子：看護における足病変早期発見のポイント．In：上村哲司他編：下肢救済マニュアル．学研メディカル秀潤社；2014．p346．表1より引用）

・適切なフットウェア

症状・病態に合わせたフットウェアを使用することも大切です(表3-8)。

足病変のリスクに応じて定期的に受診・検査を行い，足病変の早期発見・早期治療へつなげることが大切です。予防的介入の目安を表3-9に示しました。

2. 治療・ケア

以下に「神戸分類」の4つのタイプ別に治療・ケアの要点を述べます。

1) タイプⅠ：末梢神経障害主体

胼胝の存在，サイズが不適合な履き物，外傷などがきっかけで発生する潰瘍であり，患者教育を行うこと，胼胝・鶏眼・爪の肥厚や巻き爪に対して適切なフットケアを行うことが治療の基本になります。創部のドレッシングは圧迫が加わらないように厚さに注意します。

2) タイプⅡ：末梢動脈疾患主体

本稿の「動脈性足潰瘍」(139ページ)を参照してください。

3) タイプⅢ：感染主体

タイプⅠの創傷を放置して急性軟部組織感染に進展した状態です。感染の多くは筋膜や腱に沿って上行します。早期のデブリードマンと感染症治療を行う必要があります。

4) タイプⅣ：(末梢神経障害＋)末梢動脈疾患＋感染

血行再建後に，時間を長くあけずにデブリードマンを実施します。血流改善の治療を行う診療科とデブリードマンを行う診療科との調整と連携が必須です。

いずれのタイプにおいても，糖尿病治療を行う診療科や関連職種(糖尿病看護認定看護師，管理栄養士など)と協働を行い，基礎疾患のコントロールを行うことが基本になります。

＊

次ページから「下肢潰瘍の予防，治療・ケア」に関する問いを2問用意したので答えてください。

●参考文献

1) Norgren L,et al : Inter-Society Consensus for the Management of Peripheral Arterial Disease (TASC II). J Vasc Surg. 2007 Jan;45 Suppl S:S14
2) 平井正文：データとケースレポートから見た圧迫療法の基礎と臨床．メディカルトリビューン；2013. p57, p85.
3) 内藤亜由美 他：静脈性下腿潰瘍の創傷ケア．In：真田弘美　他編；ナースのためのアドバンスド創傷ケア．照林社；2012. p53.
4) 寺師浩人：看護師が理解しておきたい足病変の診断と治療1糖尿病神経障害．In：上村哲司編；足病変ケアマニュアル．学研メディカル秀潤社；2010. P46-52.
5) 寺師浩人：糖尿病患者の歩行を守る-神戸分類の先にあるもの-．脈管学．58(10)；2018. p187-193.
6) 大平吉夫：看護師に必要なフットケアとフットウェア，リハビリテーションの知識．In：上村哲司編：足病変ケアマニュアル．学研メディカル秀潤社；2010. P97-103.
7) 藤井純子：看護における足病変早期発見のポイント．In：上村哲司他編：下肢救済マニュアル．学研メディカル秀潤社；2014. P346.

Q 3-3 静脈性下腿潰瘍の圧迫療法

［解答は230ページ］

» 静脈性下腿潰瘍の圧迫療法における禁忌と注意点を述べてください。

〔解答〕

Q 3-4 糖尿病性足潰瘍の神戸分類

［解答は231ページ］

» 以下に「糖尿病性足潰瘍」の写真を3点（図3-18，図3-19，図3-20）提示しました。
それぞれ神戸分類のどのタイプを疑いますか？

① 図3-18 タイプ

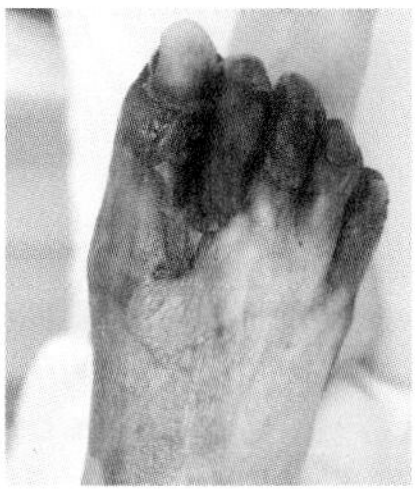

〔所見〕

② 図3-19 タイプ

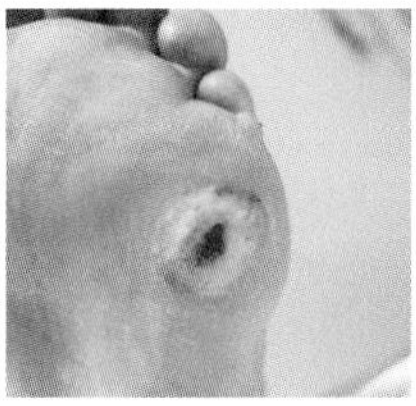

〔所見〕

③ 図3-20 タイプ

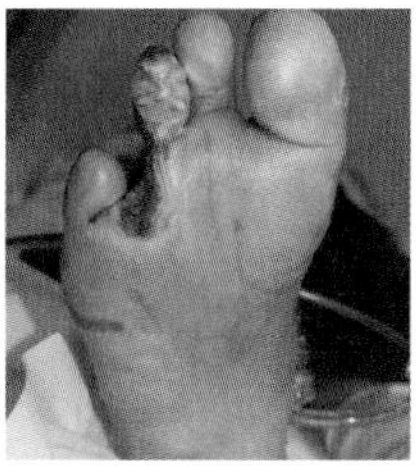

〔所見〕

Part 3 下肢潰瘍

事例で考える 下肢潰瘍ケア問題集

［事例1］50歳代男性の下肢潰瘍

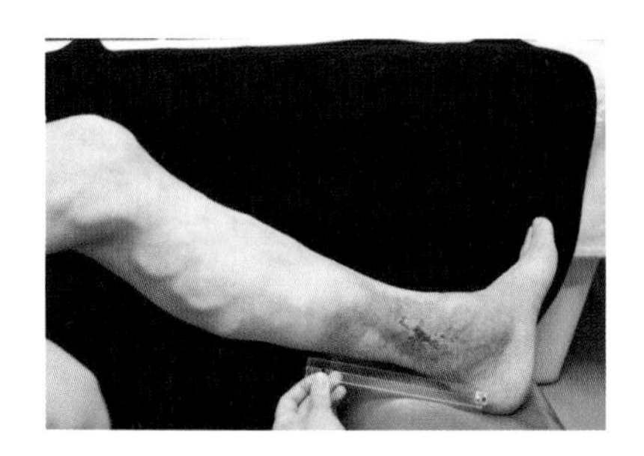

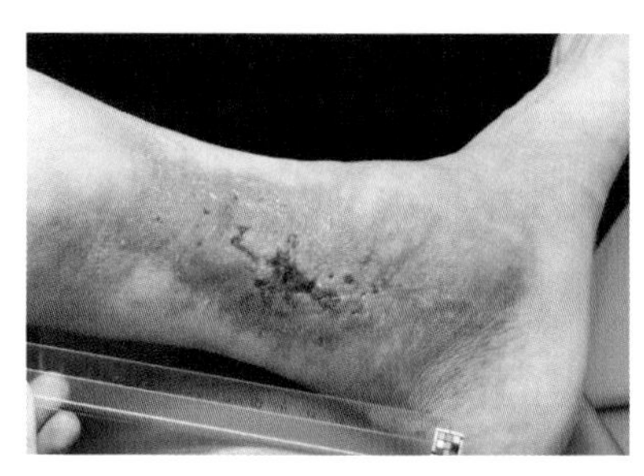

Gさん／50歳代／男性

Gさんは自宅で惣菜店を経営しており，5:00～20:00まで昼食時以外は立ち仕事です。日常生活動作は自立しています。写真2点を見て，下記の質問に答えてください。

Q 3-5 下肢潰瘍の原因疾患

［解答は232ページ］

》 潰瘍の原因疾患として疑う疾患名とその理由を，次の表を利用して考えてみましょう。

潰瘍の原因疾患	
理由となる所見	
下肢の状態	
創の状態	
生活背景	

Q 3-6 下肢潰瘍の治療方法

［解答は232ページ］

» 創傷治癒を目指すために創傷処置の他に必要な治療には何がありますか。
具体的に述べましょう。

〔解答〕

Q 3-7 日常生活の指導

［解答は233ページ］

» Gさんの日常生活指導の内容を考えてみましょう。

〔解答〕

［事例 2］ 40歳代男性の下肢潰瘍

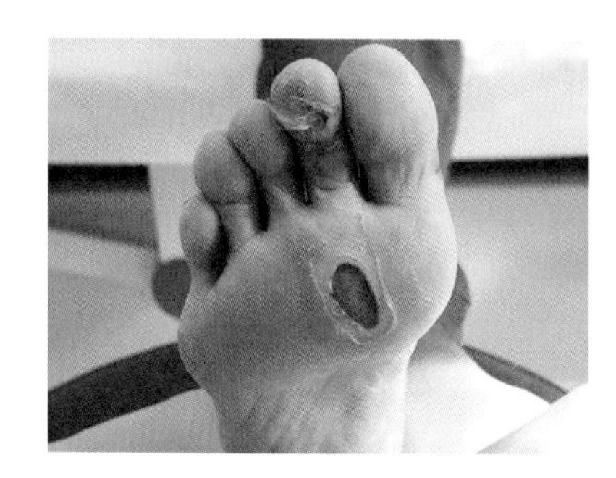

Hさん／40歳代／男性

Hさんは無職で両親と同居しています。健康診断を受けておらず，病院を受診することもなかったため，基礎疾患を自覚していませんでしたが，今回，創傷が発生したことで「Ⅱ型糖尿病」であることが判明しました。視力障碍はなく，日常生活は自立していますが，モノフィラメント検査で神経障害があることがわかりました。

Hさんは，足のサイズより大きい，つま先部分が細いスリッポンタイプの靴の踵をつぶして，素足で履いています。持っている靴下は黒や紺など濃い色のもののみで，あまり着用せず，1年を通して室内は素足での生活を好んでいます。

以上の状況と写真1点から，下記の質問に答えてください。

Q 3-8 下肢潰瘍の原因

［解答は233ページ］

» 潰瘍の原因を考えてみましょう。

〔解答〕

Q 3-9 日常生活の指導

[解答は234ページ]

» Hさんの日常生活指導の内容を，次の表を利用して考えてみましょう。

糖尿病に関する教育	
潰瘍発生の原因	
足の清潔	
靴下の着用	
フットウェア	
爪のケア	
スキンケア	
足の観察	
知覚神経障害の生活指導	
フットケア外来など 足病変予防のための通院頻度	

Part 4
解答編

A 1-1 「右手関節部」の判定

➡ 013ページ

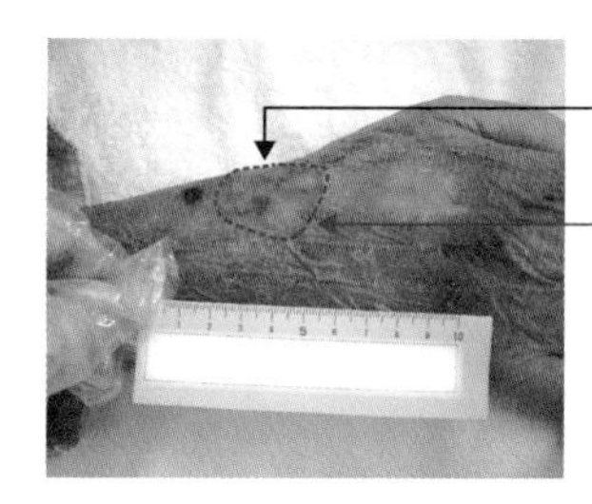

A スキン-テアである

皮弁なし

皮膚の欠損範囲

皮弁			皮膚または皮弁の色		STAR分類
あり		なし	正常	不良 (蒼白、薄黒い、または黒ずんでいる)	
戻せる	戻せない				
		○			カテゴリー3

A 1-2 「背部」の判定

➡ 013ページ

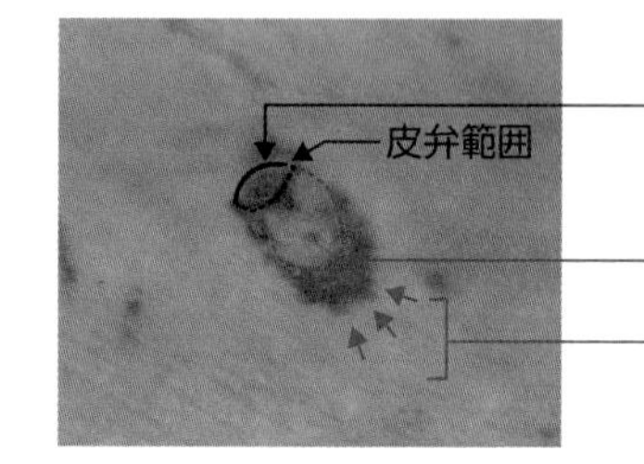

A スキン-テアである

皮弁の基部

外から見える皮膚の欠損範囲

皮膚の色不良

皮弁			皮膚または皮弁の色		STAR分類
あり		なし	正常	不良 (蒼白、薄黒い、または黒ずんでいる)	
戻せる	戻せない				
	○			○	カテゴリー2b

A 1-3 「右前腕部」の判定

➡ 014ページ

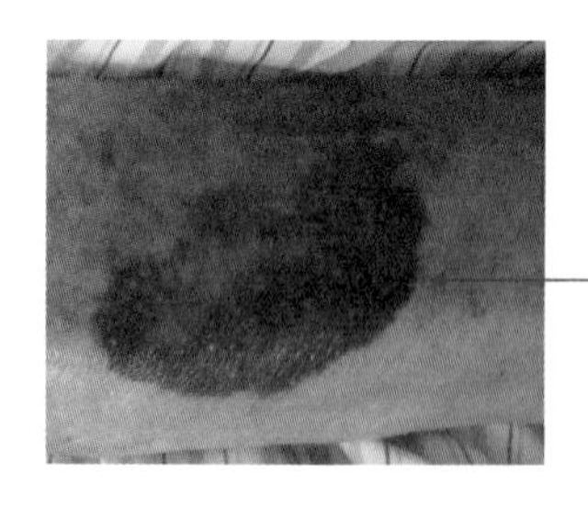

A スキン-テアではない

皮膚の欠損範囲なし

皮膚の連続性が破綻していないため，スキン-テアではなく「紫斑」です。

A 1-4 「右前腕部」の判定

➡014 ページ

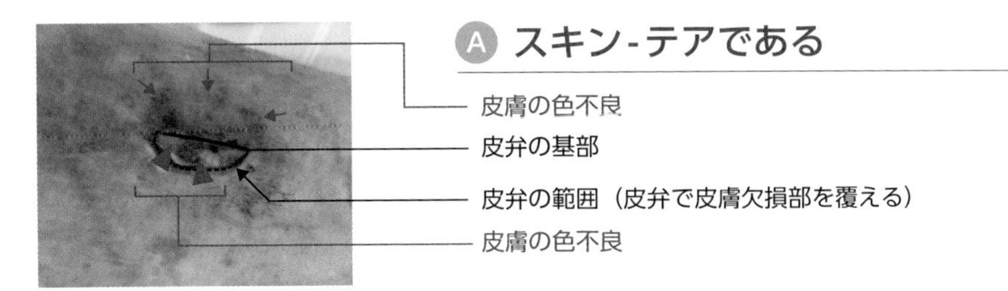

A スキン-テアである

皮弁			皮膚または皮弁の色		STAR 分類
あり		なし	正常	不良 (蒼白、薄黒い、または黒ずんでいる)	
戻せる	戻せない				
○				○	カテゴリー 1b

A 1-5 「左肩関節周囲」の判定

➡015 ページ

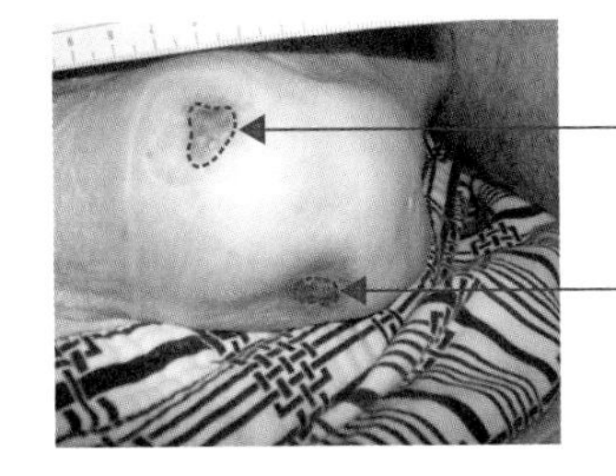

A スキン-テアではない

創に壊死を認めます。持続した圧迫によって起こった創傷であるため，スキン-テアではありません。これは「褥瘡」です。

A 1-6 「右前腕部」の判定

➡015 ページ

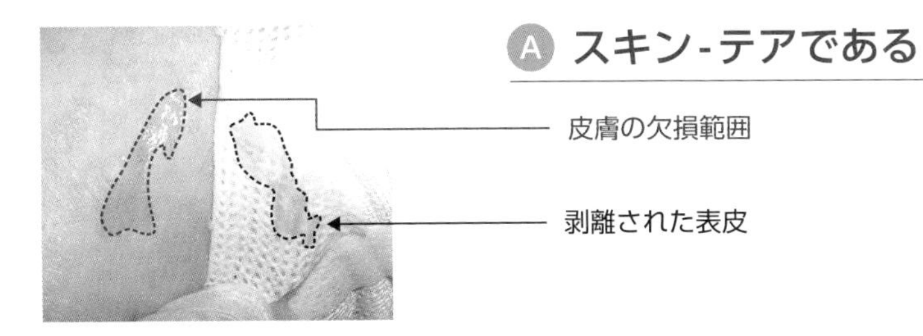

A スキン-テアである

皮弁			皮膚または皮弁の色		STAR 分類
あり		なし	正常	不良 (蒼白、薄黒い、または黒ずんでいる)	
戻せる	戻せない				
		○			カテゴリー 3

A 1-7 「左前腕部」の判定

➡ 016 ページ

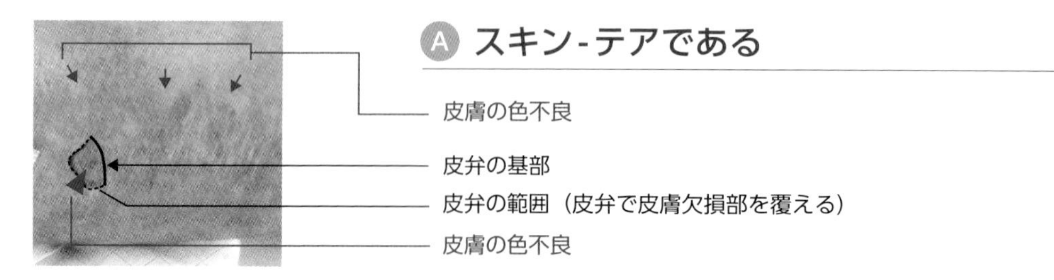

皮弁			皮膚または皮弁の色		STAR 分類
あり		なし	正常	不良 (蒼白、薄黒い、または黒ずんでいる)	
戻せる	戻せない				
○				○	カテゴリー 1b

A 1-8 「左下腿前面部」の判定

➡ 016 ページ

A スキン-テアではない

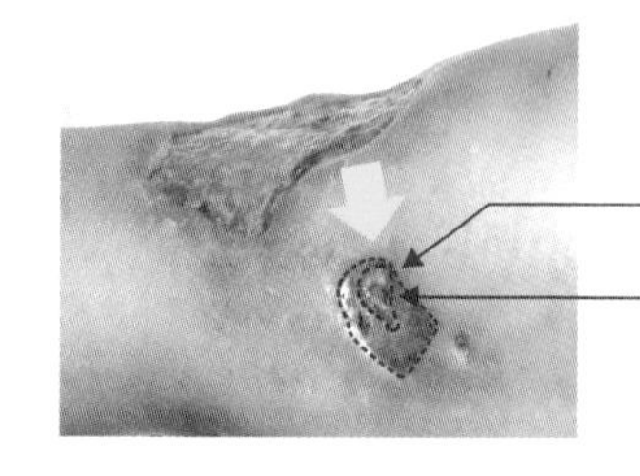

創縁と創底に段差があり，潰瘍であるため，スキン-テアではありません。これは「静脈性潰瘍」です。

A 1-9 「臀部」の判定

➡ 017 ページ

A スキン-テアではない

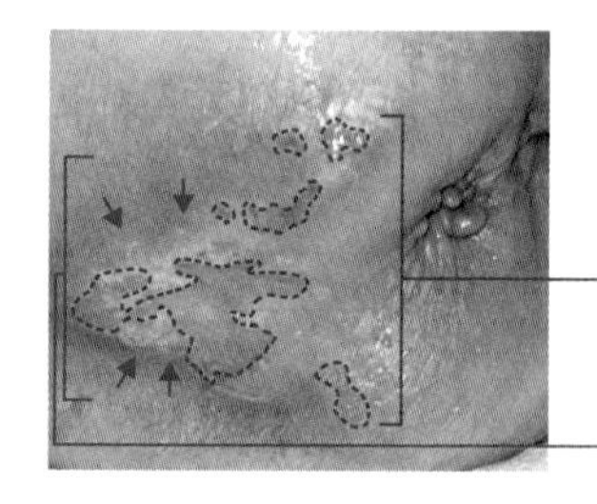

臀部の皮膚が浸軟しており，排泄物の付着による皮膚障害であるため，スキン-テアではありません。これは「失禁関連皮膚炎（IAD）」です。

Ⓐ 1-10 「左臀部」の判定

➡ 017 ページ

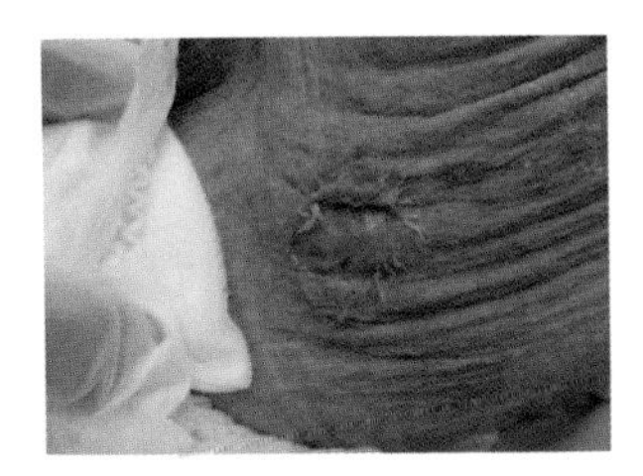

発見時

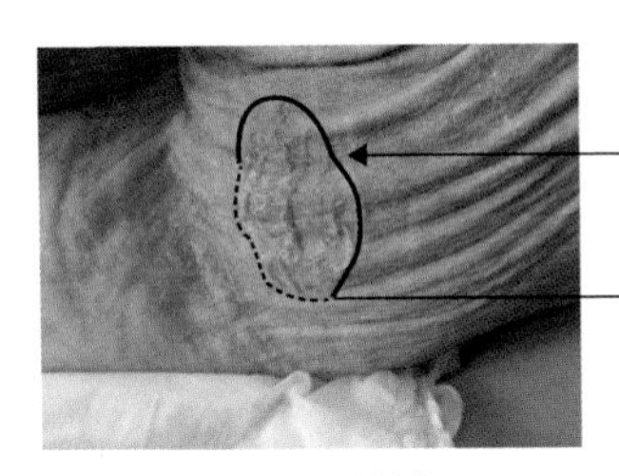

皮弁を元に戻した状態

Ⓐ スキン-テアである

皮弁			皮膚または皮弁の色		STAR 分類
あり		なし	正常	不良 (蒼白、薄黒い、または黒ずんでいる)	
戻せる	戻せない				
○			○		カテゴリー 1a

Ⓐ 1-11 「右前腕部」のアセスメント

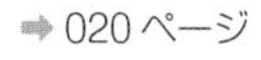
➡ 020 ページ

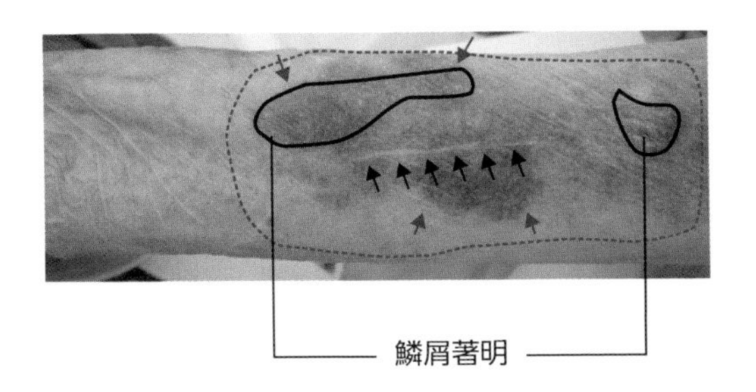

皮膚の状態として適切なものは
以下の３つです。

■ スキン-テアの既往

↑「白い線状」はスキン-テアの既往を示している

■ 乾燥・鱗屑 ◌

■ 紫斑 ↑

A 1-12 「右前腕部」のアセスメント

➡ 020 ページ

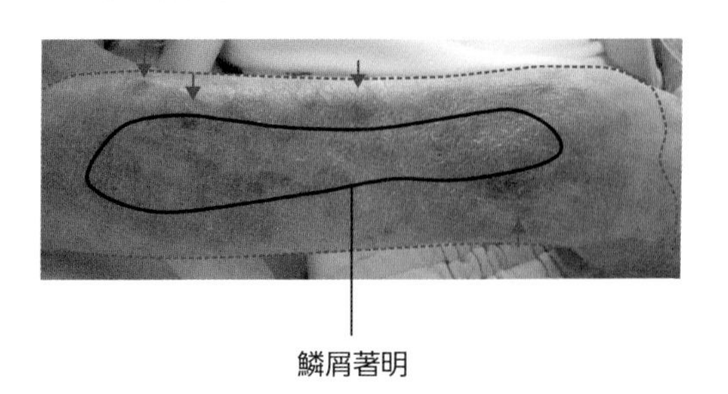

皮膚の状態として適切なものは
以下の 2 つです。

- ■ 乾燥・鱗屑 ◌ 全体
- ■ 紫斑 ↑

A 1-13 「右手背部」のアセスメント

➡ 021 ページ

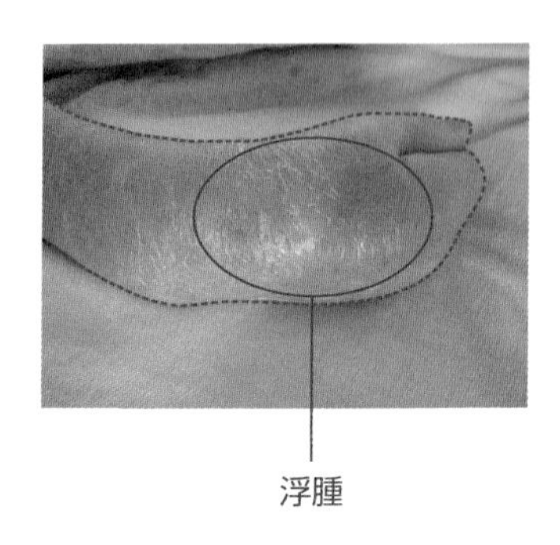

皮膚の状態として適切なものは
以下の 3 つです。

- ■ 乾燥・鱗屑 ◌ 全体
- ■ 浮腫 ○
- ■ ティッシュペーパー様 ◌ 全体
  (皮膚が白くカサカサして薄い状態)

A 1-14 「右前腕部」のアセスメント

➡ 021 ページ

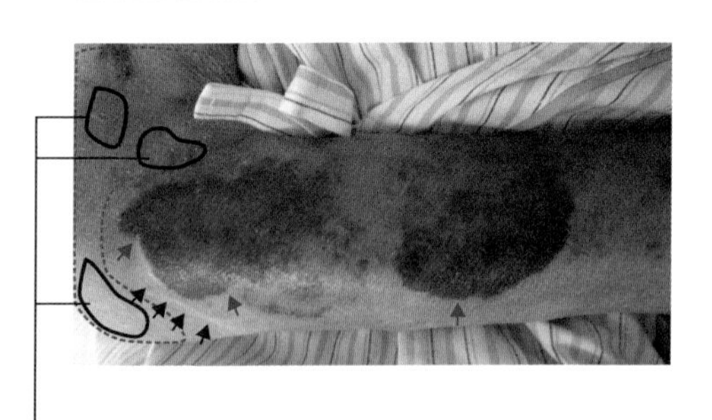

皮膚の状態として適切なものは
以下の 3 つです。

- ■ スキン-テアの既往
  ↑「白い線状」はスキン-テアの既往を
  示している
- ■ 乾燥・鱗屑 ◌
- ■ 紫斑 ↑

A 1-15 「左前腕部」のアセスメント

➡ 022 ページ

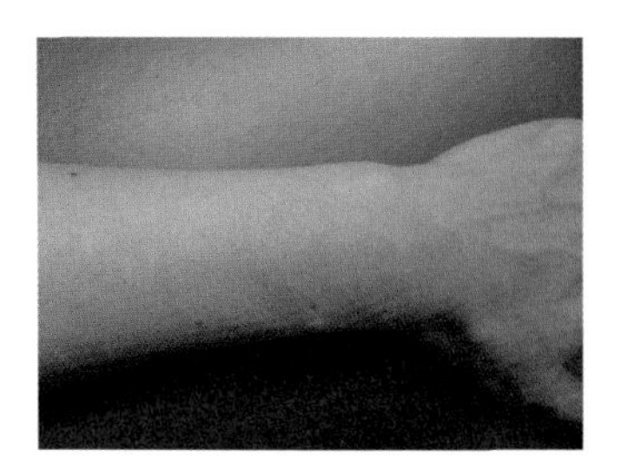

皮膚の状態として適切なものは以下になります。

■ **該当なし**

「健康な皮膚」です

A 1-16 「左肘部」のアセスメント

➡ 022 ページ

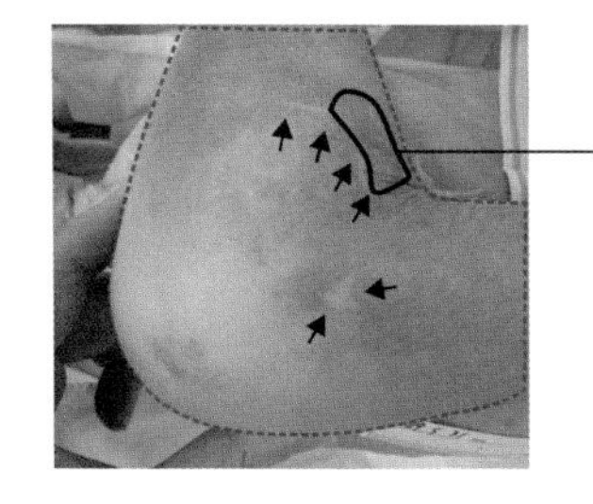

皮膚の状態として適切なものは以下の2つです。

■ **スキン-テアの既往**

↑「白い線状」と「白い星状」は
スキン-テアの既往を示している

■ **乾燥・鱗屑** ◌ 全体

A 1-17 「右前腕部」のケア

➡ 027 ページ

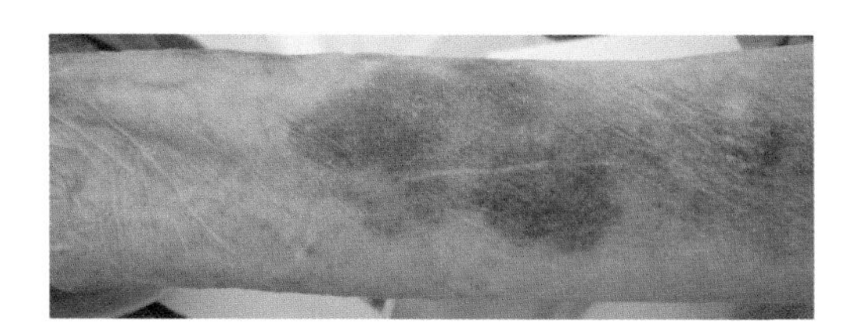

- 皮膚が乾燥しているため，洗浄剤は弱酸性を選択します。浴槽の温度はぬるめとし，入浴後に，伸びのよいローションタイプの保湿剤を塗布します。
- 紫斑があるため，洗浄剤をよく泡立ててから擦ることなく優しく洗います。また，水分をふき取る際はタオルで軽く押さえ，決して擦らないよう留意します。

A 1-18 「右前腕部」のケア

➡ 027 ページ

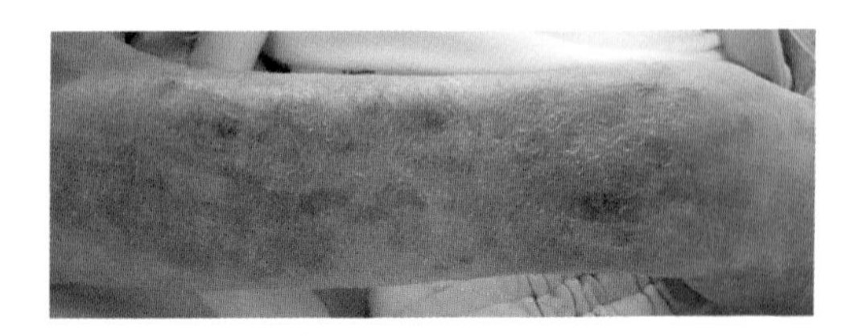

●外力から皮膚を保護するために，半袖ではなく長袖で皮膚を保護します。あるいは，アームカバーを使用して皮膚が露出しないようにします。

A 1-19 「右手背部」のケア

➡ 028 ページ

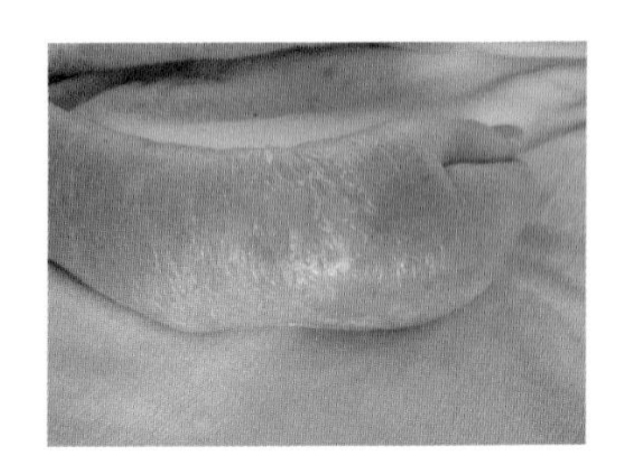

●浮腫があるため，強い力で擦るとスキン-テアが生じます。そのため，保湿剤は伸びのよいローションタイプを選択します。さらに塗布するときには，保湿剤を手のひらにのせて，毛の流れに沿って押さえるように塗布します。

A 1-20 「右前腕部」のケア

➡ 028 ページ

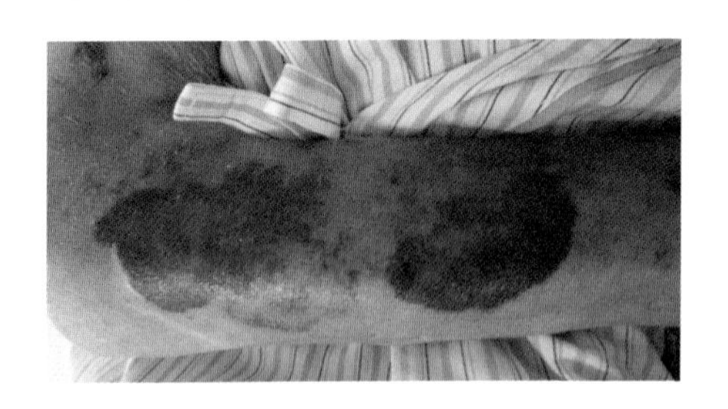

●ベッド環境については，ベッド柵にカバーをつけ，腕をぶつけたときの衝撃を軽減させます。

●袖がめくれ上がって腕が露出しないように，長袖の着用，あるいはアームカバーを装着します。

●患者の協力が得られるのであれば，腕をぶつけないよう，さらにどのようなときにぶつけやすいかを一緒に検討し、外力からの保護を行います。

A 1-21 「点滴療法開始時」のケア

➡ 029 ページ

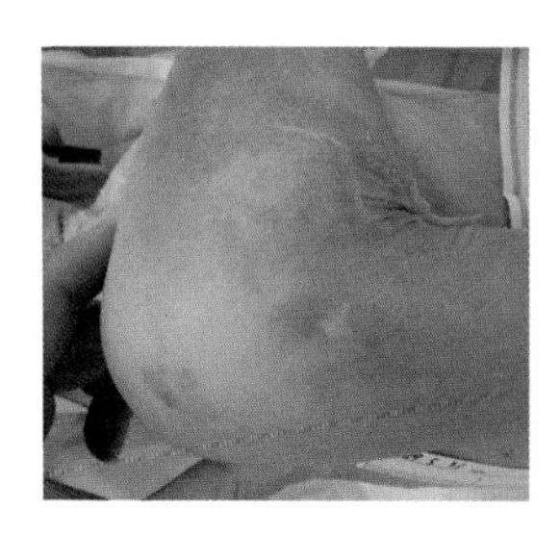

- 駆血帯装着時にスキン-テアを生じる可能性があるため，直接皮膚に駆血帯を巻かないようにします。
- 留置針を固定する際には，医療用テープ固定部位の皮膚を皮膚被膜剤で保護してから，可能であればシリコーン系の粘着剤の医療用テープで固定します。
- 医療用テープの剥離時には、粘着剥離剤を使用し、愛護的に剥離します。

A 1-22 「栄養」に関するアセスメント

➡ 029 ページ

■ 体重減少率
■ 主観的包括的アセスメント（SGA）
■ 血清アルブミン値
■ 水分摂取量

〔解説〕

栄養状態のアセスメントは必要です。スキン-テアの予防も，基本は褥瘡予防の栄養管理と同様です。ただし，スキン-テアのみに加わるのは「脱水」のアセスメントです。したがって，設問中の「栄養状態のアセスメントは不要」以外はすべて正解になります。

A 1-23 「保湿」のケア

➡ 030 ページ

■ ローションタイプの保湿剤を選択する
■ 保湿剤を毛の流れに沿って塗布する

〔解説〕

保湿剤は，皮膚への摩擦・ずれを予防するためにローションタイプを選択し，毛の流れに沿って塗布することが望まれます。

なお，塗布は1日2回以上，擦り込むような摩擦・ずれを皮膚に加えることなく，入浴後には直ちに保湿剤を塗布することが大切になります。

A 1-24 「清潔」のケア

➡ 030 ページ

■ 保湿効果のある入浴剤を浴槽に入れる

■ 入浴後，タオルで押さえるように皮膚の水分を取る

〔解説〕

洗浄剤は弱酸性を選択します。洗浄剤をよく泡立てて，手のひらで優しく洗浄することで，過剰な皮脂の除去と皮膚への物理的な刺激を避けることができます。また，入浴時に高温の浴槽に入湯すると，過剰な皮脂の除去につながります。

なお，保湿を促す入浴剤の利用や，機械的な刺激を避けるためにも入浴後にタオルで押さえるように皮膚の水分を取ることが重要です。

A 1-25 「体位変換」のケア

➡ 031 ページ

■ 下肢を挙上するときは，下から支える

■ ベッドの頭側方向に身体の位置をずらすときは，スライディングシートを用いる

■ 仰臥位から側臥位になるときには，肩と腰を支えながら行う

〔解説〕

皮膚が抗凝固薬によって脆弱であるため，摩擦・ずれの外力を軽減する体位変換方法を実施する必要があります。そのため，上体を起こすときに「手を握って」引っ張ると，手背にスキン-テアが生じる可能性があります。

さらに，身体に触れないように，体位保持のために使用していたクッションを引っ張ると，クッションに接触していた皮膚にスキン-テアが生じる可能性があります。

A 1-26 「ドレッシング材の固定方法」のケア

➡ 031 ページ

■ スキン-テアの部位によっては，筒状包帯を使用する

〔解説〕

ドレッシング材を固定する方法として医療用テープが使われますが，その剥離時にスキン-テアが生じることがあります。そのため角質剥離刺激の少ないシリコーン系などの医療用テープを優先して選択します。また，皮膚が伸縮する部位に，伸縮性のない医療用テープを使用すると緊張性水疱を生じる可能性があるので注意が必要です。

医療用テープの剥離時には，「苦痛を軽減しよう」として一気に剥がすとスキン-テアの発生につながるため，粘着剥離剤を用いて愛護的に剥離します。さらに，医療用テープ以外の固定方法を検討することも必要です。

A 1-27 「右手関節部」スキン-テアの管理

➡ 035 ページ

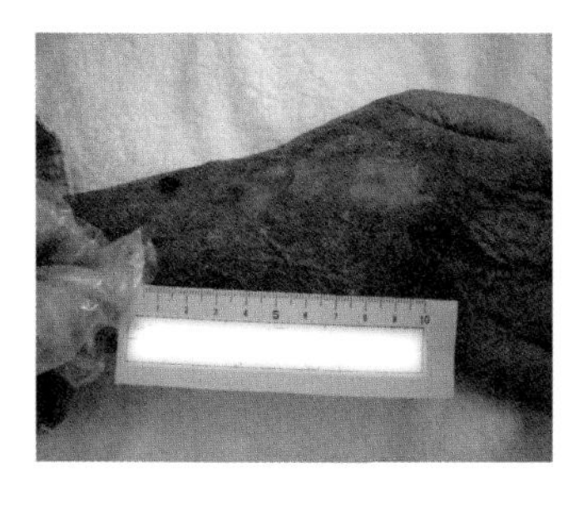

スキン-テアの局所ケアに
「使用しない」ものは以下の2つです。

■ 皮膚接合用テープと非固着性ガーゼ

■ ハイドロコロイドドレッシング

〔選択理由〕

本例はSTAR分類「カテゴリー 3」であり，固定する皮弁がないため，「皮膚接合用テープ」は使用しません。また，「ハイドロコロイドドレッシング」を用いると，剥離時に新たなスキン-テアを発生させる可能性があるので使用しません。

A 1-28 「背部」スキン-テアの管理

➡ 035 ページ

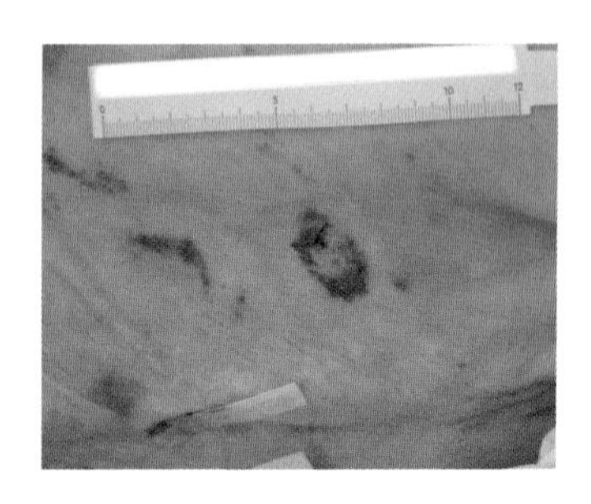

スキン-テアの局所ケアに
「使用しない」ものは以下の3つです。

- 皮膚接合用テープと非固着性ガーゼ
- トラフェルミンと非固着性ガーゼ
- ハイドロコロイドドレッシング

〔選択理由〕

本症例はSTAR分類「カテゴリー2b」で，創を覆うまで皮弁を戻すことができないために「皮膚接合用テープ」は使用しません。また，「トラフェルミンと非固着性ガーゼ」では，皮弁がずれないように保持することができないため使用しません。さらに，「ハイドロコロイドドレッシング」を用いると，剥離時に新たなスキン-テアを発生させる可能性があるので使用しません。

A 1-29 「右前腕部」スキン-テアの管理

➡ 036 ページ

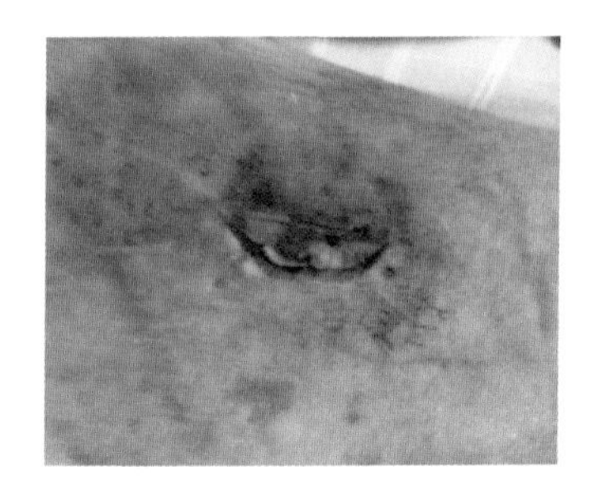

スキン-テアの局所ケアに
「使用しない」ものは以下の3つです。

- 皮膚接合用テープと非固着性ガーゼ
- ジメチルイソプロピルアズレンと非固着性ガーゼ
- トラフェルミンと非固着性ガーゼ

〔選択理由〕

本症例はSTAR分類「カテゴリー1b」で，創を覆うまで皮弁を戻すことはできますが，創周囲皮膚に紫斑を認め，脆弱であるために「皮膚接合用テープ」は使用しません。また，「ジメチルイソプロピルアズレンと非固着性ガーゼ」「トラフェルミンと非固着性ガーゼ」では，皮弁がずれないよう保持することができないため使用しません。

A 1-30 「右前腕部」スキン-テアの管理

➡ 036 ページ

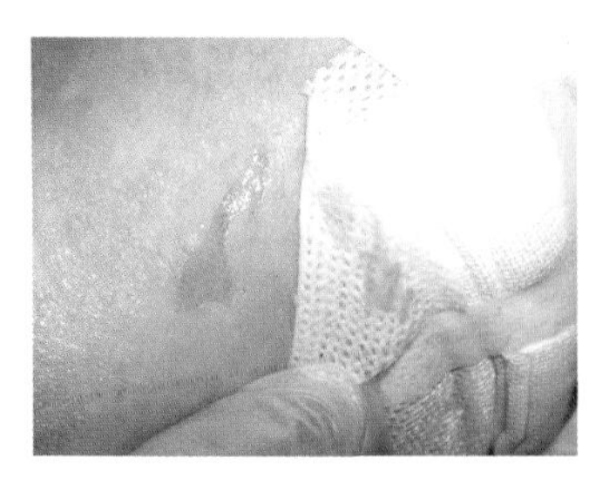

スキン-テアの局所ケアに
「使用しない」ものは以下の1つです。

■ ハイドロコロイドドレッシング

〔選択理由〕

本症例はSTAR分類「カテゴリー 3」であるため，創にドレッシング材が固着しない局所ケアを行います。さらに，局所ケアをするときには新たなスキン-テア発生を予防する必要があります。そのため，「ハイドロコロイドドレッシング」を用いると，剥離時に新たなスキン-テアを発生させる可能性があるので使用しません。

A 1-31 「左前腕部」スキン-テアの管理

➡ 037 ページ

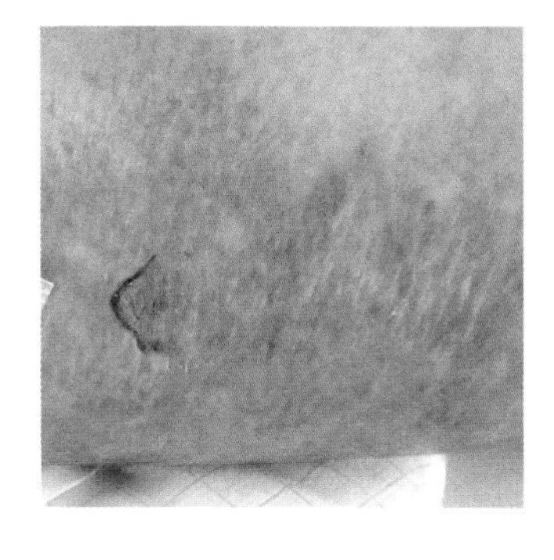

スキン-テアの局所ケアに
「使用しない」ものは以下の4つです。

■ 皮膚接合用テープと非固着性ガーゼ
■ 白色ワセリンと非固着性ガーゼ
■ ジメチルイソプロピルアズレンと非固着性ガーゼ
■ アルギン酸塩と非固着性ガーゼ

〔選択理由〕

本症例はSTAR分類「カテゴリー 1b」で，創を覆うまで皮弁を戻すことはできますが，創周囲に紫斑を認めるため，「皮膚接合用テープ」は使用しません。また，「白色ワセリンと非固着性ガーゼ」と「ジメチルイソプロピルアズレンと非固着性ガーゼ」，および「アルギン酸塩と非固着性ガーゼ」では，皮弁がずれないよう保持することができないため使用しません。

A 1-32 「左臀部(皮弁を元に戻した状態)」スキン-テアの管理

➡ 037 ページ

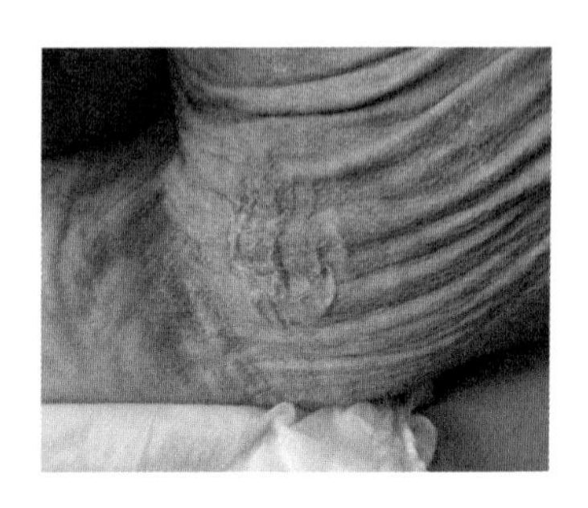

スキン-テアの局所ケアに
「使用しない」ものは以下の4つです。

- 皮膚接合用テープと非固着性ガーゼ
- 白色ワセリンと非固着性ガーゼ
- トラフェルミンと非固着性ガーゼ
- ハイドロコロイドドレッシング

〔選択理由〕

STAR分類「カテゴリー1a」では，創を覆うまで皮弁を戻すことができるため「皮膚接合用テープと非固着性ガーゼ」の使用が可能です。しかし，臀部は皮膚が伸展する部位のため，テープによる皮膚障害が生じる可能性があり，皮膚接合用テープは使用しません。また，「白色ワセリンと非固着性ガーゼ」「トラフェルミンと非固着性ガーゼ」では，皮弁がずれないよう保持することができないため使用しません。さらに，「ハイドロコロイドドレッシング」を用いると，剥離時に新たなスキン-テアを発生させる可能性があるので使用しません。

A 1-33 最初に行うケア

➡ 038 ページ

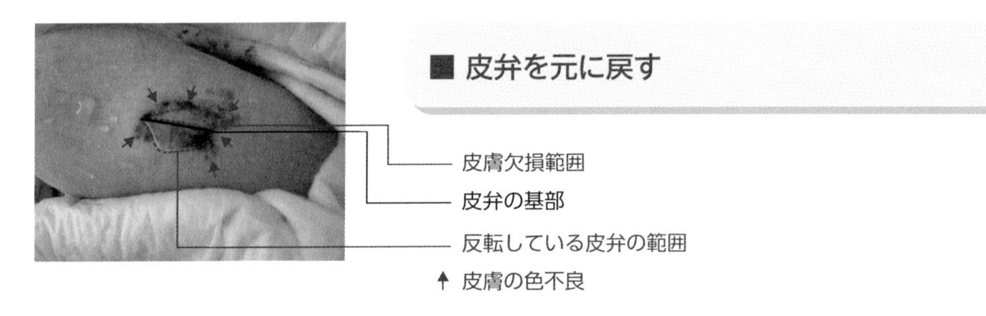

- 皮弁を元に戻す

〔選択理由〕

血腫もないため，再度洗浄する必要はありません。ハイドロコロイドドレッシングを貼付すると，皮膚の欠損部が外界からの刺激を遮断できるため疼痛緩和にはつながりますが，剥離時に新たなスキン-テアが生じる可能性があります。ほぼ出血は止まっているため，圧迫は不要です。医師が処置するまでガーゼを貼付しておくと，創にガーゼが固着して交換時に痛みが増強する可能性があります。したがって，最初に行うケアは「皮弁を元に戻すこと」です。創に対する外界からの刺激を遮断できて疼痛緩和につながるためです。ただし，処置時には疼痛を伴うので，患者に十分説明してから行います。

A 1-34 STAR分類で評価

➡039 ページ

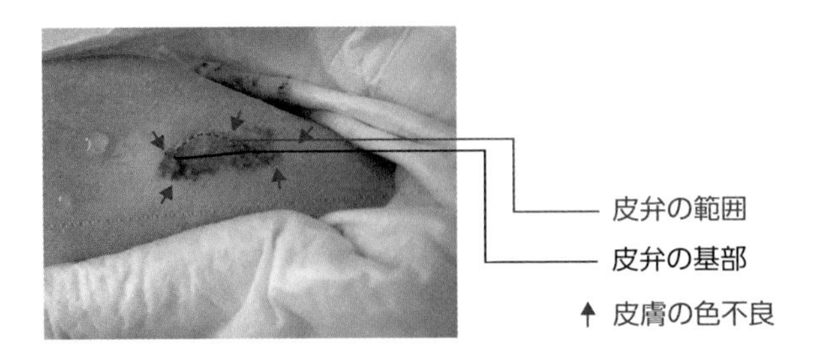

<table>
<tr><th colspan="3">皮 弁</th><th colspan="2">皮膚または皮弁の色</th><th rowspan="3">STAR 分類</th></tr>
<tr><th colspan="2">あり</th><th rowspan="2">なし</th><th rowspan="2">正常</th><th rowspan="2">不良
(蒼白、薄黒い、または黒ずんでいる)</th></tr>
<tr><th>戻せる</th><th>戻せない</th></tr>
<tr><td>○</td><td></td><td></td><td></td><td>○</td><td>カテゴリー 1b</td></tr>
</table>

A 1-35 局所ケアの選択

➡039 ページ

■ ポリウレタンフォーム／ソフトシリコーン

〔選択理由〕

「ハイドロコロイドドレッシング」を用いると，剥離時に新たなスキン-テアを発生させる可能性があるので使用しません。「皮膚接合用テープ」は皮膚の欠損部を覆うまで戻した皮弁がずれないようにすることができますが，本症例では創周囲皮膚に紫斑が認められ，脆弱であるため使用しません。また，「ジメチルイソプロピルアズレンと非固着性ガーゼ」では，皮弁がずれないように保持できないため使用しません。したがって，皮弁がずれることなく周囲皮膚を損傷することのない「ポリウレタンフォーム／ソフトシリコーン」を選択します。

A 1-36 スキン-テアの予防ケア

➡ 039 ページ

〔解答〕

皮膚が湿潤した状態で摩擦・ずれが加わると，通常の状態より強い剪断力が加わります。そのため，寝衣が皮膚で擦れることがないように伸縮力のある素材に変更します。それでも寝衣が皮膚を擦る場合には，着替えの際にアームカバーを装着すると，直接皮膚に剪断力が加わりません。

注意したいのは，「皮膚が湿潤していると寝衣が皮膚に密着して剪断力が高まる」と考えて，水分を拭うために皮膚を擦ってしまうことです。

A 1-37 スキン-テアの発生リスク

➡ 040 ページ

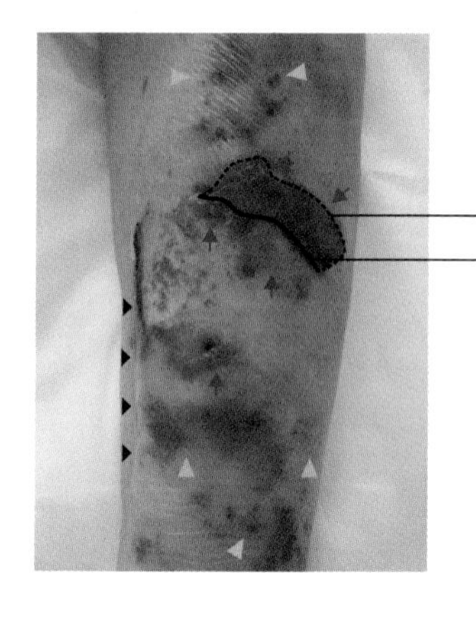

■ スキン-テア発生のリスクはあった

皮弁の範囲

皮弁の基部

↑ 皮膚の色不良

▲ 紫斑

▲ スキン-テアの既往を示す「白い線状」

〔選択理由と根拠〕

その根拠は，向かって左創傷の左下方に線状の瘢痕が認められることです。これにより，スキン-テアの既往があるといえます。さらに，Bさんは抗凝固薬を使用しており，皮膚には紫斑が多発しています。これらは個体要因のリスクに該当するため，リスクがあったといえます。

A 1-38 STAR分類で2つの創を評価

➡ 041 ページ

〔向かって左下の創〕

皮弁			皮膚または皮弁の色		STAR 分類
あり		なし	正常	不良 (蒼白、薄黒い、または黒ずんでいる)	
戻せる	戻せない				
		○			カテゴリー 3

〔向かって右上の創〕

皮弁			皮膚または皮弁の色		STAR 分類
あり		なし	正常	不良 (蒼白、薄黒い、または黒ずんでいる)	
戻せる	戻せない				
○				○	カテゴリー 1b

A 1-39 局所ケアの選択

➡ 041 ページ

■ 多孔性シリコーンゲルシート

〔選択理由〕

本症例では2つの創があり，左下には皮弁がなく，右上には皮弁があります。そのため，皮弁がずれない局所ケアが必要です。「皮膚接合用テープ」は皮弁がずれないよう保護する機能があり，右上の創では皮膚の欠損部を覆うまで皮弁を戻せるため「使用可」と想定できますが，創の周囲は紫斑を認める脆弱な皮膚であるため使用しません。また，「ジメチルイソプロピルアズレンと非固着性ガーゼ」並びに「トラフェルミンと非固着性ガーゼ」では，皮弁がずれないよう保持できないため使用しません。したがって，「多孔性シリコーンゲルシート」を選択します。

A 1-40 ドレッシング材の剥離方法

➡042 ページ

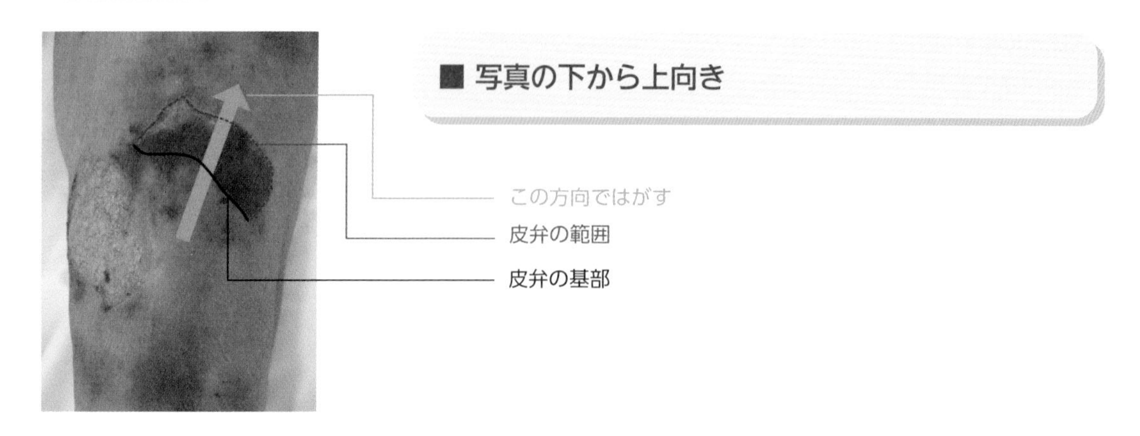

〔選択理由〕

向かって右上のスキン-テアは，写真でみると上部で裂けており，皮弁の基部が下部にあります。したがって，皮弁がずれないようにドレッシング材を剥離するには，写真の下から上向きに愛護的に剥離する必要があります。

A 1-41 スキン-テアを予防するケア計画

➡042 ページ

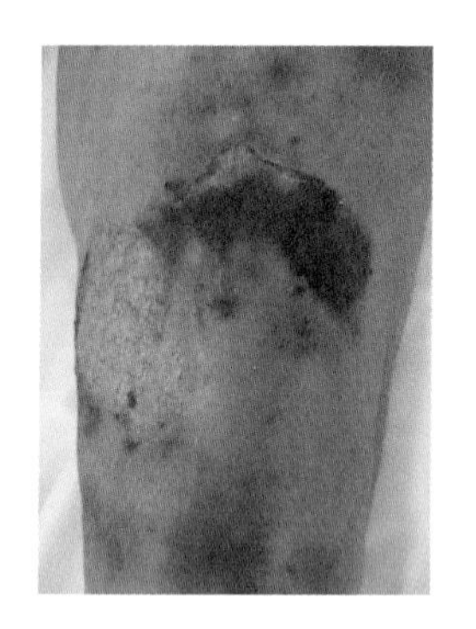

〔解答〕

Bさんのスキン-テアは床頭台にぶつかり発生したため，外力保護のために長袖の着用，あるいはアームカバーの装着を計画します。

さらに，Bさんは抗凝固薬を内服中のため皮膚が脆弱であること，物にぶつかるとスキン-テアを生じやすいことより，外力を避ける必要があります。そのためには，転ばないように慎重に行動することを教育する必要があります。また，外力保護の必要性についても説明を行います。

A 1-42 チーム医療における留意点

➡043ページ

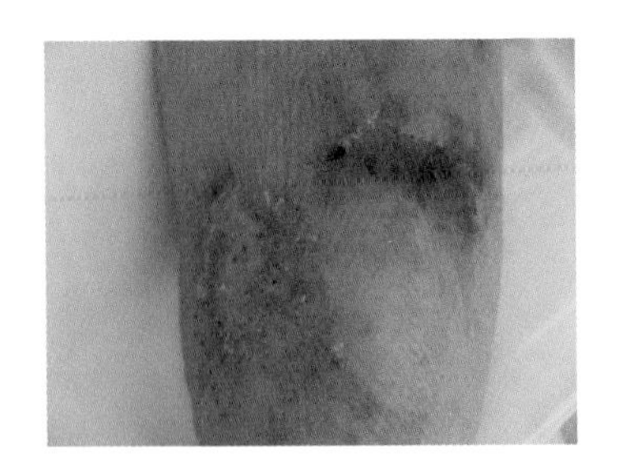

〔解答〕

リハビリテーション開始に伴い，担当の理学療法士等に「Bさんの左前腕に発生したスキン-テアは治癒直後であり，かつ抗凝固薬を飲んでいるため，再発しやすいこと」を伝えます。特に，物にぶつかったり，腕や手を“握る”ように把持するとスキン-テアが生じやすいことも伝え，スキン-テアの発生リスクが高いことや予防ケアについて多職種間で共通理解をはかります。

A 1-43 最初に行うケア

➡044ページ

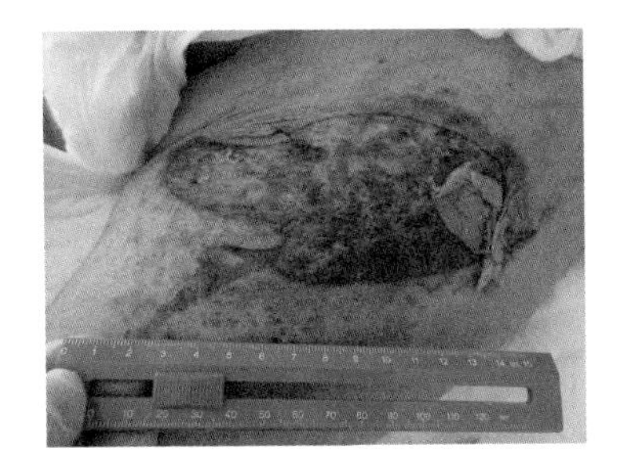

〔解答〕

皮弁が乾燥しているため，生理食塩水を浸したガーゼを皮弁部に15分程度貼付します。その後，丸まった皮弁を伸ばすことができるようになれば，元の位置に皮弁を戻します。

A 1-44 STAR分類で創を評価

➡ 045 ページ

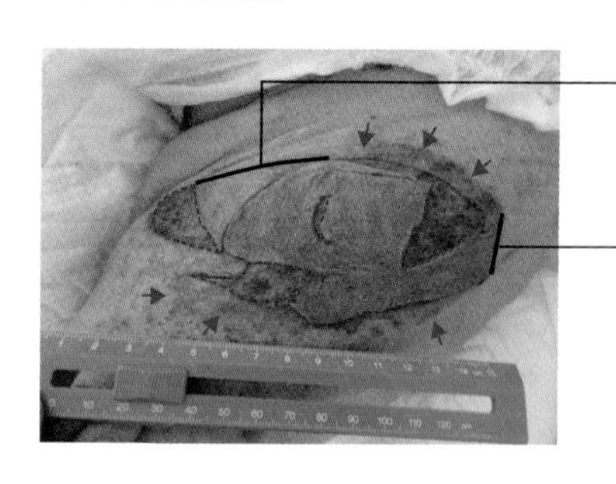

皮弁			皮膚または皮弁の色		STAR 分類
あり		なし	正常	不良 (蒼白、薄黒い、または黒ずんでいる)	
戻せる	戻せない				
	○			○	カテゴリー 2b

A 1-45 ドレッシング材の3つの機能

➡ 045 ページ

〔解答〕

この創に用いるドレッシング材に求める機能は以下の3つです。

①元に戻した皮弁がずれないこと

②創を乾燥させないこと

③創周囲の皮膚は脆弱であるためドレッシング材の剥離時にスキン-テアを生じさせないこと

A 1-46 ドレッシング材貼付の判断

➡046 ページ

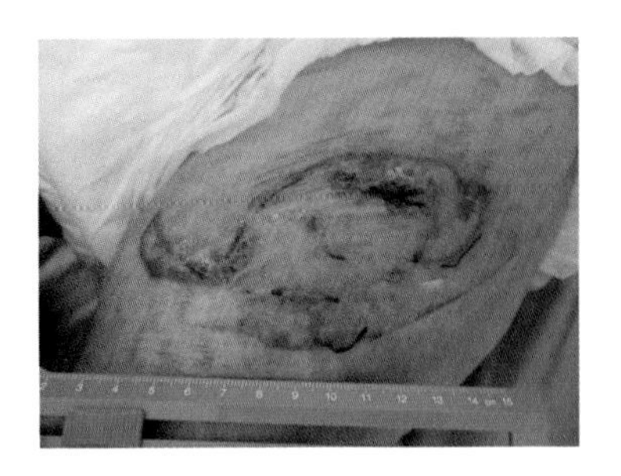

〔解答〕

治癒表皮化したばかりの皮膚は非常に脆弱です。さらにCさんのスキン-テアは不穏によって生じたものであるため，今後も意図せず，その部位に外力が加わる可能性があります。そのため，再発予防目的で，ポリウレタンフォーム／ソフトシリコーンなど，治癒時点で用いていたドレッシング材の貼付を行います。

A 1-47 外力予防のケア

➡046 ページ

〔解答〕

Cさんのスキン-テアは，ベッド柵にぶつかり発生したため，ベッド柵にカバーを装着して外力による衝撃を緩和する必要があります。さらに，長袖・長ズボンの寝衣によって四肢を保護するだけでなく，靴下の着用や，可能であればアームカバーやレッグカバーも装着します。

なお，「せん妄による不穏行動」はスキン-テア発生の外力となるため，せん妄に対して主治医や専門医などと連携して予防ケアを行うことも必要です。

A 2-1 Aさん(60歳代／男性)の褥瘡リスクアセスメント

⇒061ページ

ブレーデンスケール

項 目	点数	状 態
知覚の認知	3	持続鎮静剤投与中で，いつも質問に返答できるとは限らない。人工呼吸器管理でコミュニケーション方法に制限がある
湿潤	3	発汗やドレーンからの排液を認めるが，寝衣交換は1日1回。紙おむつの着用なし。尿道留置カテーテル挿入中であり尿漏れはない
活動性	1	ベッド上安静
可動性	2	しばしば自力で体幹や四肢を動かすが，圧迫を除去するような有効な体動はできない
栄養状態	2	絶飲食。高カロリー輸液で1日の投与量は560kcalで必要量以下（1日必要エネルギー量は約2800kcal）
摩擦とずれ	2	床上で比較的よい姿勢を保つが，体位変換には介助が必要であり，シーツに擦れている状態。姿勢を整えるときは2人以上で身体を十分に持ち上げて行うことができる
合 計(点)	13	

Aさんのブレーデンスケールの合計点は13点であり，褥瘡発生危険域と判断します。さらに褥瘡ハイリスク患者ケア加算の対象条件である「麻薬などの鎮痛・鎮静剤の持続的な使用」「6時間以上の全身麻酔下による手術」「特殊体位（側臥位）による手術」に該当し，褥瘡発生のハイリスク状態に該当します。看護計画では，評価点が2点以下の「活動性」「可動性」「栄養状態」「摩擦とずれ」に着目し，褥瘡予防対策を実施します。また，Aさんはクリティカルな状態にあるため，状態の変化に応じて適宜再評価し，褥瘡予防ケアの修正を行う必要があります。

看護計画の例

危険因子	看護計画
活動性	・高機能エアマットレスを使用。設定：厚手・圧切替・超ソフトモードとする（自力体位変換は困難であり，頭側挙上時間が長いため高機能エアマットレスを選択する） ・体圧40mmHg以下に設定（簡易体圧測定器で測定）
可動性	2時間ごとの体位変換（左右側臥位，仰臥位）
栄養状態	1日の必要エネルギー量以下であるが，術後早期は循環動態が不安定になりやすく，細胞外液や電解質バランスの補正が優先される時期である。また，術後は血糖値が上昇しやすく，高血糖に伴う合併症を予防するためカロリーの過剰投与に注意が必要である。よって，この時期には低栄養の改善は目標とならない。血液データや皮膚状態を確認しながら経過を観察していく必要がある

摩擦とずれ	・30度以上の頭側挙上時間が長くなると姿勢が崩れ，ずれ力の増大につながるため，体位変換と同様に定時的に頭側の挙上をいったん戻し，ずれ力を解除する ・頭側挙上を行う際は，①ベッドの基点と大転子の位置を合わせる，②下肢→頭部の順で挙上する，③背抜き（圧抜き）を行う ・高すべり性のグローブやシートを使用する

A 2-2 Bさん（70歳代／女性）の褥瘡リスクアセスメント

➡ 062 ページ

ブレーデンスケール

項目	点数	状態
知覚の認知	4	障害なし
湿潤	1	便，尿失禁あり。紙おむつと紙パッド使用
活動性	2	歩行は困難。車椅子移乗には介助が必要
可動性	2	ジスキネジアにより体幹や四肢を動かすが，自ら圧迫を除去するような有効な体動はできない
栄養状態	3	絶飲食。経管栄養で1日の投与量は1200kcalであり，必要量が投与されている（1日必要エネルギー量は約1100kcal）
摩擦とずれ	1	長時間よい姿勢を保つことはできない。移動には軽度から最大限の介助が必要。頻回の不随意運動により摩擦とずれが生じている
合計（点）	13	

Bさんのブレーデンスケールの合計点は13点であり，褥瘡発生危険域と判断します。評価点が2点以下の「湿潤」「活動性」「可動性」「摩擦とずれ」に着目し，褥瘡予防対策を実施します。

パーキンソン病は慢性疾患であり，現在の状態と大きな変化がない状態での退院が予測されます。入院時より退院調整看護師と連携し，在宅における褥瘡予防ケアについて検討する必要があります。

看護計画の例

危険因子	看護計画
湿潤	排尿量に合わせた紙パッドを選択し，殿部への尿汚染を防ぐ。尿と便付着部位に撥水性保護クリーム（リモイスバリア；アルケアなど）を塗布する

活動性	薄型圧切替エアマットレスを使用（BMI13.0 と痩せ型で骨突出が著明であるためエアマットレスが適切である。ベッド上での頭側挙上時間は経管栄養投与時の 1 時間以内であり，昼分は車椅子で投与することも多い。1 日の頭側挙上時間が短いため，薄型タイプを選択）
可動性	3 ～ 4 時間ごとの体位変換（左右側臥位，仰臥位）。特に夜間は睡眠状況を考慮する
摩擦とずれ	・ジスキネジアのコントロールは難しい。寝衣や靴下は滑りのよい素材（ネル素材など）を選択し，必要時に骨突出部をフィルムドレッシング材や低摩擦性ドレッシング材で保護する ・クッションで姿勢を保持する ・体位変換や車椅子乗車時は 2 名で行う

A 2-3 Cさん（70歳代／男性）の褥瘡リスクアセスメント

➡ 063 ページ

ブレーデンスケール

項　目	点数	状　　態
知覚の認知	3	意識レベルに障害なし。右半身不全麻痺があり，右上下肢の感覚が完全ではない。「意識レベル」と「皮膚の知覚」で得点が異なる場合は，低い点数とする
湿潤	2	トイレや尿器を使用，夜間は尿失禁。1 日中パンツ型紙おむつを着用し，夜間は紙パッドを併用
活動性	2	歩行訓練中。支えられながら数歩歩ける程度
可動性	4	仰臥位と右側臥位の体位変換は自分でできる
栄養状態	3	粥と副食を 1 日 3 食，7 ～ 8 割ほど摂取
摩擦とずれ	1	座位では右側に傾きやすい。ベッドサイドに足を降ろして座る姿勢は妻が 1 人で介助。車椅子への移動は訪問ヘルパーが主となって介助をするため，身体を引きずってしまう
合 計（点）	15	

Cさんのブレーデンスケール合計点は15点であり，介護力の少ない在宅では褥瘡発生危険域と判断します。評価点が2点以下の「湿潤」「活動性」「摩擦とずれ」に着目し，褥瘡予防対策を実施します。

看護計画の例

危険因子	看護計画
湿潤	日中は尿器で排尿できるため綿製下着を着用し，紙おむつの使用は夜間のみとする。 夜間の排尿回数に応じた紙パッドを選択し併用する

活動性	・厚さ10cmのウレタンフォームマットレスを使用（自力体位変換が可能であるため低反発のウレタンフォームを選択。ベッド上で頭側挙上位となる時間は短いため厚みは必要ない） ・車椅子用クッションを使用 ・車椅子上で左右に身体を傾ける，前傾姿勢をとるなどポジショニングを行い，尾骨部や坐骨部の除圧を図る
摩擦とずれ	・座位で右側に傾くため，クッションを使用し姿勢を整える ・妻の介護力には限界があるため，訪問看護師やヘルパーを導入する。車椅子乗車は訪問ヘルパーの協力を得る ・皮膚状態を観察しながら，スライディングシートの活用や移動時に軸となる殿部にフィルムドレッシング材や低摩擦性ドレッシング材を貼付するなど工夫する

A 2-4 Dさん(50歳代／女性)の褥瘡リスクアセスメント

➡064ページ

術前のブレーデンスケール

項目	点数	状態
知覚の認知	4	障害なし
湿潤	3	夜間のみパンツ型紙おむつを着用。まれに夜間便失禁がある
活動性	4	ADLは自立
可動性	4	疼痛増強時は同一姿勢が長くなるが，いつも同じ体位ではない
栄養状態	3	禁食。高カロリー輸液で1日の投与量は1640kcalであり，わずかに必要量（1日必要エネルギー量は約1700kcal）に達しないが，スポーツドリンクなどの摂取ができており，エネルギー量としてはおおよそ整っている
摩擦とずれ	3	問題なし
合計(点)	21	

Dさんの術前のブレーデンスケール合計点は21点であり，褥瘡発生の危険域ではなく，評価点が2点以下の項目もありません。しかし，血液データにて「低栄養」と「貧血」があり，組織耐久性の低下が予測されること，またBMIは18.3と痩せぎみであり，「骨突出」を認めていることから，手術中・術後の安静によって，同一部位の圧迫とずれ力の増大による褥瘡発生の可能性があります。

術後1日目のブレーデンスケール

項　目	点数	状　態
知覚の認知	3	持続鎮痛剤投与中。痛みや不快感は訴えられるが，傾眠がちである
湿潤	2	・紙おむつの着用。尿道留置カテーテル挿入中であり，尿漏れはない ・経肛門ドレーン周囲からの排液により１日２回のガーゼ交換が必要
活動性	2	ベッドサイド立位はできるが，歩行はできない
可動性	4	介助なしで体位変換ができる。疼痛が強いときには同一姿勢で過ごすが，いつも決まった体位ではない
栄養状態	2	絶飲食。輸液で１日の投与量は500kcalであり，必要量以下 (1日必要エネルギー量は約2000kcal)
摩擦とずれ	3	床上でよい姿勢を保つことができる
合 計(点)	16	

Dさんの術後の合計点は16点で，褥瘡発生の危険域ではありませんが，褥瘡ハイリスク患者ケア加算の対象条件である「麻薬などの鎮痛・鎮静剤の持続的な使用」に該当するため，褥瘡発生のハイリスク状態であると判断できます。

看護計画では評価点が2点以下の「湿潤」「活動性」「栄養状態」に着目し，褥瘡予防対策を実施します。術後の回復には個人差があり，「計画通りに離床が図れているか」「食事摂取量が増えているか」などの情報収集を行い，リスクアセスメントの再評価，予防ケアの修正をタイムリーに実施することが重要です。

看護計画の例

危険因子	看護計画
湿潤	ドレーンからの排液の付着による浸軟と発赤などの皮膚障害を予防するため，肛門周囲に撥水性保護クリーム（リモイスバリア；アルケアなど）を塗布する
活動性	術後であり，日ごとにADLは拡大すると予測し，低反発のウレタンフォームマットレスを選択する。しかし創痛の状況によっては体動が減少する可能性があるため，日々活動性の再評価を行い，使用マットレスを検討する
栄養状態	・１日の必要エネルギー量以下であるが，術後早期は循環動態が不安定になりやすく，細胞外液や電解質バランスの補正が優先される時期である。また，術後は血糖値が上昇しやすく，高血糖に伴う合併症を予防するためカロリーの過剰投与に注意が必要である。よって，この時期には低栄養の改善は目標とならない。血液データや皮膚状態を確認しながら経過を観察していく必要がある ・術後４日目頃から易消化食流動が開始され，術後10日目頃には易消化食米飯となる予定である。食事摂取量の経過をみながら，状況に応じてNSTと連携をとる

A 2-5 「右踵骨部」の評価

➡ 071 ページ

d1-e0s6i0g0n0p0：6（点）

項　目	点数	
深さ	d1	持続する発赤です。「反応性充血」と判別する必要があります。透明のプラスチック板で約 3 秒間圧迫します。反応性充血の場合は退色（白っぽく変化）します。プラスチック板がない場合は，赤い部分を軽く指で圧迫し，外した瞬間に白っぽくなることが確認できれば反応性充血です。発赤が持続する場合は「褥瘡」と判断し d1 と評価します。皮膚の色調変化のみで，皮膚欠損がない状態です
滲出液	e0	皮膚欠損がないため滲出液はありません
大きさ	s6	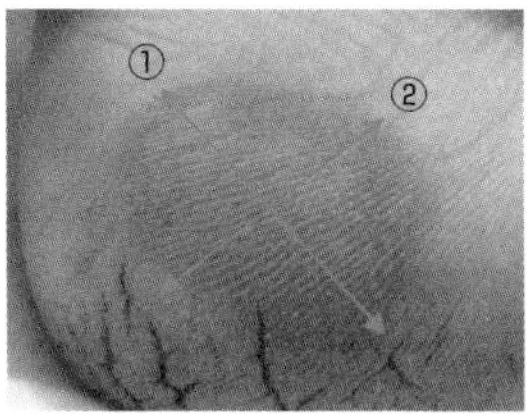 ①3.0×②2.5=7.5 持続する発赤は，血管が破綻して赤血球が漏出している状態です。皮膚欠損はありませんが，組織の損傷は生じているため，「d0 組織損傷なし」とは判断せずに，発赤部のサイズを測定します
炎症・感染	i0	周囲皮膚に発赤や熱感などの炎症や感染徴候はありません
肉芽組織	g0	皮膚損傷はなく，肉芽形成はありません
壊死組織	n0	血管が破綻した状態ですが，虚血による組織の壊死はありません
ポケット	p0	ポケット形成はありません
合 計（点）	6	

A 2-6 「左大転子部」の評価

➡ 071 ページ

d2-e1s3i0g0n0p0：4（点）

項　目	点数	
深さ	d2	真皮までの損傷で，創底と創縁（周囲皮膚）に段差がないのが特徴です。創底は真皮浅層にとどまる状態で，真皮は表在性の血管網が部分的に残っているため赤色に見えます
滲出液	e1	毎日のドレッシング材交換を必要としないため，滲出液は「少量」と判定します

大きさ	s3	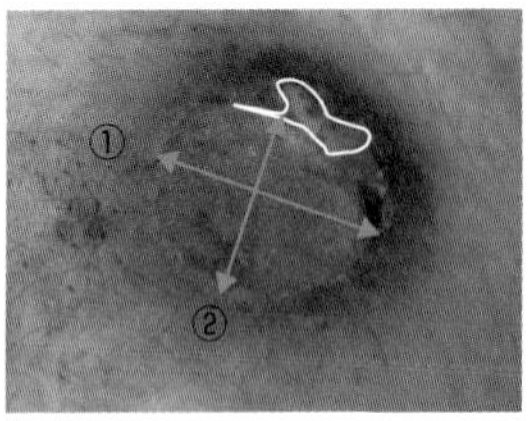 ①2.2×②1.6=3.52 上皮化した部分（白線の範囲）は含みません
炎症・感染	i0	炎症や感染徴候はありません
肉芽組織	g0	真皮までの損傷の治癒過程は，新生上皮によって上皮化し，肉芽形成を必要としません。よって，「創が浅いため肉芽形成なし」と判定します
壊死組織	n0	壊死組織はありません
ポケット	p0	ポケット形成はありません
合 計（点）	4	

A 2-7 「尾骨部」の評価

➡ 072 ページ

d2-e1s8i1g0N3p0：13（点）

項　目	点数	
深さ	d2	真皮までの損傷です。創底と創縁（周囲皮膚）にわずかに段差があるように見えますが，赤い点状のものは毛根や真皮乳頭層であり，真皮深層にとどまる損傷と判断します。創周囲の白色に見える部分は上皮化が始まっている部分です
滲出液	e1	毎日のドレッシング材交換を必要としないため，滲出液は「少量」と判定します
大きさ	s8	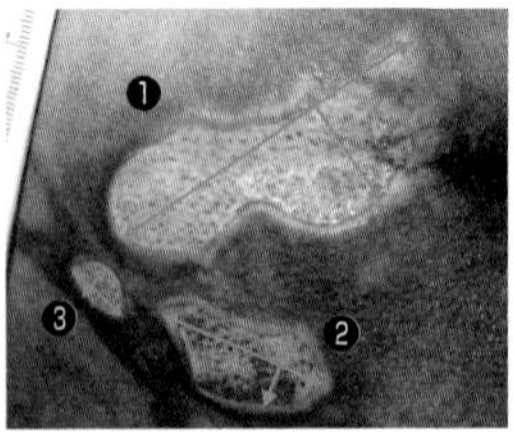 ❶6.8×2.6=17.68 ❷3.7×1.5=5.55 ❸1.5×0.7=1.05 ❶+❷+❸=24.28 症例のように複数の皮膚損傷がある場合は，損傷部間の距離や皮膚の状態に応じて，合わせて測定するか，それぞれ測定するかを判断します。❶はわずかに離れた部分に皮膚損傷を認めますが，その間の皮膚は色調の変化がみられます。これは1つとして測定します。❶❷❸の間の皮膚は健常皮膚のためそれぞれ測定します。大切なことは「合わせて測定するか」「別々に測定するか」を統一することです。今回は「合わせて」，次回は「別々」などとならないように注意しましょう

炎症・感染	i1	周囲皮膚に発赤を認め，局所の炎症徴候があります
肉芽組織	g0	真皮までの損傷の治癒過程は，新生上皮によって上皮化するので，肉芽形成を必要としません。よって，「創が浅いため肉芽形成なし」と判定します
壊死組織	N3	黄色の部分は真皮層の壊死組織です
ポケット	p0	ポケット形成はありません
合 計（点）	13	

A 2-8 「左踵骨部」の評価

➡072ページ

d2-e0s6i0g0n0p0：6（点）

項　目	点数	
深さ	d2	水疱は表皮と真皮の間に組織液が貯留した状態で，真皮にとどまる損傷です 水疱（d2）と持続する発赤（d1）が混在している場合は，深い部分で判定します
滲出液	e0	水疱内にとどまっている状態であり，滲出液はありません
大きさ	s6	①3.0×②2.2=6.6
炎症・感染	i0	炎症や感染徴候はありません
肉芽組織	g0	真皮までの損傷の治癒過程は，新生上皮によって上皮化するので，肉芽形成を必要としません。よって，創が浅いため「肉芽形成なし」と判定します
壊死組織	n0	壊死組織はありません
ポケット	p0	ポケット形成はありません
合 計（点）	6	

A 2-9 「左踵骨部」の評価

➡073 ページ

DU-e0s8i0G6n0p0：14（点）

項 目	点数	
深さ	DU	内容物に血液成分を含む血疱や創底が暗赤色または紫色などに変化している場合は，皮膚損傷が深部組織に達している可能性があり，「深部組織損傷（DTI）」を疑い，深さは「判定不能」とします 1週間後，血疱の一部が破疱したため，浮き上がっている表皮を除去すると，真皮に留まる部分は上皮化が進んでいますが，中心部には創底に固着した壊死組織があり，この状態でも深さの判定はできません（左の写真） 表層超音波を用いて評価し，不明瞭な層構造や低エコー域画像がみられる場合は，DTIが強く疑われます
滲出液	e0	血疱内にとどまっている状態であり，滲出液はありません
大きさ	s8	①5.4×②3.6＝19.44
炎症・感染	i0	周囲皮膚に発赤や熱感，硬結などの炎症や感染徴候はありません
肉芽組織	G6	深さの判定はできませんが，損傷が深部組織に達している可能性が高いと考えられます。皮下組織に達する創は，治癒過程に肉芽形成が必要ですが，良性肉芽はまったく確認できない状態です
壊死組織	n0	創の表面から確認できる壊死組織はありません
ポケット	p0	ポケット形成はありません
合 計（点）	14	

A 2-10 「右外踝部」の評価

➡073 ページ

D3-e1s6i0G4n0p0：11（点）

項 目	点数	
深さ	D3	皮下組織に達する損傷です。創底と創縁（周囲皮膚）に段差があるのが特徴です

滲出液	e1	毎日外用剤を塗布するため，ガーゼ交換は 1 回 / 日ですが，付着している滲出液量はガーゼの 1/4 程度以下のため，滲出液は「少量」と判定します
大きさ	s6	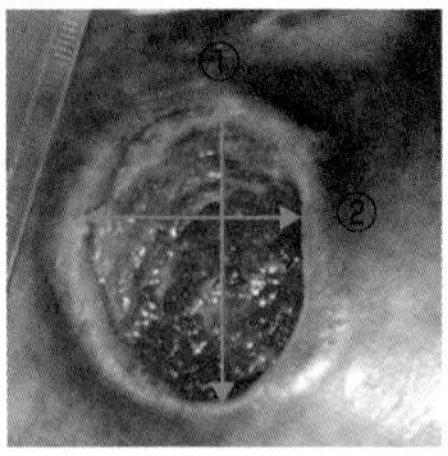 ①4.0×②3.1＝12.4 創内の白色に見える部分は上皮化が進んでいるところですが，まだ滲出液が確認できるため，この部分も含めて計測します
炎症・感染	i0	周囲皮膚に発赤や熱感，硬結などの炎症や感染徴候はありません
肉芽組織	G4	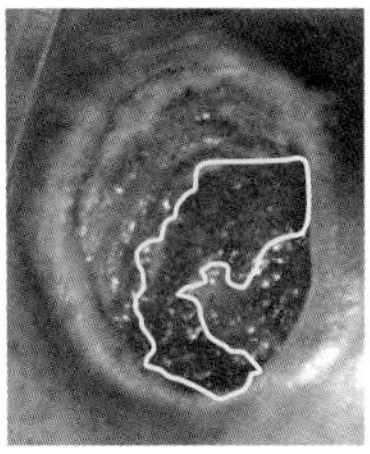 鮮紅色で適度な湿潤がある良性肉芽は，図の黄線の範囲で 40％程度です
壊死組織	n0	壊死組織はありません
ポケット	p0	ポケット形成はありません
合 計（点）	11	

A 2-11 「仙骨部」の評価

➡ 074 ページ

D4-E6S15I3G4N3p0：31（点）

項　目	点数	
深さ	D4	創の中心に見える白色の部分は腱が露出しているため，皮下組織を超える損傷です
滲出液	E6	1 回/日のガーゼ交換で，ガーゼのほぼ全面に滲出液が付着しています。時に滲出液が漏れ出すことがあるため「多量」と判定します
大きさ	S15	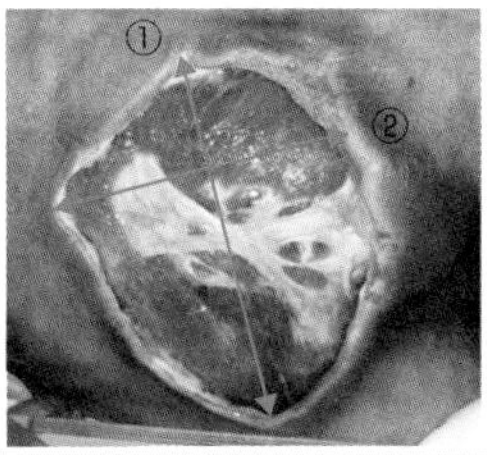 ①10.8×②9.3＝100.44

炎症・感染	I3	周囲皮膚に発赤と熱感があり，膿性の滲出液を認めるため局所の明らかな感染徴候があります。しかし，発熱などの全身的影響はありません
肉芽組織	G4	鮮紅色で適度な湿潤がある良性肉芽は，下図の黄線の範囲で 30%程度です
壊死組織	N3	柔らかい黄色壊死組織があります。腱の周囲に付着する黄色に見える部分も壊死組織です
ポケット	p0	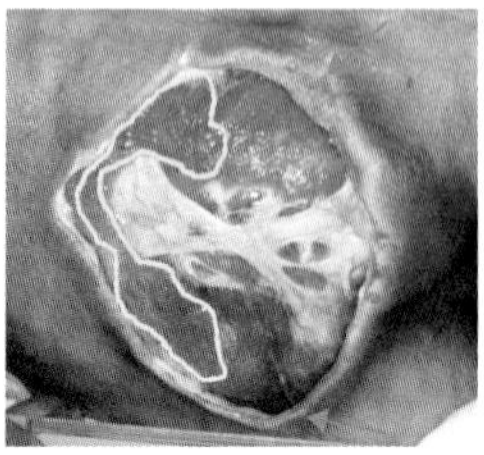 写真の青い矢印の部分は皮膚がめくれあがってポケットのように見えますが，皮膚損傷部は超えていないためポケット形成はありません。創底は全体に確認できます
合 計(点)	31	

A 2-12 「右大転子部」の評価

➡ 074 ページ

D5-e3s8i0G6N3P6：26（点）

項 目	点数	
深さ	D5	腱の露出部分から関節に向かって交通がある状態です
滲出液	e3	1 回/日のガーゼ交換で，滲出液の付着はガーゼの 3/4 程度未満であり，滲出液が漏れ出すことはありません。また，周囲皮膚に浸軟はないため「中等量」と判定します
大きさ	s8	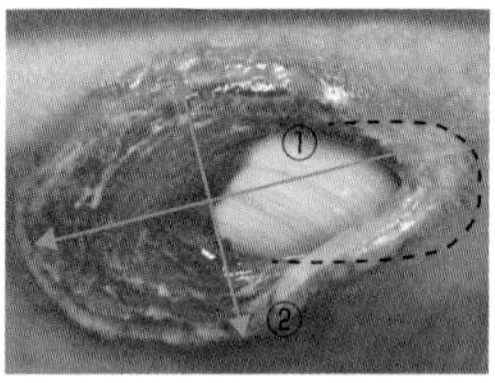 ①6.9×②4.6＝31.74
炎症・感染	i0	周囲皮膚に発赤や熱感，硬結などの炎症や感染徴候はありません
肉芽組織	G6	赤色の良性肉芽は確認できません
壊死組織	N3	肉芽の上に線状に黄色に見えるものは，柔らかい黄色壊死組織です

ポケット	P6	(③8.0×4.4)－(①6.9×②4.6)＝35.2－31.74＝3.46
合 計(点)	26	

A 2-13 「仙骨部から左殿部」の評価

⇒075 ページ

DU-e0s8i1G6n0p0：15（点） ［急性期の褥瘡であるため，DERIGN-R 評価は参考値］

項 目	点数	
深さ	DU	創と皮膚の境界がはっきりせず，急性期の褥瘡です。持続する発赤の中に暗紫色に変化した部位があり，二重発赤の状態です。一見，皮膚の色調変化のみの浅い褥瘡に見えますが，損傷が深部組織に達している可能性があるためDTI を疑い，深さは「判定不能」とします。表層超音波で，不明瞭な層構造や低エコー域画像の有無を確認することが有効です
滲出液	e0	滲出液はありません
大きさ	s8	①6.0×②5.1＝30.6 持続する発赤を含む範囲を計測します
炎症・感染	i1	周囲皮膚に発赤や熱感，硬結があり，疼痛を強く訴えています。局所の炎症徴候があります
肉芽組織	G6	損傷が深部組織に達している可能性が高いと判断しました。皮下組織に達する創は，治癒過程に肉芽形成が必要ですが，良性肉芽はまったく確認できない状態です
壊死組織	n0	壊死組織はありません。進行すると壊死組織を伴うこともあるため，注意深く観察する必要があります
ポケット	p0	ポケット形成はありません
合 計(点)	15	

A 2-14 「仙骨部」の評価

➡075 ページ

DU-e3s8i0G6N6p0：23（点）

項　目	点数	
深さ	DU	慢性期で皮下組織に達する褥瘡の中に新たな損傷が生じています。赤色と暗紫色が混在する部分は急性期の褥瘡です。DTI を疑う急性期褥瘡は皮下組織よりもさらに深部に損傷が及ぶ可能性があり，深さ判定不能と判断します。深さが均一でない場合は，範囲ではなく，創の一番深い部分で判定します
滲出液	e3	1 回/日のガーゼ交換ですが，滲出液量はガーゼの 1/2 程度の付着であるため，滲出液は「中等量」と判定します
大きさ	s8	①6.6×②3.0＝19.8
炎症・感染	i0	周囲皮膚に発赤や熱感，硬結はなく，炎症や感染徴候はありません
肉芽組織	G6	白っぽい肉芽組織であり，不良肉芽です。良性肉芽はまったく確認できない状態です
壊死組織	N6	黄色壊死組織と黒色壊死組織（暗紫色の部分）が混在している状態です
ポケット	p0	ポケット形成はありません
合 計（点）	23	

A 2-15 「仙骨部」の評価

➡076 ページ

DU-e3S15I9G6N6p0：39（点）

項　目	点数	
深さ	DU	黒色の壊死組織に覆われ，深さの判定はできない状態です
滲出液	e3	1 回/日のガーゼ交換で，滲出液の付着はガーゼの 3/4 程度未満であり，滲出液が漏れ出すことはありません。また，周囲皮膚に浸軟はないため「中等量」と判定します

大きさ	S15	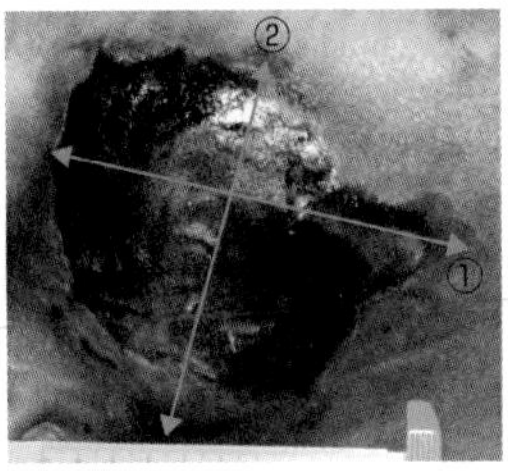 ①11.9×②10.1=120.19 創縁部は真皮にとどまる浅い損傷ですが，この部分を含めて測定します
炎症・感染	I9	周囲皮膚に発赤と熱感があり，膿性の滲出液を認めるため局所の明らかな感染徴候があります。さらに，発熱の原因は褥瘡部の感染と考えられるため「全身的影響あり」と判定します。直ちに壊死組織を切除し排膿する必要があります
肉芽組織	G6	壊死組織で覆われ肉芽が確認できない状態であり，「良性肉芽が全く形成されていない」と判定します
壊死組織	N6	硬くはありませんが，黒色で固着した壊死組織があります
ポケット	p0	膿が貯留している部分にポケットが形成している可能性が高いと推測できますが，現時点ではポケット形成は確認できません。切開排膿後，全周にポケットを確認しました
合 計(点)	39	

A 2-16 「右大転子部」の評価

➡ 076 ページ

d2-e1s8i0g1n0p0：10（点）

項　目	点数	
深さ	d2	皮下組織に達する損傷の治癒過程です。肉芽組織が増殖し，創縁との段差がほとんどなくなっています。改善とともに深さの点数を減少させ，真皮までの損傷に準じて d2 と判定します
滲出液	e1	毎日のドレッシング材交換は必要ないため，滲出液は「少量」と判定します
大きさ	s8	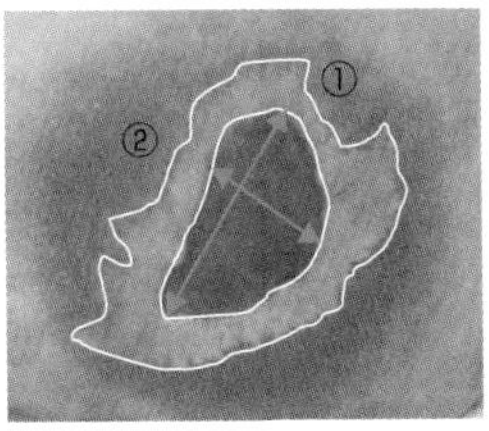 ①6.5×②3.6=23.4 治癒が進み，縮小してきている状態です。赤色にみえる皮膚欠損部の大きさを測定します
炎症・感染	i0	周囲皮膚に発赤，熱感，硬結などの炎症や感染徴候はありません

肉芽組織	g1	深さ d2 と評価しましたが，真皮にとどまる損傷ではなく肉芽増殖によって浅くなった褥瘡です。よって，赤色に見える部分は良性肉芽で，創面全体を占めています。創が浅く「肉芽形成なし＝g0」と判断に迷うかもしれませんが，白線で囲った部分は瘢痕組織です。瘢痕組織は肉芽が成熟した状態で，真皮にとどまる浅い創には存在しません。瘢痕組織に着目できれば皮下組織に達する損傷の治癒過程と判断できるでしょう
壊死組織	n0	壊死組織はありません
ポケット	p0	ポケット形成はありません
合 計（点）	10	

Ⓐ 2-17 「仙骨部から尾骨部」の評価

➡ 077 ページ

D3-E6s12i1G6N3P24：52（点）

項 目	点数	
深さ	D3	筋膜，筋肉，腱，骨などは確認できないため，皮下組織に達する損傷です
滲出液	E6	2 回/日のガーゼ交換で，ガーゼのほぼ全面に滲出液が付着しているため「多量」と判定します
大きさ	s12	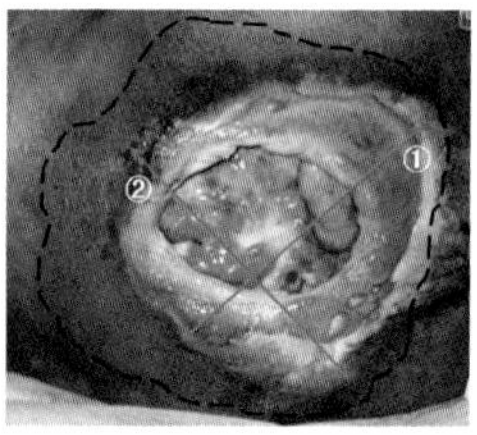 ①9.8×②9.8＝96.04
炎症・感染	i1	周囲皮膚に発赤と熱感があります。膿や悪臭はないため感染はありませんが，「局所の炎症徴候あり」と判定します
肉芽組織	G6	肉芽は白っぽく，浮腫状のため不良肉芽であり，「良性肉芽が全く形成されていない」と判定します。不良肉芽は低栄養や局所の血流不良，滲出液のコントロール不良などの場合にみられます
壊死組織	N3	柔らかい黄色壊死組織があります
ポケット	P24	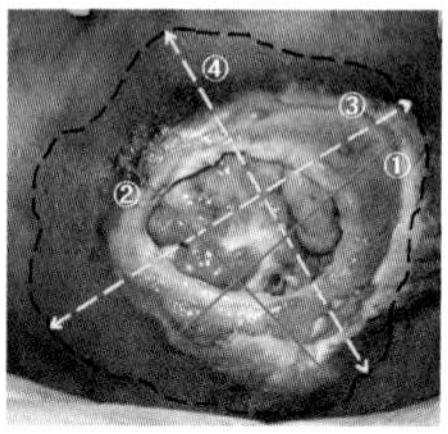 (③13.6×④12.5)−(①9.8×②9.8)＝170−96.04＝73.96

合 計(点)	52	

A 2-18 「仙骨部」の評価

➡ 077 ページ

D3-e1s6i0G4N3p0：14（点）

項　目	点数	
深さ	D3	皮下組織に達する損傷です。創底と創縁（周囲皮膚）に段差があるのが特徴です
滲出液	e1	毎日のドレッシング材交換を必要としないため，滲出液は「少量」と判定します
大きさ	s6	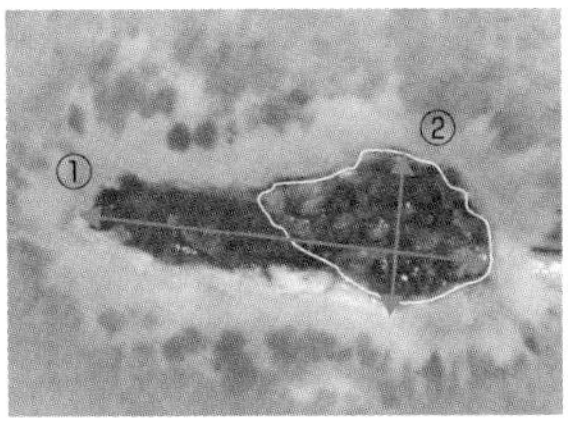 ①4.0×②1.4＝5.6 治癒が進み縮小してきている状態です。赤色に見える皮膚欠損部の大きさを測定します。周囲の白色の部分は瘢痕組織です
炎症・感染	i0	周囲皮膚に発赤や熱感，硬結などの炎症や感染徴候はありません
肉芽組織	G4	黄線の範囲は浮腫状で過剰肉芽であり，不良肉芽と判断するため，良性肉芽は 40%程度です
壊死組織	N3	軟らかい黄色壊死組織があります
ポケット	p0	ポケット形成はありません
合 計(点)	14	

A 2-19 「脊柱部」の評価

➡ 078 ページ

DU-E6s9i1G6N3p0：25（点）

項　目	点数	
深さ	DU	真皮にとどまる損傷と壊死組織で覆われて創底が確認できない損傷が混在しています。深さが均一でない場合は，範囲ではなく，創の一番深い部分で判断するため，「深さ判定が不能」と判定します

滲出液	E6	1回/日のガーゼ交換ですが，ガーゼのほぼ全面に滲出液が付着し，周囲皮膚が浸軟しているため「多量」と判定します
大きさ	s9	①8.3×②4.9＝40.67 炎症による発赤部分を含む範囲で計測します
炎症・感染	i1	周囲皮膚の一部に発赤があり，局所の炎症徴候があります
肉芽組織	G6	真皮にとどまる損傷の部分は肉芽形成を必要としません。深さは判定できませんが皮下組織に達すると予測する部分は壊死組織で覆われ，肉芽が確認できない状態であり，「良性肉芽が全く形成されていない」と判定します
壊死組織	N3	固着している黒色壊死組織と，柔らかい黄色から黒色の壊死組織が混在しています。壊死組織は割合が多い状態で判断するので「柔らかい壊死組織あり」と判定します
ポケット	p0	ポケット形成はありません
合 計(点)	25	

A 2-20 MDRPUの事例①～弾性ストッキング

➡ 078 ページ

d1-e0s3i0g0n0p0：3（点）

項　目	点数	
深さ	d1	持続する発赤です。皮膚の色調変化のみで，皮膚欠損がない状態です。反応性充血との判別が必要です
滲出液	e0	皮膚欠損がないため滲出液はありません
大きさ	s3	①4.6×②0.6＝2.76 持続する発赤は，血管が破綻して赤血球が漏出している状態です。皮膚欠損はありませんが，組織の損傷は生じているため，「d0 組織損傷なし」とは判断せずに，発赤部のサイズを測定します

炎症・感染	i0	周囲皮膚に発赤や熱感などの炎症や感染徴候はありません
肉芽組織	g0	皮膚損傷はなく，肉芽形成はありません
壊死組織	n0	壊死組織はありません
ポケット	p0	ポケット形成はありません
合 計(点)	3	

A 2-21 MDRPUの事例②～体幹装具(硬性コルセット)

➡079ページ

d2-e1s8i0g0n0p0：9（点）

項　目	点数	
深さ	d2	真皮までの損傷です。創底と創縁（周囲皮膚）に段差がないのが特徴です
滲出液	e1	毎日のドレッシング材交換を必要としないため，滲出液は「少量」と判定します
大きさ	s8	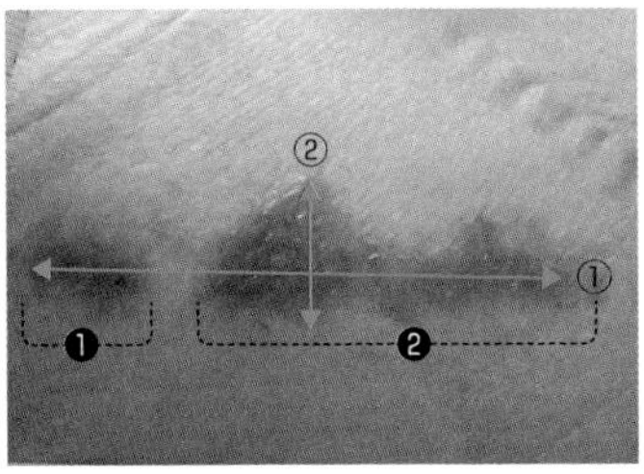 ①8.7×②2.4＝20.88 ❶と❷の創をそれぞれ計測し，合計してもよいでしょう。それぞれ計測するか，1つの創と捉えて計測するかを統一してください。ここでは「1つの創」として計測しています
炎症・感染	i0	炎症や感染徴候はありません
肉芽組織	g0	真皮までの損傷の治癒過程は，新生上皮によって上皮化し，肉芽形成を必要としません。よって「創が浅いため肉芽形成の評価ができない」と判定します
壊死組織	n0	壊死組織はありません
ポケット	p0	ポケット形成はありません
合 計(点)	9	

A 2-22 MDRPUの事例③～弾性ストッキング

➡ 079 ページ

DU-e0s6i1G6n0p0：13（点）

項　目	点数	
深さ	DU	内容物に血液成分を含む血疱は，皮膚損傷が深部組織に達している可能性があり，深部組織損傷（DTI）を疑います
滲出液	e0	血疱内にとどまっている状態であり，滲出液はありません
大きさ	s6	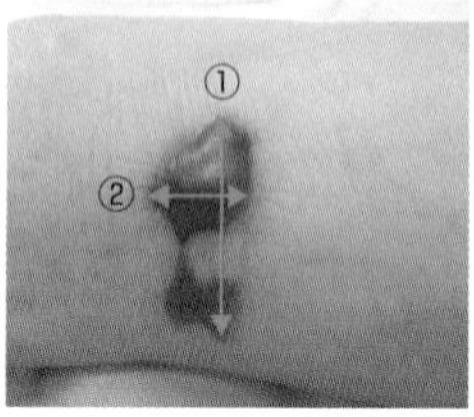 ①3.9×②1.8=7.02
炎症・感染	i1	周囲皮膚に発赤があり，局所の炎症徴候があります
肉芽組織	G6	深さの判定はできませんが，損傷が深部組織に達している可能性が高いと考えられます。皮下組織に達する創は，治癒過程に肉芽形成が必要ですが，良性肉芽は全く確認できない状態です
壊死組織	n0	創の表面から確認できる壊死組織はありません
ポケット	p0	ポケット形成はありません
合 計（点）	13	

A 2-23 MDRPUの事例④～頸椎固定具

➡ 080 ページ

d2-e1s3i0g0n0p0：4（点）

項　目	点数	
深さ	d2	真皮までの損傷で，創底と創縁（周囲皮膚）に段差がないのが特徴です
滲出液	e1	毎日のドレッシング材交換を必要としないため，滲出液は「少量」と判定します
大きさ	s3	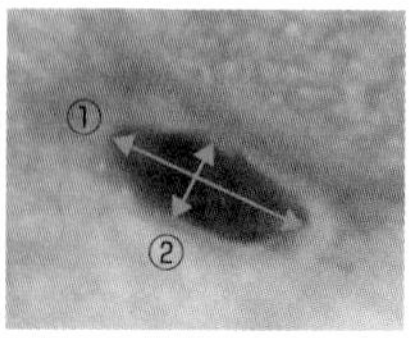 ①2.8×②1.2=3.36

炎症・感染	i0	炎症や感染徴候はありません
肉芽組織	g0	真皮までの損傷の治癒過程は，新生上皮によって上皮化し，肉芽形成を必要としません。よって「創が浅いため肉芽形成の評価ができない」と判定します
壊死組織	n0	壊死組織はありません
ポケット	p0	ポケット形成はありません
合 計（点）	4	

A 2-24 MDRPUの事例⑤～NPPVマスク

➡ 080 ページ

d2-e1s6i0g0n0p0：7（点）

項 目	点数	
深さ	d2	赤線の範囲は真皮までの損傷（d2），黄線の範囲は持続する発赤（d1），白線の範囲は色素沈着です。深さが均一でない場合は，創の一番深い部分で判定します
滲出液	e1	毎日のドレッシング材交換を必要としないため，滲出液は「少量」と判定します
大きさ	s6	①3.4×②2.7=9.18 持続する発赤を含む範囲（黄線）を計測します
炎症・感染	i0	炎症や感染徴候はありません
肉芽組織	g0	真皮までの損傷の治癒過程は，新生上皮によって上皮化し，肉芽形成を必要としません。よって「創が浅いため肉芽形成の評価ができない」と判定します
壊死組織	n0	壊死組織はありません
ポケット	p0	ポケット形成はありません
合 計（点）	7	

A 2-25 紅斑・紫斑(d1の褥瘡)

➡ 087 ページ

ドレッシング材の選択

適応：ポリウレタンフィルム

〔選択理由〕

摩擦やずれが生じる部位では，皮膚表面を保護する目的でポリウレタンフィルムを選択します。本症例は胸椎突起部に発症した褥瘡（d1）です。ベッドとの間に摩擦を生じる部位であり，保護目的でフィルムを貼付し，毎日観察を行いました。

ポイント⇒体圧管理とずれ対策を行うことも不可欠です。なお摩擦を受けない部位であれば，何も貼付せず毎日の観察を行う方法もあります。また，浮腫などの脆弱な皮膚であれば，フィルム材を貼ることによる二次損傷を考慮して，貼らない選択肢を検討します。

A 2-26 水疱(d2)

➡ 088 ページ

ドレッシング材の選択

適応：ポリウレタンフィルム

〔選択理由〕

水疱は，基本的には破らずそのままにして経過を観察します。ポリウレタンフィルムは，摩擦やずれから創を保護し，毎日の観察が容易なドレッシング材です

ポイント⇒膿疱，血疱の場合は穿刺して創を洗浄します。また，水疱の緊満が強く，痛みを伴う場合は減圧目的で穿刺します。その後は浅い潰瘍（d2）の処置に準じます。本症例は踵の水疱であり，ベッド上での摩擦予防としてフィルム材を貼付し，保護しました。その後，緊満が増強したため穿刺を行い，減圧したことで痛みが軽減しました。

A 2-27　びらん(d2)

➡ 088 ページ

ドレッシング材の選択

適応：ハイドロコロイド

〔選択理由〕

びらんには，真皮に至る創傷用ドレッシング材の中から，滲出液の量に応じたもの，褥瘡部位に貼付しやすいものを選択します。本症例では尾骨部にびらん（d2 褥瘡）が生じており，滲出液が少量であったため，ハイドロコロイドを選択し，3 日に 1 回の交換を行いました。

ポイント⇒肛門部に近接した褥瘡は排泄物に汚染されやすい状況にあります。本症例ではハイドロコロイドドレッシング材を貼付した後，さらにその辺縁をポリウレタンフィルムで覆い，便の浸入を回避しました。なお，ハイドロコロイド以外にも，滲出液がコントロールでき，安定して貼付できるものを選択することは可能です。

A 2-28　浅い潰瘍

➡ 089 ページ

ドレッシング材の選択

適応：ポリウレタンフォーム

〔選択理由〕

仙骨〜尾骨・左上後腸骨部に発生した褥瘡（d2）です。創面積がやや広く，滲出液は中等量です。ドレッシング材は当初使用したハイドロコロイドでは毎日の交換が必要でしたが，ポリウレタンフォームに変更後は 3 日に 1 度の交換となりました。

ポイント⇒浅い褥瘡でも滲出液が多い場合には，「皮下組織にいたる創傷用ドレッシング材」から吸収力のあるものを選択したほうが管理しやすい場合があります。ただし，この場合は保険適用外となるので注意が必要です。本症例は，継続的に評価しながら管理しやすいものへ変更した一例です。

A 2-29 良性肉芽(d2)

➡ 089 ページ

≫ ドレッシング材の選択

適応：銀含有ハイドロファイバー，アルギン酸Ag

〔選択理由〕

深い褥瘡の治癒過程で，肉芽が十分に形成され，創の縮小を図る時期です。創の縮小には，「銀含有ハイドロファイバー」「アルギン酸Ag」「アルギン酸塩」が効果的です（推奨度B）。本症例は良性肉芽ではありますが，滲出液がやや粘性で中等量のため，感染へと移行しかけた状態であるクリティカル・コロナイゼーション（critical colonization：臨界的定着）の制御目的で銀含有ハイドロファイバーを用いたところ，創の縮小が進み，治癒に至りました。

ポイント ⇒ **その他の選択肢**：皮下組織に至る創傷用ドレッシング材の中で，ポリウレタンフォーム，ハイドロポリマー，キチンなど（推奨度C）を滲出液の量に応じて選択できます。クリティカル・コロナイゼーションへ移行しないよう観察しながら管理します。

A 2-30 急性期の褥瘡で滲出液が「中等量～多い」場合

➡ 090 ページ

≫ ドレッシング材の選択

適応：ポリウレタンフォーム／ソフトシリコン

〔選択理由〕

本症例は大転子部に発生したDTIの疑われる急性期褥瘡です。滲出液があるため，ポリウレタンフィルムのみでは浸軟を起こす可能性があります。毎日の観察が容易で，滲出液の量に応じた創傷被覆材を選択します。本症例ではポリウレタンフォーム／ソフトシリコンドレッシング材を使用し，1～2日ごとに交換・観察を行いました。剥離刺激が低く，創部に固着しすぎないため，創面や創周囲皮膚の二次損傷を予防する効果が期待できます。

ポイント ⇒ **その他の選択肢**：急性期褥瘡は炎症に伴う滲出液の増加を認めることが多いため，滲出量に応じたもの，さらに短期間の交換でも二次損傷のリスクの低いソフトシリコン自着性のものなどを推奨します。

A 2-31 硬い壊死組織のある褥瘡への外用剤

➡ 090 ページ

外用剤の選択

適応：ブロメライン，スルファジアジン銀

※ドレッシング材のハイドロジェル（＋ポリウレタンフィルム）も使用できる（ただし外科的デブリードマン，外用剤の選択が優先される）

〔選択理由〕

本症例のDESIGN-R評価をみると，大文字の項目はGとNです。これを局所治療の指標（本書p.082図2-7参照）に当てはめると，対処の順番としてはまずNをnにすることを考えます。外用剤の選択肢としては，ブロメラインやスルファジアジン銀などが該当します。ブロメラインは蛋白分解酵素の薬効により壊死組織を分解し，スルファジアジン銀は乳剤性基材の働きにより壊死組織を柔らかくしますが，いずれも滲出液の比較的少ない創に適しています。

なお，外科的デブリードマンと外用剤が優先して選択されますが，Nをnにするドレッシング材として（本書p.085表2-5参照）ハイドロジェルを使用することもできます。その場合，ハイドロジェルは成分のほとんどが水分であり，単体ではすぐに蒸発してしまうため，ポリウレタンフィルムを二次ドレッシング材として使用します。本症例のように，硬く固着した壊死組織に水分を与え，柔らかくする効果があります。

ポイント ⇒ **壊死組織のデブリードマン**：本症例のように壊死範囲が明瞭化している褥瘡は，可能であればメスやハサミによる外科的デブリードマンを行うことが推奨されており，さらに壊死組織除去作用を有する外用剤の使用が難しい場合に，ドレッシング材を選択します。

A 2-32 柔らかい壊死組織のある褥瘡への外用剤

➡ 091 ページ

外用剤の選択

適応：カデキソマーヨウ素，デキストラノマー

〔選択理由〕

DESIGN-Rの評価をみると大文字の項目はGとNです。ただし「Q2-31」の症例と違うところは，壊死組織が柔らかい点（N3）です。

Nをnにするドレッシング材はハイドロジェル製剤ですが，これは滲出液の少ない時期に適しています。一般的に，壊死組織が柔らかくなってくると滲出液の量は増加し，感染のリスクが高まります。このような時期には，ドレッシング材よりも，滲出液をある程度吸収し，さらに壊死組織の融解を促すような外用剤のほうが使いやすいでしょう。

Nをnにする外用剤から，滲出液の量に応じて選択します。本症例の場合，Eではないものの「e3＝中等量」の滲出液ということですので，Eの適応も参考にしながら考えます（表4-1）。

カデキソマーヨウ素やデキストラノマーは，基材のデキストリンポリマーが滲出液を吸収し，創面が乾きすぎないといった特徴があり，中等度の滲出液にも適応できます。本症例ではカデキソマーヨウ素を使用しました。なおポビドンヨードシュガーは，砂糖の浸透圧で創面から滲出液を吸い出すため，滲出液が多い創や浮腫状の肉芽がある創に適しています。

ポイント ⇒ **創の洗浄**：創部を毎日洗浄することで，創の清浄化と感染予防の効果が期待できます。カデキソマーヨウ素やデキストラノマーに含まれるポリマービーズが創底に残存しないよう，十分な量の洗浄液（微温湯または生理食塩水）で洗い流します。

壊死組織のデブリードマン：全身状態を考慮した上で，可能であれば，適宜，メス・ハサミ・エイヒ等による外科的デブリードマン（メンテナンスデブリードマン）を行うことが推奨されています。

表 4-1 DESIGN-R®に準拠した外用剤の選択（N → n，E → e）

外用剤の種類	主な製品	N→n	I→i	E→e	G→g	S→s	P→p
ポビドンヨード・シュガー	ユーパスタ／イソジンシュガーパスタ／ソアナース／ネグミンシュガー	○	◎	◎	◎／○ cc*3	◎	○ E*4
ポビドンヨード	イソジンゲル		○				
カデキソマー・ヨウ素	カデックス	○	◎	◎	○ cc*3		
デキストラノマー	デブリサン	○		○			
スルファジアジン銀	ゲーベンクリーム	○	◎	○ e*1	○ cc*3		
ブロメライン	ブロメライン軟膏	○					
ヨウ素軟膏	ヨードコート軟膏		○	○ E*4	○ cc*3		
ヨードホルム	ヨードホルムガーゼ		○				
フラジオマイシン硫酸塩・トリプシン	フランセチン・T・パウダー		○				
トラフェルミン	フィブラストスプレー				◎	◎	○ e／i*2
アルミニウムクロロヒドロキシアラントイネート	アルキサ軟膏				◎	◎	
トレチノイントコフェリル	オルセノン軟膏			○ e／i*2	◎		○ e／i*2
ブクラデシンナトリウム	アクトシン軟膏				○	◎	
アルプロスタジルアルファデクス	プロスタンディン軟膏				○	◎	
リゾチーム塩酸塩	リフラップ軟膏				○	○	
ジメチルイソプロピルアズレン	アズノール軟膏					○	
酸化亜鉛	亜鉛華軟膏					○	
幼牛血液抽出物	ソルコセリル軟膏					○	

◎：推奨度B，○：推奨度C1

A 2-33 感染創への外用剤

➡ 091 ページ

外用剤の選択

適応：ポビドンヨードシュガー

〔選択理由〕

『褥瘡予防・管理ガイドライン』（日本褥瘡学会）では，明らかな局所感染がある場合には，ドレッシング材ではなく，感染抑制作用のある外用剤の使用を推奨しています。Iをiにするドレッシング材として銀含有ハイドロファイバーやアルギン酸Agが挙げられますが，これらの静菌作用は創表面にとどまるものであり，明らかな感染創には向きません。クリティカル・コロナイゼーションまでの段階に限り，使用することをお勧めします。

本症例のDESIGN-R評価では，大文字の項目はE，S，I，G，Nです。本書p.082図2-7の局所治療の図からみた項目の優先順位をみると，S，G，Nのすべてが大文字ですが，まずNに着目します。さらにIとEはどの時期でも優先となる項目です。以上より，N，I，Eの3項目に対応する外用剤を選択すると，ポビドンヨードシュガーとカデキソマーヨウ素が挙げられます（表4-2）。

本症例の場合，創の中央に腱が露出している部分があり，創洗浄後，ここにカデキソマービーズが残存してしまうリスクを考慮し，ポビドンヨードシュガーを選択しました。

ポイント ⇒感染創は，十分な量の洗浄液を用いて毎日1回以上の創洗浄を行います。シャワーによる洗浄も効果的です（図4-1）。

図4-1 シャワーを用いた創洗浄

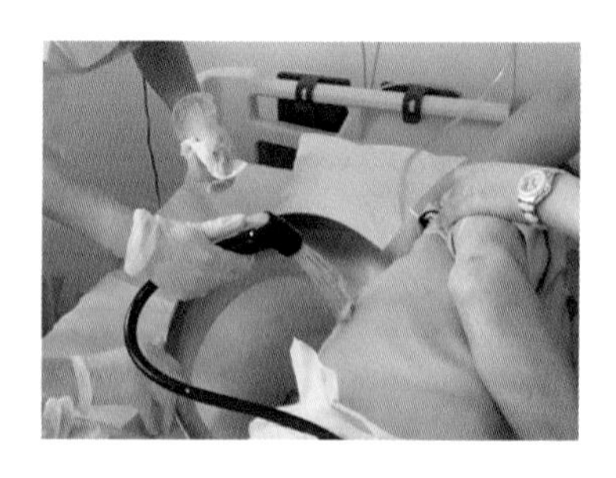

表4-2 DESIGN-R®に準拠した外用剤の選択（N→n，I→i，E→e）

外用剤の種類	主な製品	N→n	I→i	E→e	G→g	S→s	P→p
ポビドンヨード・シュガー	ユーパスタ／イソジンシュガーパスタ／ソアナース／ネグミンシュガー	○	◎	◎	◎／○ cc*3	◎	○ E*4
ポビドンヨード	イソジンゲル		○				
カデキソマー・ヨウ素	カデックス	○	◎	◎	○ cc*3		
デキストラノマー	デブリサン	○		○			
スルファジアジン銀	ゲーベンクリーム	○	◎	○ e*1	○ cc*3		
ブロメライン	ブロメライン軟膏	○					
ヨウ素軟膏	ヨードコート軟膏		○	○ E*4	○ cc*3		
ヨードホルム	ヨードホルムガーゼ		○				
フラジオマイシン硫酸塩・トリプシン	フランセチン・T・パウダー		○				
トラフェルミン	フィブラストスプレー				◎	◎	○ e／i*2
アルミニウムクロロヒドロキシアラントイネート	アルキサ軟膏				◎	◎	
トレチノイントコフェリル	オルセノン軟膏			○ e／i*2	◎		○ e／i*2
ブクラデシンナトリウム	アクトシン軟膏				○	◎	
アルプロスタジルアルファデクス	プロスタンディン軟膏				○	◎	
リゾチーム塩酸塩	リフラップ軟膏				○	○	
ジメチルイソプロピルアズレン	アズノール軟膏					○	
酸化亜鉛	亜鉛華軟膏					○	
幼牛血液抽出物	ソルコセリル軟膏					○	

◎：推奨度B，○：推奨度C1

A 2-34 浮腫状の不良肉芽

➡ 092 ページ

外用剤の選択

適応：[第1選択] ポビドンヨードシュガー
[第2選択] カデキソマーヨウ素（ヨウ素軟膏）

ドレッシング材の選択

適応：銀含有ハイドロファイバー，アルギン酸Ag

〔選択理由〕

本症例は創面が浮腫状に隆起した肉芽で覆われており，クリティカル・コロナイゼーションが疑われます。局所の炎症所見では，Iではなくiですが，感染制御の視点も必要です。肉芽の浮腫は，滲出液が過多の場合や壊死組織が残存している場合に起こりやすくなります。このような時期には，滲出液をコントロールし，感染を制御しながら良性肉芽への移行を促進することを目指します。

「外用剤」ではカデキソマーヨウ素，ポビドンヨードシュガー，ヨウ素軟膏が該当します（表4-3）。これらの中でもポビドンヨードシュガーは，砂糖の浸透圧で創面から滲出液を吸い出すため，浮腫状の肉芽がある創には特に適しています。

ドレッシング材であれば，銀含有ハイドロファイバー，アルギン酸Agを用いることもできます（推奨度C1）が，感染制御の観点からは，抗菌作用を有する外用薬や洗浄の強化を優先して検討します。

ポイント ⇒ 肉芽が隆起している創では，ガーゼなどの二次ドレッシング材の厚さにより，出血したり圧迫が強まったりするため，薄くて吸収力のあるものを選ぶことも大切です。

表 4-3 DESIGN-R®に準拠した外用剤の選択（I→i，E→e，G→g）

外用剤の種類	主な製品	N→n	I→i	E→e	G→g	S→s	P→p
ポビドンヨード・シュガー	ユーパスタ／イソジンシュガーパスタ／ソアナース／ネグミンシュガー	○	◎	◎	◎／○ cc*3	◎	○ E*4
ポビドンヨード	イソジンゲル		○				
カデキソマー・ヨウ素	カデックス	○	◎	◎	○ cc*3		
デキストラノマー	デブリサン	○		○			
スルファジアジン銀	ゲーベンクリーム	○	◎	○ e*1	○ cc*3		
ブロメライン	ブロメライン軟膏	○					
ヨウ素軟膏	ヨードコート軟膏		○	○ E*4	○ cc*3		
ヨードホルム	ヨードホルムガーゼ		○				
フラジオマイシン硫酸塩・トリプシン	フランセチン・T・パウダー		○				
トラフェルミン	フィブラストスプレー				◎	◎	○ e／i*2
アルミニウムクロロヒドロキシアラントイネート	アルキサ軟膏				◎	◎	
トレチノイントコフェリル	オルセノン軟膏			○ e／i*2	◎		○ e／i*2
ブクラデシンナトリウム	アクトシン軟膏				○	◎	
アルプロスタジルアルファデクス	プロスタンディン軟膏				○	◎	
リゾチーム塩酸塩	リフラップ軟膏				○	○	
ジメチルイソプロピルアズレン	アズノール軟膏					○	
酸化亜鉛	亜鉛華軟膏					○	
幼牛血液抽出物	ソルコセリル軟膏					○	

◎：推奨度B，○：推奨度C1

A 2-35 ポケットを有する褥瘡

⇒093ページ

ドレッシング材の選択

適応：銀含有ハイドロファイバー

〔選択理由〕

DESIGN-R評価で大文字の項目は，EとGとPです。壊死組織や感染徴候がないので，ドレッシング材が適応できます。大文字の項目である「肉芽形成」と「ポケット」に対応できるドレッシング材は，アルギン酸塩，アルギン酸Ag，ハイドロファイバー，銀含有ハイドロファイバーです（本書p.085表2-5参照）。いずれも繊維状でポケットの創腔に充填できる特徴があります。本症例の場合，膿苔を形成しやすいこと，滲出液が多量であることから，クリティカル・コロナイゼーションを制御する目的で静菌作用のある銀含有ハイドロファイバーが適応となります。

創底に膿苔を形成しやすいため，メンテナンスデブリードマンとしてセッシや綿棒で膿苔を適宜除去し，ポケット内部まで洗浄を行って感染予防に留意する必要があります。ドレッシング材の使用で創の改善を認めない場合や在宅患者などで感染予防を優先したい場合は，抗菌作用のある軟膏を優先します。

外用剤の選択

適応：ポビドンヨードシュガー

〔選択理由〕

外用剤でGとPに対応できるものは，トラフェルミン，トレチノイントコフェリル，ポビドンヨードシュガーですが，このうち滲出液が多めの創にも適しているのはポビドンヨードシュガーのみです。外用剤を奥行きのあるポケット創に使用する場合は，コメガーゼなどを創腔にゆるく充填するなどして死腔をつくらないようにし，滲出液のドレナージを確実に行うようにします。さらにポケット内部まで毎日洗浄して感染を予防します。

おむつの適正使用とスキンケアを行うことにより，周囲皮膚の浸軟を予防することも大切です（本書098ページ，失禁対策参照）。

ポイント ⇒ **陰圧閉鎖療法**：ポケットの解消や，創腔が広い場合には，陰圧閉鎖療法も選択肢の1つです。感染がなく(i)，壊死組織が除去(n)されている創が対象となります。

A 2-36 痛みを伴う創部

➡094 ページ

ドレッシング材の選択

適応：ハイドロジェル，ポリウレタンフォーム／ソフトシリコン，キチン

〔選択理由〕

創部の疼痛対策として第１に創面を乾燥させないこと，第２に剥離刺激を最小限にすることが重要です。ドレッシング材には，創部の痛みを直接的に取り除く効果はないものの，疼痛緩和に有効とされる「適度な湿潤環境」を整える効果があります。なかでもソフトシリコンを用いたドレッシング材は，剥離刺激や周囲皮膚の損傷リスクを最小限とすることが期待でき，局所の疼痛対策に役立ちます。

この症例の場合，創縁の乾燥や発赤があり，軽度の炎症を伴っていること，真皮が露出していることから，痛み刺激が強くなりやすい状況にあると推察できます。真皮レベルで壊死組織の存在があるので，Ｎをｎにする効果のあるハイドロジェルを第１選択としました。このような場合，二次ドレッシング材にはポリウレタンフォーム／ソフトシリコンのような剥離刺激の少ないものを選択します。なお，この創傷は浅い褥瘡（d2）なので，滲出液のコントロールができる範囲であれば，Ｎにこだわらず，浅い褥瘡の治療としてドレッシング材を選択してもよいでしょう。

ポイント ⇒「ドレッシング材交換時の疼痛対策」として，その他に下記が挙げられます。

①ドレッシング材やテープ類を剥離する際，生理食塩水などで剥離面を湿らせる
②皮膚を押さえながら，創の外側から中心に向かってゆっくりと愛護的に剥がす
③剥がしにくい場合は，皮膚用リムーバー（本書p.097表2-7参照）を用いる
④微温湯で刺激痛がある場合は，体温程度に温めた生理食塩水で創洗浄を行う
⑤必要に応じて処置前の鎮痛薬投与を考慮する
⑥事前の説明や処置中の言葉かけ，環境調整を十分に行う

③に挙げた「皮膚用リムーバー」の活用や，生理食塩水による洗浄も効果的です。患者の状態を踏まえた上で，必要に応じて事前の鎮痛剤投与も考慮します。

A 2-37 剥がし方①

➡ 103 ページ

» 誤っている方法

×：素早く一気に剥がす

〔解説〕

絆創膏などのテープは，90度以上折り返し，剥離部の皮膚を指で常に押さえながら，ゆっくりと愛護的に剥がします。剥がれにくい場合は，テープと皮膚の間を微温湯で湿らせたり，皮膚用リムーバーを使用するなどして剥がします。

A 2-38 剥がし方②

➡ 103 ページ

» 適切な方法

○：皮膚面に対して水平方向に引きのばしながらゆっくり剥がす
○：剥離部に近い皮膚を押さえながらゆっくりと剥がす
○：剥がれにくい場合には皮膚用リムーバーを使用する

〔解説〕

フィルム材は，皮膚面に対して水平方向にフィルム材を引きのばしながら，ゆっくり剥がします。この方法で剥がれにくいときは，フィルムを 90 度以上折り返し，剥離部の皮膚を指で押さえながらゆっくりと剥がします。

剥がれにくい場合は微温湯で剥離面を湿らせたり，皮膚用リムーバーを使用しながら剥がします。

A 2-39 剥がし方③

➡ 104 ページ

» 誤っている方法

×：汚染されている部位から先に剥がす

〔解説〕

ドレッシング材と皮膚の間に微温湯などをかけながら，皮膚を指で押さえてゆっくりと剥がしていきます。基本的にはドレッシング材の外側から中心に向かって，またなるべく毛並みに沿って剥がします。便などで汚染されている部位は最後に剥がします。

A 2-40 洗浄方法

➡ 104 ページ

適切な方法

◯：洗浄前の創の消毒は必ずしも行わなくてよい
◯：洗浄は基本的に，微温湯，生理食塩水，蒸留水のいずれで行ってもよい

〔解説〕

洗浄液は体温程度（36～38℃）に温めた微温湯，生理食塩水，蒸留水のいずれかを用意します。洗浄時に創痛がある場合は，創部に対してもっとも刺激が少ない生理食塩水の使用が推奨されています。

『褥瘡予防・管理ガイドライン』（第4版；日本褥瘡学会）では感染創に対する洗浄前の消毒は必ずしも行わなくてよいとされています。ただし明らかな感染創の場合には，洗浄の前に創部の消毒を行うことがあります。

洗浄は，①創周囲皮膚を洗浄する→②洗浄剤を十分に洗い流す→③創面を十分に洗い流す→④水分を押さえ拭きするという手順で行います。

創部は十分な量で洗い流すことが大切で，可能であればシャワー洗浄を行うことも効果的です。

A 2-41 浸軟・かぶれの防止

➡ 105 ページ

不適切な方法

×：非薄化した皮膚には粘着力の強いテープ，フィルム材でしっかり貼付する
×：滲出液の量にかかわらず，1日1回以上は必ずドレッシング材の交換を行う
×：創周囲皮膚の洗浄は，刺激になるので行わない

〔解説〕

ドレッシング材を適切に用いて滲出液のコントロールをすることが大切ですが，スキンケアとしては保護・撥水効果のある皮膚被膜剤を用いる方法があります。滲出液や排泄物などをはじく効果と，テープ剥離時の角質の損傷を低減させる効果が期待できます。創洗浄後，ドレッシング材や外用剤を貼る前の創周囲皮膚に塗布，または吹きかけて使用します。速乾性のタイプは，この上からドレッシング材やテープを貼ることが可能です。脆弱な皮膚の場合は，剥離刺激が少ないテープやフィルム材などを選択することも考慮します。

A 2-42 便失禁

➡ 105 ページ

不適切な方法

×：創部をドレッシング材で覆っていれば，便失禁専用パッドや失禁用ポリエステル繊維綿は不要である

〔解説〕

褥瘡部が肛門に近接している場合は，排泄物で創部が汚染されるのを防ぐケアが必要です。ドレッシング材の内側に排泄物が浸入するのを防ぐ工夫として，創部と肛門の間に板状皮膚保護剤を用いたり，ポリウレタンフィルム材でドレッシング材の辺縁をカバーする方法があります。さらに便失禁専用パッドや失禁用ポリエステル繊維綿を併用することが効果的です。

A 2-43 持続的難治性下痢便ドレナージ

➡ 106 ページ

適切なもの

○：「持続的難治性下痢便ドレナージ」は肛門部や直腸内に病変・損傷がある場合は不適応である

○：「持続的難治性下痢便ドレナージ」用品は，医師の管理下で使用する

〔解説〕

下痢便が多量の場合は，便失禁管理システムの活用や肛門部のパウチングも考慮します。

A 2-44 局所陰圧閉鎖療法（NPWT）

➡106ページ

○：症例④

〔解説〕

局所陰圧閉鎖療法（NPWT）は，感染・壊死がコントロールされた創に対して，肉芽形成の促進や創部の縮小を目的として実施されます。深い褥瘡の治癒過程では，肉芽形成期が適応時期にあたります。

①は急性期の褥瘡です。

②は壊死組織がコントロールされていないことに加え，阻血性の潰瘍と考えられるため，この段階では適応となりません。十分な血流がない創にNPWTを行っても効果は得られない上，壊死組織を拡大させてしまうリスクがあります。まずは血流評価や血行再建を検討すべき状態であり，さらに感染制御および壊死組織へのアプローチが必要です。

③は壊死組織がコントロールされていないため，この段階では適応となりません。創周囲に発赤があり，炎症徴候を認めるため，感染コントロールとデブリードマンを優先すべき状態といえます。

④感染徴候や壊死組織がなく，肉芽形成期の褥瘡です。全身状態や治療方針を踏まえた上で，NPWTを考慮してもよいと思われます。

⑤貧血症状があり，また創部に血餅が大量に付着していることから，出血傾向が認められました。さらなる出血を助長する恐れがあるため，NPWTの適応とはなりません。

A 2-45 入院後の褥瘡の評価

➡ 108 ページ

DU-e0s9i0G6N6p0：21（点）

項　目	点数	状　態
深さ	U	黒色壊死組織が固着しており，現時点では深さ判定不能です
滲出液	e0	滲出液はありません
大きさ	s9	9 × 5 = 45
炎症・感染	i0	局所に炎症徴候はありません
肉芽組織	G6	創面は黒色壊死組織で覆われており，良性肉芽が存在しません
壊死組織	N6	硬く厚い黒色壊死組織が固着しています
ポケット	p0	ポケット形成はありません
合 計（点）	21	

A 2-46 入院当日の看護計画

➡ 109 ページ

〔解説〕

1．体圧分散

①マットレスの選択：圧切替型高機能マットレス

活動性・可動性ともに低く，褥瘡は黒色壊死組織が固着していて DTI が疑われる状態です。活動性が上がるまでの間は高機能マットレスを選択しました。

②体圧評価

簡易型体圧測定器を用いて仙骨部・後腸骨部の体圧測定を行い，仰臥位・30 度側臥位ともにいずれの部位も 40mmHg 以下であることを確認しました。ただし左 30 度側臥位では褥瘡部への体圧負荷が高くなるため，この姿勢を長くとることはできないと考えました。左側臥位での大転子部の体圧は，90 度では 64mmHg，60 ～ 80 度では最大 52mmHg でした。左側臥位に関しては 30 度・90 度を避け，60 ～ 80 度の範囲で行うこととしました。

③体位変換の間隔

日中は 2 時間ごと，夜間は 3 時間ごととしました。

2. 摩擦・ずれへの対策

①シーツの選択

伸縮性があり，摩擦係数の低いタイプ（ドライαシーツ；ケープ）を使用しました。

②スライディングシートの活用

体位変換は最低２人で行い，ベッド上での移動にはスライディングシートを用いました。

③ポジショニング

ポジショニングクッションを使用し，背抜き・圧抜きを行いながらポジショニングを行いました。

3. スキンケア

おむつを使用していたため，予防的スキンケアとして肛門周囲や殿裂部に撥水性皮膚保護クリームを塗布しました。

4. 栄養管理

原疾患が糖尿病のため，血糖コントロールを行いながら経口摂取を開始しました。

5. リハビリテーション

筋力回復とADL向上を目的として理学療法士によるリハビリテーションを開始しました。

A 2-47 局所ケアの選択

➡109ページ

○：ハイドロジェル
○：スルファジアジン銀

〔選択理由〕

壊死組織が固着しているために深さの確定ができずDUとしていますが，創周囲皮膚に発赤・腫脹・熱感といった急性炎症の所見はありません。また創縁は明瞭となっていますので，慢性期の深い褥瘡として局所治療を考えます。

DESIGN-Rで大文字の項目は「G：肉芽組織」「N：壊死組織」ですので，まずはNをnにするドレッシング材・外用剤の中から選択します。局所に炎症・感染徴候がなく（i），滲出液がない（e）ので，ハイドロジェルを選択しました。外用剤を選択する場合は，滲出液の少ない創に使用できる軟膏；ブロメラインまたはスルファジアジン銀が選択肢となります。

なお，本症例のように全身状態が比較的安定しており，壊死範囲が明瞭化している場合は，メスや剪刀による外科的デブリードマンの適応と考えられます。

A 2-48 褥瘡の処置方法

➡110ページ

〔解説〕

壊死組織の範囲が明瞭化しているので，早期に外科的デブリードマンを行い，その後も適宜メンテナンスデブリードマンを継続し，壊死組織を除去していくことが必要な時期です。本症例では，ハイドロジェルで硬い壊死組織を軟化させ，5日後から外科的デブリードマンを開始しました。その後，観察を毎日行い，感染徴候が出現していないかを確認します。

A 2-49 入院14日目の褥瘡の評価

➡110ページ

D4-e3s9i0g3N3P9：27（点）

項　目	点数	状　態
深さ	D4	
滲出液	e3	1回／日のドレッシング交換を実施
大きさ	s9	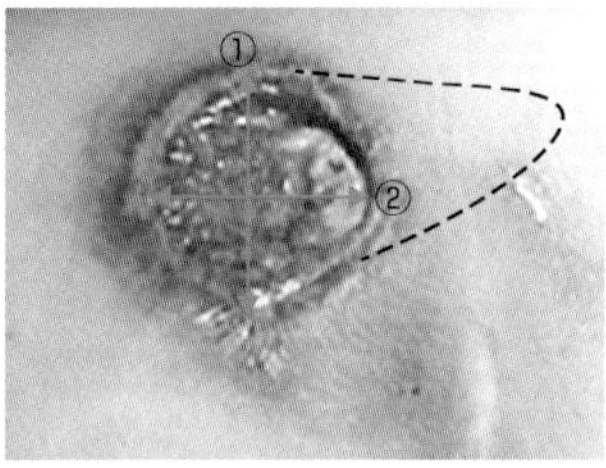 ①5×②4＝20
炎症・感染	i0	局所に炎症徴候はありません
肉芽組織	g3	黄色壊死部以外は創の約60%を良性肉芽が占める
壊死組織	N3	ポケット内部に黄色壊死組織が残存している
ポケット	P9	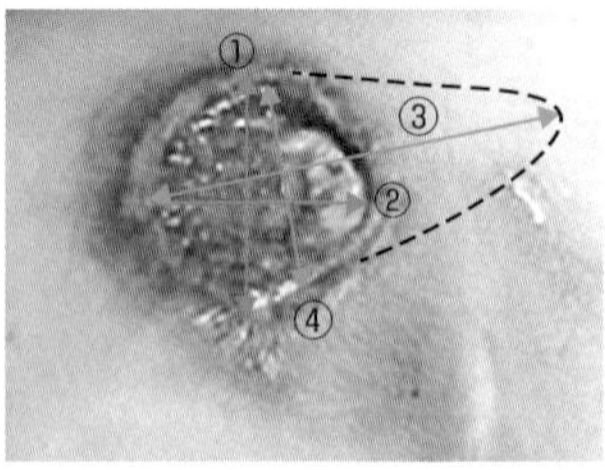 ③7×④5−①5×②4＝15
合計(点)	27	

Ⓐ2-50 入院14日目の看護計画

➡111 ページ

〔解説〕

1. 体圧分散

①マットレスの変更：静止型ウレタンマットレス（汎用型），座位用クッションの使用

活動性・可動性ともに向上したため，本人が動きやすいマットレスを選択しました。

②体圧評価

マットレス変更後も仙骨部・後腸骨部の体圧測定を行い，仰臥位で40mmHg以下であることを確認しました。自力体位変換が可能となり，看護師による体位変換は不要となりました。

坐骨結節部にも褥瘡があったことをふまえ，座位時はクッション使用で50mmHg以下であることを確認しました。

2. 摩擦・ずれへの対策

座位時間が増えたため，端座位での90度ルールについてわかりやすく指導し，姿勢保持を確認しました。

3. 栄養管理

食事摂取率100％。糖尿病の生活指導を実施しました。

Ⓐ2-51 ケア用品の選択

➡111 ページ

銀含有ハイドロファイバー＋ポリウレタンフィルム

〔選択理由〕

黒色壊死組織が除去されると，仙骨の方向に皮下ポケットが確認されました。ポケット内には柔らかい黄色壊死組織の存在が認められます。

優先項目であるPをpにするドレッシング材の中から，銀含有ハイドロファイバーを選択しました。壊死組織の残存（N）を考えると，本来はドレッシング材の適応ではないのですが，創の60％を良性肉芽が占めていることと，ポケット内に充填しやすいこと，さらに湿潤環境により柔らかい壊死組織の融解を促進できると判断しました。

なお，外用剤の場合は，壊死組織（N）とポケット（P）の適応として，ポビドンヨードシュガーが第一選択となります。

また，本症例ではエイヒ等によるメンテナンスデブリードマンを週2～3回施行し，約2週間で黄色壊死組織はほぼ消滅しました。

A 2-52 褥瘡の処置方法

➡112ページ

〔解説〕

・デブリードマン：エイヒ等によるメンテナンスデブリードマンを適宜実施します。

・創部の洗浄：シャワー洗浄を毎日実施。奥行きのあるポケット内部は，温めた生理食塩水100mL（微温湯でも可）で洗浄していましたが，ADL拡大に伴い浴室でのシャワー洗浄へ変更しました。

A 2-53 6週間後（退院後2週間）の褥瘡の評価

➡112ページ

d0-e0s0i0g0n0p0：0（点）

項　目	点数	状　態
深さ	d0	閉創
滲出液	e0	滲出液なし
大きさ	s0	上皮化
炎症・感染	i0	炎症徴候なし
肉芽組織	g0	
壊死組織	n0	
ポケット	p0	ポケットは消失した
合 計（点）	0	

A 2-54 入院〜手術前の状態の評価

➡113ページ

Fさんの入院〜手術前の状態のブレーデンスケール評価

項目	点数	状態
知覚の認知	4	質問に対する返答や痛みを訴えることができる
湿潤	4	発汗なく寝衣は定期交換。失禁はなく，綿製下着を着用
活動性	3	・離床はトイレのときのみ。杖歩行か車椅子 ・１人で車椅子移乗が可能。時に軽介助を要することがある
可動性	4	自力体位変換は可能
栄養状態	3	全粥を6～9割，3回/日摂取
摩擦とずれ	3	自力で移動し，よい姿勢を保つ
合計(点)	21	

合計点は21点であり，褥瘡発生の危険域ではなく，また評価点が2点以下の項目もありません。血液データやBMIも正常範囲です。しかし，関節リウマチの既往により，長期間プレドニンを服用しているため，皮膚の組織耐久性が低下していると推測できます。また，長時間の手術が予定されており，術後の安静により同一部位の圧迫とずれ力の増大から褥瘡発生の可能性があるため，手術中より褥瘡予防ケアを実施する必要があります。

A 2-55 術後1日目抜管後の状態の評価と看護計画

➡115ページ

術後1日目抜管後の状態のブレーデンスケール評価

項目	点数	状態
知覚の認知	4	質問に対する返答や痛みを訴えることができる
湿潤	3	発熱時に発汗あり。寝衣の交換は１日１回
活動性	1	ベッド上安静
可動性	2	自力で体幹や四肢を動かすが，圧迫を除去するような有効な体動はできない

栄養状態	1	絶飲食
摩擦とずれ	2	床上で比較的よい姿勢を保つが，移動には介助が必要であり，シーツに擦れている状態。姿勢を整えるときは２人以上で身体を十分に持ち上げて行うことができる
合計(点)	13	

合計点は13点であり，褥瘡発生危険域と判断します。さらに「褥瘡ハイリスク患者ケア加算」の対象条件である「麻薬などの鎮痛・鎮静剤の持続的な使用」「6時間以上の全身麻酔下による手術」に該当し，褥瘡発生のハイリスク状態です。

看護計画では評価点が2点以下の「活動性」「可動性」「栄養状態」「摩擦とずれ」に着目し，褥瘡予防対策を実施します。また術後1日目であり，循環動態が不安定な状態にあるため，状態の変化に応じて適宜再評価し，褥瘡予防ケアの修正を行う必要があります。

ブレーデンスケール評価を基にした1日目の看護計画

危険因子	看護計画
活動性	自力体位変換は困難。頭側挙上 15 度以上の指示があるため，高機能エアマットレスを選択（設定：厚手・圧切替・超ソフトモード）
可動性	２～３時間ごとの体位変換（左右側臥位，仰臥位）
栄養状態	１日の必要エネルギー量以下であるが，術後早期は循環動態が不安定になりやすく，細胞外液や電解質バランスの補正が優先される。また，術後は血糖値が上昇しやすく，高血糖に伴う合併症を予防するため，カロリーの過剰投与に注意が必要である。よって，この時期には低栄養の改善は目標とならない。血液データや皮膚状態を確認しながらエネルギー量を調整する
摩擦とずれ	・頭側挙上を行う際は，①ベッドの基点と大転子の位置を合わせる，②下肢→頭部の順で挙上する，③背抜き（圧抜き）を行う ・頭側挙上位から水平に戻した時も背抜き（圧抜き）を行う ・体位変換時は，２人以上で身体を浮かせて行う ・高すべり性グローブやシートを使用する

A 2-56 術後5日目の褥瘡の評価

➡ 116 ページ

DU-e1S15i1G6n0p0：23（点）

項 目	点数	状 態
深さ	DU	急性期の褥瘡。二重発赤があり，深部損傷褥瘡（DTI）を疑う
滲出液	e1	少量。付着する滲出液量は 1/3 程度

大きさ	S15	①14.5×②9.5=137.75（発赤部を含む）
炎症・感染	i1	発赤部に熱感と硬結があるため，炎症徴候あり
肉芽組織	G6	深さの判定はできないが，損傷が深部組織に達している可能性が高い状態。皮下組織に達する創の場合は，治癒過程に肉芽形成が必要だが，良性肉芽は全く確認できない
壊死組織	n0	なし
ポケット	p0	なし
合 計（点）	23	

A 2-57　術後5日目の褥瘡の局所ケア

➡116ページ

適応：銀含有ハイドロファイバー，ジメチルイソプロピルアズレン，白色ワセリン

〔選択理由〕

深部損傷褥瘡（DTI）を疑う急性期の褥瘡です。この時期は，創や周囲皮膚を傷つけずに毎日観察することが可能な局所管理が求められます。

脆弱な皮膚への刺激を軽減するため，非固着性のドレッシング材を選択しました。ドレッシング材を貼付した上から創の状態を確認することはできませんが，非固着性のため，観察するときの剥離刺激は少なく，いつでも除去することができます。

褥瘡の局所に感染徴候はありませんが，炎症徴候を認め，術後の全身状態が不安定な時期であり，低栄養や貧血も持続しているため，「感染のリスクは高い」と判断し，銀イオンを含むハイドロファイバーとしてアクアセルAgを選択しました。

また，軟膏と非固着性・低固着性ドレッシング材で毎日交換する方法もよいでしょう。軟膏は創を保護する油脂性軟膏を選択し，創面に固着しないように多めに塗布します。油脂性軟膏は，滲出液が多い創に使用すると周囲の皮膚が浸軟しやすいため注意しましょう。

急性期褥瘡周囲の皮膚は脆弱なため，粘着力があり，剥離刺激が強いハイドロコロイド材は不適切です。また，ポリウレタンフィルム材は滲出液を吸収しないため過湿潤となり，創傷治癒を遅延させる可能性があるため不適切です。

A 2-58 術後5日目の褥瘡の処置方法

➡117ページ

弱酸性洗浄液で洗浄後，アクアセルAgを貼付し，ゲル系フィルムドレッシング材で固定します。アクアセルAgの大きさは，カバードレッシングとして貼付するフィルムドレッシング材が脆弱な発赤部に密着しないよう，また炎症の拡大が確認できるよう発赤部と同等の大きさとします。

急性期の褥瘡は，変化が早いため観察が重要です。交換間隔は1～2日に1回とし，必要時に適宜，交換します。軟膏（ジメチルイソプロピルアズレン，白色ワセリン）の場合は，原則毎日交換とします。

褥瘡部の疼痛と処置を行う姿勢（側臥位）を維持するときの関節痛を軽減するために，処置の30分前に鎮痛剤を服用します。創周囲の洗浄は基本的には弱酸性洗浄液と微温湯で行いますが，しみて疼痛を訴える場合は，36～38度に温めた生理食塩水を使用すると疼痛緩和が図れます。

A 2-59 術後5日目の状態の評価と看護計画

➡118ページ

Fさんの術後5日目の状態のブレーデンスケール評価

項　目	点数	状　態
知覚の認知	4	質問に対する返答や痛みを訴えることができる
湿潤	3	発熱時に発汗あり。寝衣の交換は1回/日。尿道留置カテーテル挿入中（尿漏れなし）
活動性	1	ベッド上
可動性	2	自力で体幹や四肢を動かすが，圧迫を除去するような有効な体動はできない
栄養状態	1	全粥0～3割摂取。疼痛が緩和しているときは7割。末梢静脈輸液6日目
摩擦とずれ	2	移動には介助が必要であり，シーツに擦れている状態。姿勢を整えるときは2人以上で身体を十分に持ち上げて行うことができる
合 計（点）	13	

合計点は13点であり，褥瘡発生危険域と判断します。

Fさんは既往の関節リウマチによる関節痛を強く訴え，術後3日目に座位，4日目から歩行開始予定でしたが，離床が図れませんでした。ADLが拡大することを予測して体動しやすいウレタンフォームマットレスを使用していましたが，関節痛により，清拭や寝衣交換，体位変換も拒否する状態であり，十分な減圧，除圧が得られず褥瘡が発生したと考えられます。

疼痛の影響でADLが拡大していないFさんの現状を把握し，タイムリーに体圧分散寝具を再検討する必要がありました。また，疼痛によってFさんは摂取エネルギー量が不足し，血液データからも低栄養状態が確認できました。

この段階では，評価点が2点以下の「活動性」「可動性」「栄養状態」「摩擦とずれ」に着目し，褥瘡予防と創治癒促進対策を実施します。また，ADL低下の原因は関節リウマチによる疼痛であるため，疼痛のコントロールも必要です。

ブレーデンスケール評価を基にした5日目の看護計画

危険因子	看護計画
活動性	深さ判定不能の褥瘡形成があり，現時点では自力体位変換ができないため高機能エアマットレスに変更（設定：厚手・圧切替・超ソフトモード）。疼痛コントロールにより自己体動状況を把握しながら，適宜マットレスの設定や種類を変更する
可動性	2～3時間ごとの体位変換（左右側臥位，仰臥位）
栄養状態	・NSTと連携して，Fさんの嗜好に合わせたメニューを考える。 ・疼痛コントロール状況とともに食事摂取量を評価する ・褥瘡が発生すると，滲出液によりタンパク質や水分が失われるため，需要と供給のバランスを考慮して栄養素と水分を補給する。低栄養状態は肉芽増殖や表皮形成に，また体内水分量は滲出液量に影響するため，栄養状態と水分出納(IN-OUTバランス)にも着目する必要がある
摩擦とずれ	・頭側挙上を行う際は，①ベッドの基点と大転子の位置を合わせる，②下肢→頭部の順で挙上する，③背抜き（圧抜き）を行う ・頭側挙上位から水平に戻した時も背抜き（圧抜き）を行う ・体位変換時は，2人以上で身体を浮かせて行う ・高すべり性グローブやシートを使用する

A 2-60 術後12日目の褥瘡の評価

➡118ページ

DU-e3s12i1G6N3p0：25（点）

項目	点数	状態
深さ	DU	DTIを疑う。壊死組織に覆われ，深さの判定はできない
滲出液	e3	1日1回のガーゼ交換。付着する滲出液量は3/4程度未満で周囲皮膚の浸軟はない
大きさ	s12	①13.0×②6.5＝84.5（発赤部を含む） ① ②
炎症・感染	i1	発赤部に熱感と硬結があるため，炎症徴候あり

肉芽組織	G6	柔らかいが厚みのある壊死組織があるため，深い褥瘡と考えられる。皮下組織に達する創は肉芽形成が必要だが，良性肉芽は確認できない
壊死組織	N3	柔らかい壊死組織がある
ポケット	p0	なし
合計(点)	25	

A 2-61 術後12日目の褥瘡の局所ケア

➡119ページ

適応外：ポリウレタンフォーム/ソフトシリコン，銀含有ハイドロファイバー

〔選択理由〕

局所処置方法を考えるとき，大文字(重度)の部分に着目し，小文字(軽度)に移行することを目標とします。大文字が複数となる場合は「N→G→S」の順に着目し，「I，E，P」が伴う場合は優先的に対処します。

この時期は「N→n」にすることが優先されるため，ブロメライン，スルファジアジン銀，ポビドンヨードシュガー，カデキソマーヨウ素が適応となります。

さらに絞り込む場合は「滲出液量」に着目します。滲出液が多い場合は吸水作用のあるブロメライン，ポビドンヨードシュガー，カデキソマーヨウ素を選択し，滲出液が少ない場合は水分含有量の多いスルファジアジン銀を選択します。本症例は，滲出液が中等量(e)であるためスルファジアジン銀を第一選択とし，湿潤環境を維持することで壊死組織の軟化・融解を促します。しかし，滲出液の増加や周囲皮膚の浸軟が生じた場合はポビドンヨードシュガーまたはカデキソマーヨウ素に変更します。

ポビドンヨードシュガーとカデキソマーヨウ素は共にヨウ素製剤であり，感染制御作用と吸水作用により，創の清浄化を図ります。ポビドンヨードシュガーは白糖の浸透圧により滲出液を吸収し，また肉芽の浮腫を軽減させて肉芽形成を促進します。カデキソマーヨウ素は高分子ポリマービーズが優れた吸水効果を発揮します。より吸水性の高いのはカデキソマーヨウ素です。滲出液の量や性状に応じて選択します。

ブロメラインは蛋白分解酵素により壊死組織を除去しますが，周囲皮膚に対する刺激が懸念されます。本症例のように周囲皮膚が脆弱な場合は注意が必要です。あらかじめ創周囲の皮膚をワセリンなどで保護すると刺激が軽減できます。

ポリウレタンフォームとハイドロファイバーは「N→n」にする効果は推奨されていません。適度な湿潤環境は壊死組織の自己融解を促すため，真皮層の創で一部に存在する壊死組織などの場合は選択することがありますが，本症例のように，柔らかいが固着している場合は「適応外」と判断します。

Fさんは長期にプレドニンを服用しており，低栄養・貧血状態にあり，湿潤環境における壊

死組織の自己融解には時間を要するため，ポリウレタンフォーム/ソフトシリコン，銀含有ハイドロファイバーの使用は適していません。

A 2-62 術後12日目の褥瘡の処置方法

➡119ページ

弱酸性洗浄液で洗浄後に外用剤を塗布します。外用剤を使用する場合は，基本的に1日に1回行います。壊死組織は軟化して境界が明確となっているため，適宜，保存的外科的デブリードマンを実施し，早期に壊死組織を除去します。疼痛緩和に対するケアも継続します。

A 2-63 術後18日目の褥瘡の評価

➡120ページ

D3-e3s8i0G6N3p0：20（点）

項　目	点数	状　態
深さ	D3	皮下組織に達する
滲出液	e3	1日1回のガーゼ交換。付着する滲出液量は3/4程度未満で周囲皮膚に浸軟がない
大きさ	s8	①6.5×②5.0＝32.5
炎症・感染	i0	炎症徴候なし
肉芽組織	G6	白色で良性肉芽ではない
壊死組織	N3	柔らかい壊死組織がある
ポケット	p0	なし
合 計（点）	20	

A 2-64 術後18日目の褥瘡の局所ケア

➡120ページ

適応：スルファジアジン銀，ポビドンヨードシュガー，カデキソマーヨウ素

〔選択理由〕

黄色壊死組織が減少し，不良肉芽が確認できます。この段階で着目する項目はNとGです。「N→n」「G→g」の効果が得られるのは，スルファジアジン銀，ポビドンヨードシュガー，カデキソマーヨウ素です。本症例ではスルファジアジン銀を継続しましたが，この時期は滲出液量が増えることがあり，過湿潤によって肉芽が浮腫状となることがあります。その場合，吸水性のあるポビドンヨードシュガーかカデキソマーヨウ素を選択します。最も吸水性に優れているのはカデキソマーヨウ素です。吸水性のある外用剤を使用する場合は創が乾燥しないように注意します。滲出液量は水分出納の影響を受けるため，IN-OUTバランスも確認しましょう。

創に壊死組織が多く残存している時期はトラフェルミンの使用は不適切であり，創が清浄化された後に使用すると効果的です。蛋白分解酵素を含むブロメラインは，壊死組織の減少には有効ですが，肉芽形成促進作用はないため適していません。

ポリウレタンフォームは湿潤環境を維持して壊死組織の自己融解や肉芽増殖を促進させる効果がありますが，本症例のように深さのある創にシート状のドレッシング材を使用すると死腔が生じ，適切な湿潤環境を維持することができません。

A 2-65 術後23日目の褥瘡の評価

➡121ページ

D3-e3s8i0G4N3P12：30（点）

項目	点数	状態
深さ	D3	皮下組織に達する
滲出液	e3	1日1回のガーゼ交換。付着する滲出液量は3/4程度未満。周囲皮膚に浸軟がない
大きさ	s8	①5.0×②3.4＝17.0（ポケットの図を参照）
炎症・感染	i0	漿液性の滲出液であり，周囲皮膚に発赤・硬結などの炎症徴候はない。ポケット内には壊死組織があるため，炎症や感染が生じるリスクが高い状態であり，注意して観察する
肉芽組織	G4	表面には良性肉芽を確認できるが，ポケット内の肉芽はほとんどが不良肉芽である。良性肉芽の範囲は20%程度
壊死組織	N3	黄色壊死組織あり
ポケット	P12	③6.0×④5.8－①5.0×②3.4＝17.8

合 計（点）	30	

一般的にポケットの原因は，創内に壊死組織が残存することや局所の圧迫やずれが加わっていることです。また，本症例はDTIであるため，発症時から皮膚表面よりもさらに深部組織の広範囲な損傷が認められ，ポケット化した可能性が考えられます。

A 2-66 術後23日目の褥瘡の局所ケア

➡ 121 ページ

適応：局所陰圧閉鎖療法，トラフェルミン

〔選択理由〕

着目する項目はN，G，Pです。壊死組織はごくわずかであり，皮膚欠損が深く，体積の大きな創を肉芽組織で覆うことを目標とする段階です。

局所陰圧閉鎖療法は，創を陰圧状態にすることで創周囲の血流が増加して肉芽組織の増殖が促進されます。壊死組織がある場合は，フォーム交換時に保存的外科的デブリードマンを行います。また，処置の操作性を考慮して，ポケットの深い部分に切開を入れることがあります。

トラフェルミンは，血管内皮細胞や線維芽細胞を増殖させ，肉芽形成を促進し，肉芽によってポケットが縮小します。わずかに壊死組織はありますが，創は清浄化されているため，この時期での使用は有効です。局所陰圧閉鎖療法を実施しながら，フォームの交換時にトラフェルミンを塗布することもあります。

アルギネートは，創内に充填することができるため，滲出液がコントロールできます。しかし，Fさんはプレドニンの服用，低栄養，貧血により自己のもつ創治癒力（肉芽増殖）は十分とはいえず，効果を確認しながら使用する必要があり，最適ではありません。また，スルファジアジン銀は壊死組織が減少し，炎症所見もない肉芽増殖を促す時期での使用は最適ではありません。ハイドロポリマーは創内に充填されず，死腔ができてしまうため不適切です。

A 2-67 術後23日目の状態の評価と看護計画

➡ 122 ページ

Fさんの術後23日目の状態のブレーデンスケール評価

項　目	点数	状　　態
知覚の認知	4	質問に対する返答や痛みを訴えることができる
湿潤	4	発熱，発汗なし。失禁なし。綿製下着を着用

活動性	3	・トイレ歩行（杖歩行）のみ。ベッド上臥床時間が長い ・食事もほとんどベッド上座位
可動性	3	自己体位変換はできるが，頻回とはいえない。促せばできる
栄養状態	3	全粥5～10割摂取
摩擦とずれ	2	移動はほとんど自力で行えるが，シーツや椅子に擦れている可能性がある。ベッド上では頭側挙上位の時間が長く，たびたび体が下方にずり落ちている。ベッドを平らにすれば自力で姿勢を直すことができる
合 計(点)	19	

ブレーデンスケールの合計点は19点であり，褥瘡発生の危険域ではありませんが，「摩擦とずれ」の評価点が2点でした。

褥瘡治癒を促進するためには，局所管理だけでなく，褥瘡発生のリスク因子，すなわち創治癒遅延因子に対するアプローチが必要です。

ブレーデンスケール評価を基にした23日目の看護計画

危険因子	看護計画
活動性	離床は可能であるが，ベッド上臥床時間が長く，またポケットを有する褥瘡があるため，高機能エアマットレスを継続（設定：厚手・圧切替・ふつうモード）。自力で体位変換しやすいようにマットレスは「超ソフト」から「ふつう」に変更し，「リハビリ」や「背上げ」モードなどを活用する
可動性	自力体位変換を促す
摩擦とずれ	・移動時の姿勢を確認し，シーツや椅子に擦れている場合は介助する。頭側挙上を行う際は，①ベッドの基点と大転子の位置を合わせる，②下肢→頭部の順で挙上する，③背抜き（圧抜き）を行う。 ・昼食と夕食はベッドサイドの椅子に座り，食事をする ・座位姿勢を整える

A 2-68 術後39日目の褥瘡の評価

➡ 124ページ

D3-e1s8i0G4N3p0：16（点）

項 目	点数	状 態
深さ	D3	皮下組織に達する
滲出液	e1	外用剤塗布のため1日1回ガーゼ交換。付着する滲出液量は1/3程度

大きさ	s8	①5.7×②4.0＝22.8
炎症・感染	i0	なし
肉芽組織	G4	良性肉芽の範囲は 10%程度
壊死組織	N3	表面にわずかに黄色壊死組織あり
ポケット	p0	めくれあがった皮膚でポケットのように見える部分があるが，皮膚損傷部は超えていないため，ポケット形成はなし。創底は全体に確認できる
合 計（点）	16	

A 2-69 術後39日目の褥瘡の局所ケア

➡ 124ページ

適応外：ブロメライン

〔選択理由〕

局所陰圧閉鎖療法開始後16日目，ポケットは消失し，良性肉芽も確認できます。着目する項目はN，Gです。最優先するのはNですが，黄色壊死組織が表面にわずかに付着する程度で炎症や感染徴候はないため，臨床ではGを優先して肉芽形成促進効果のある外用剤を選択することが多く，トラフェルミン，トレチノイントコフェリルが有効です。

この時期に注意したいのがクリティカル・コロナイゼーション（臨界的定着）です。適切な局所治療を実施しても，肉芽増殖が促進しない場合は，一時的に感染コントロールを視野に入れて，銀含有ハイドロファイバーやポビドンヨードシュガーを選択します。

ブロメラインは壊死組織の除去を目的とした外用剤です。肉芽形成促進作用はなく，蛋白質分解酵素による肉芽へのダメージがあるため，不適切です。

局所陰圧閉鎖療法は3週間（4週間まで延長可）実施できるため，トラフェルミンと併用して実施してもよいでしょう。しかし，Fさんは2週間後に退院予定であり，自宅で夫が実施可能な方法を検討する必要があります。

A 2-70 術後53日目の褥瘡の評価

➡ 125 ページ

D3-e1s6i0g3n0p0：10（点）

項　目	点数	状　態
深さ	D3	皮下組織に達する
滲出液	e1	外用剤塗布のため 1 日 1 回ガーゼ交換。付着する滲出液量は 1/5 程度
大きさ	s6	①3.0×②2.9=8.7
炎症・感染	i0	なし
肉芽組織	g3	良性肉芽は 60%
壊死組織	n0	なし
ポケット	p0	なし
合 計(点)	10	

A 2-71 術後53日目の褥瘡の局所ケア

➡ 125 ページ

適応外：ポリウレタンフィルム(単独)

〔選択理由〕

すべての項目で軽度(小文字)となりました。褥瘡を保有した状態で退院となる場合は，自宅での生活を考慮して局所ケアを決定する必要があります。「家族が行うのか，訪問看護を導入するのか」「入浴に合わせて毎日交換したいか，交換頻度を少なくしたいか」などの情報収集を行います。本症例では，毎日の入浴後，夫が褥瘡処置を行うことを考慮して外用剤を選択し，肉芽形成の促進と創縮小作用のあるアルプロスタジルアルファデクスを使用します。

その他，血管内皮細胞や表皮細胞の増殖作用によって肉芽増殖を促すブクラデシンナトリウムを使用してもよいでしょう。またドレッシング材であれば，ポリウレタンフォームは滲出液を吸収して膨らみ，ある程度の深さであれば充填でき，湿潤環境を維持して肉芽増殖と上皮化を促すため適しています。

ポビドンヨードシュガーは，I，E，G，Sに対しては推奨度Bであり，N，Pに対しては推奨度C1とされ，幅広い効果が得られます。臨床では，I，E，Nに対して使用することが多いですが，浮腫状の肉芽やクリティカルコロナイゼーション（臨界的定着）を疑う場合に使用すると，肉芽形成の環境が整えられ，肉芽増殖が図れます。

ポリウレタンフィルムは，滲出液を吸収しません。滲出液がある創に使用すると過湿潤の状態になり，創傷治癒を遅延させる可能性があるため不適切です。

A 2-72　術後4カ月の褥瘡の評価

➡126ページ

d1-e0s6i0g0n0p0：6（点）

項　目	点数	状　態
深さ	d1	持続する発赤
滲出液	e0	なし
大きさ	s6	①4.0×②2.8=11.2
炎症・感染	i0	なし
肉芽組織	g0	上皮化したため
壊死組織	n0	なし
ポケット	p0	なし
合 計（点）	6	

A 3-1 下肢潰瘍の特徴

➡137 ページ

	動脈性潰瘍	静脈性潰瘍	糖尿病性（末梢神経障害）潰瘍
好発部位	①足趾部，踵部	②下腿下 1 / 3 内側部	③足底部
深さ	深い	真皮から皮下組織	さまざまだが，感染により腱・関節・骨に至ることがある
創の形状と創周囲	④正円型，パンチアウト状，red ring sign	⑤不整形	さまざまだが感染を伴う場合，腫脹を伴う
滲出液	⑥少ない	⑦浮腫のコントロールができていない段階では多量	感染を伴う場合，多量で悪臭を伴う
感染	重症下肢虚血の場合は起こりにくい	蜂窩織炎を伴うことがある	起こりやすい
下肢（足部）の特徴	⑧脱毛	⑨浮腫	⑩ハンマートゥ，クロウトゥ，シャルコー足
下肢（足部）の皮膚	⑪薄く，てかりのある皮膚	⑫鱗屑，ヘモジデリン沈着，脂肪皮膚硬化症	⑬乾燥，亀裂，胼胝
周囲皮膚の温度	⑭冷たい	蜂窩織炎を合併すると上昇	⑮温かい
日常生活のチェックポイント	⑯喫煙	⑰立ち仕事，下肢下垂	⑱不潔な足，不適切な履き物

A 3-2 下肢潰瘍の分類

➡ 138 ページ

図 3-11

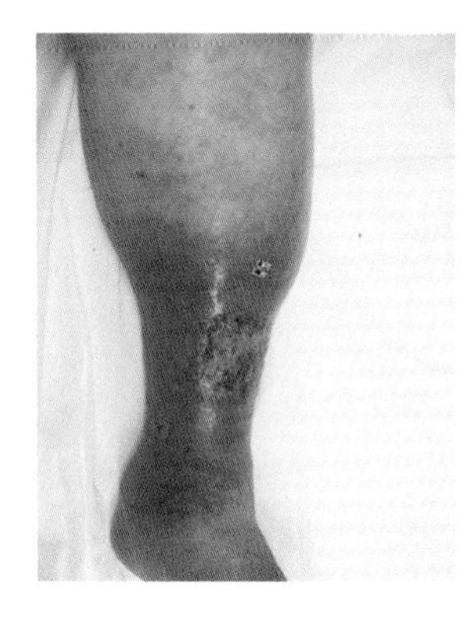

A 静脈性下腿潰瘍

下腿の形状：浮腫を認めます。シャンパンボトルをさかさまにしたような下腿の形状は深部静脈血栓症後遺症に見られる特徴です。創周囲には脂肪皮膚硬化症も認めます。

皮膚の色調：褐色の色素沈着であるヘモジデリン沈着を認めます。

創の深さ：周囲皮膚との段差はあまりなく，真皮から皮下組織の深さです。

創の部位：下腿下1/3の部位です。

創の形状：不整形をしています。

以上より，「深部静脈血栓症後遺症による静脈性下腿潰瘍」を疑います。

確定診断のためには，下肢を下垂した状態で下肢静脈瘤がないかを確認すること，下肢下垂や立位時間，深部静脈血栓症や整形外科の手術歴などを問診し，下肢静脈エコーやCT検査で血栓の確認などによる医師の診断が必要です。

治療のゴールドスタンダードは，弾性包帯・弾性ストッキングによる圧迫療法です。

図 3-12

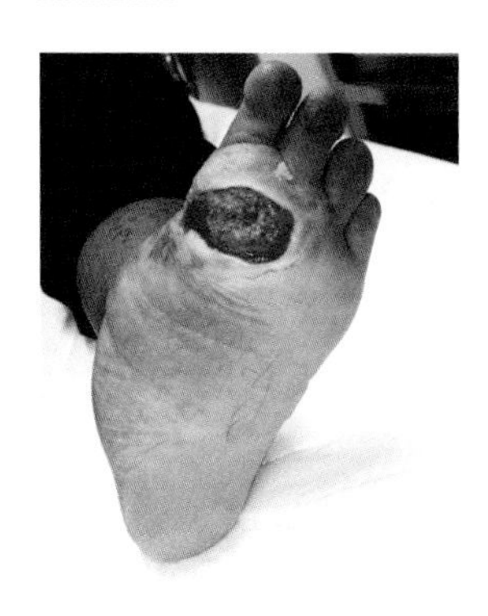

A 糖尿病性足潰瘍（タイプ I 神経障害主体）

足の形状：左第1趾が過去に切断されています。シャルコー足を疑う足部の変形があります。

創の部位：中足骨骨頭部の歩行時に荷重がかかる部位です。

創周囲の皮膚：角質が肥厚しており，胼胝下潰瘍がきっかけだったことが推測されます。

確定するためには，糖尿病の有無，血糖コントロール状態，末梢神経障害の有無，潰瘍になる前に胼胝があったか，第1趾切断時の状況，ABI検査，脈拍触知などによる医師の診断が必要です。

治療と再発予防においては，潰瘍部の免荷のためのフットウエア，患者教育，胼胝などのフットケアの継続が重要です。

図 3-13

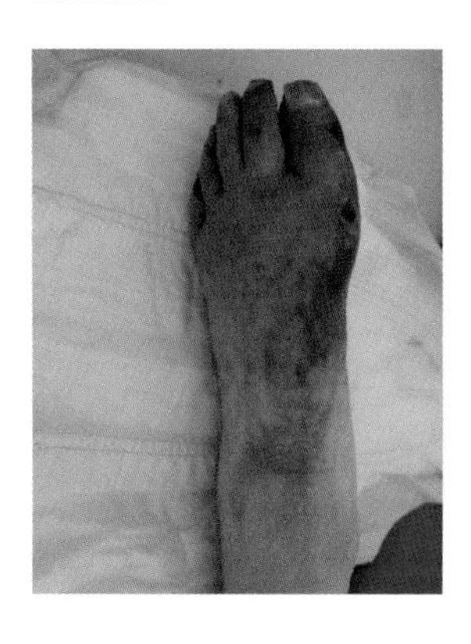

A 動脈性足潰瘍

創の部位：足趾先端部と第1趾から足部の内側まで足部末端から黒色に変化しています。

足部の色調：写真の足の中枢測は蒼白，側部は紫色を呈しています。

アセスメントには，下肢の冷感，脱毛，疼痛の確認，末梢動脈疾患の既往歴を確認します。

動脈性足潰瘍と確定するためには，ABI検査，下肢動脈エコーによる動脈血流の低下や閉塞，CT検査などによる医師の診断が必要です。

治療は創部だけを診るのではなく，血管治療を行う診療科やペインコントロールを行う診療科とのチーム医療が必要です。看護師は患者の苦痛緩和のために，チーム医療の橋渡し役となる役割が求められます。

A 3-3 静脈性下腿潰瘍の圧迫療法

➡ 147ページ

[禁忌]

ABIが0.7あるいは0.6未満の患者。下肢の血流が悪い患者に圧迫療法を実施すると，動脈血流を阻害して動脈性潰瘍が発生する危険性があり，最悪の場合，下肢切断に至ることもあります。圧迫療法を実施する際には，必ず動脈血流を評価してから実施してください。

[注意すべき併存疾患]

糖尿病，人工透析患者，脳梗塞の既往のある患者，高齢者。高齢者は閉塞性動脈硬化症の併存に注意が必要。圧迫療法開始前にABI検査などで血流評価を行います。

うっ血性心不全患者は圧迫療法を行うことにより心不全が悪化することがあるため，圧迫療法開始前に循環器科医師に圧迫療法の可否について相談します。

急性期の深部静脈血栓症は圧迫により血栓が遊離し，肺血栓塞栓症を起こす危険があります。

A 3-4 糖尿病性足潰瘍の神戸分類

➡ 147 ページ

1 図 3-18

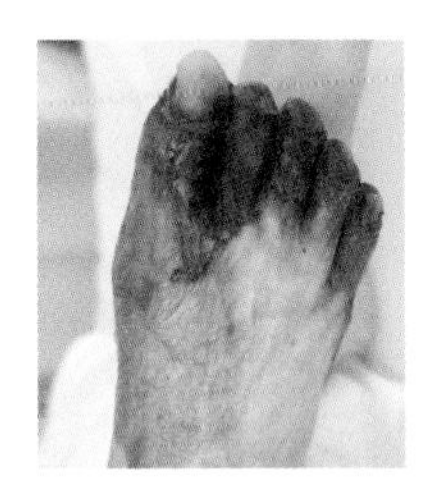

タイプⅡ　末梢動脈疾患主体

〔所見〕

末梢から壊死が進行しています。壊死していない部分の皮膚は薄く，色調は暗紫色と蒼白を呈しています。

2 図 3-19

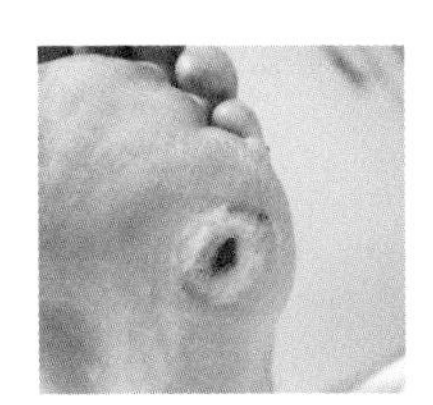

タイプⅠ　末梢神経障害主体

〔所見〕

胼胝部に潰瘍があります。末梢知覚神経障害により痛みを感じないので胼胝を放置しているためです。また，末梢運動神経障害によるクロウトゥを認めます。

3 図 3-20

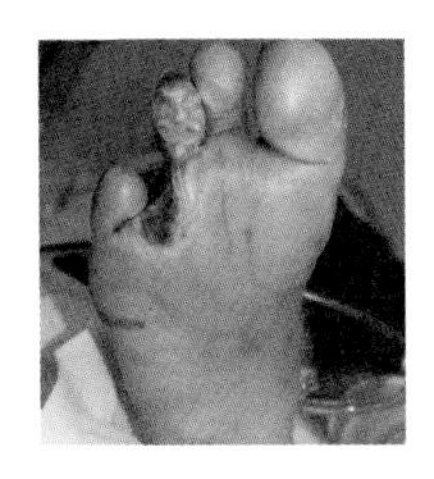

タイプⅣ　末梢神経障害＋末梢動脈疾患＋感染

〔所見〕

本症例では血流評価を行わずに足趾切断を行いましたが，末梢動脈疾患により壊死が進行しています。写真を見ると，足底部は筋膜の走行に沿って発赤が認められ，感染を疑います。

A 3-5 下肢潰瘍の原因疾患

➡ 148 ページ

潰瘍の原因疾患	
下肢静脈瘤による静脈性下腿潰瘍	
理由となる所見	
下肢の状態	大伏在静脈の怒張／ヘモジデリン沈着／足首付近の網目状静脈瘤／鱗屑／創周囲の脂肪皮膚硬化症
創の状態	下腿下 1/3 の内側部位／不整形／深さは真皮～皮下組織程度
生活背景	長時間立位

A 3-6 下肢潰瘍の治療方法

➡ 149 ページ

①圧迫療法

足首の部位で圧迫圧30 ～ 40mmHgの弾性ストッキングまたは弾性包帯の着用が勧められます。

②外科的治療

下肢静脈瘤の外科的治療は，創傷治癒には影響はありませんが，潰瘍の再発予防に効果があります。

A 3-7 日常生活の指導

➡ 149ページ

①圧迫療法の継続

就寝時，入浴時以外は圧迫療法を継続することと，弾性ストッキングや弾性包帯の正しいサイズ，正しい着用を行います。

②下肢の挙上

就寝中は下肢を挙上するとよいでしょう。

③体重の維持

肥満にならないようにします。

④下腿皮膚の保湿

乾燥はかゆみを助長し，かゆみによる掻破は新たな潰瘍の発生を招く恐れがあるので，皮膚が乾燥しないように保湿剤を塗布します。

このほかに，仕事中は足関節の運動や歩行を心がけ，下腿の筋ポンプ作用を促す動きを取り入れるようにします。また，休日は散歩などの歩行を心がけます。休憩するときは，可能であれば下肢を挙上して休みます。

A 3-8 下肢潰瘍の原因

➡ 150ページ

これは，第2中足骨骨頭部の潰瘍です。その背景には，糖尿病のコントロール不良による末梢知覚神経障害が考えられます。さらに，糖尿病のコントロール不良による運動神経障害もあると思われます。凹足変形があって中足骨骨頭部が下に突出する足変形があります。

このような足変形の状態で，素足でサイズの合わない靴を踵をつぶして履いているため，靴の中で足が動いてしまいます。すると，足底部にずれが加わるために，中足骨骨頭部に胼胝が形成されます。

胼胝が硬く厚くなっても，知覚神経障害のために痛みを感じません。硬い胼胝部に加重して歩行を行っていたため，胼胝下潰瘍が発生しました。

なお，この写真ではわかりませんが、第2趾足底部にもびらんがあるため，運動神経障害によりクロウトゥの足趾の変形がある可能性があります。

A 3-9 日常生活の指導

➡ 151 ページ

糖尿病に関する教育	40 歳代であるため，食事療法，運動療法，薬物療法により，HbA1c7.0（%）未満を目指します。教育入院や糖尿病看護認定看護師の介入について，糖尿病の医師と検討する必要があります。
潰瘍発生の原因	「糖尿病が基礎疾患としてあるために潰瘍が発生していること」が理解できるように説明を行います。
足の清潔	左右ともに 1 日 1 回，足を洗浄して清潔を保ちます。
靴下の着用	血液や滲出液の付着で潰瘍の発生がわかるように，白く縫い目のない靴下を着用します。
フットウェア	足のサイズ，形状に適した足底装具・靴型装具の必要性を指導します。装具完成までの間は，足用の専用フェルトを用いて創部への荷重を回避（免荷）します。
爪のケア	深爪は避け，爪は足趾と同等の長さでスクエアオフの形状に整えます。ガラスの爪やすりは皮膚を傷つけにくいため使用方法を説明します。
スキンケア	皮膚の乾燥に注意し，特に踵部の保湿を行います。足白癬・爪白癬を疑う場合は皮膚科を受診し，検査・治療を行うように指導します。
足の観察	知覚神経障害により痛みや違和感を感じないため，1 日 1 回，自分で足や創部を観察するように説明します。異常を認めた場合は，ただちに受診することを伝えます。
知覚神経障害の生活指導	低温熱傷の予防として，入浴やシャワー時のお湯は，まず手で確認するように言います。また，暖房器具から距離を保ち，足部にあんかやカイロを当てないことも指導します。 ほかに，靴を履く前に靴の中に砂利などが入っていないか確認することなどがあります。
フットケア外来など 足病変予防のための通院頻度	Hensen`s Disease Center の足病変危険分類で「知覚神経障害あり」「潰瘍の既往あり」に該当するため，高度の足合併症の危険性に該当します。1 ～ 3 カ月ごとの定期的な血流障害・神経障害の検査を行い，医療者による予防的介入を行います。

創傷ケアワークブック

スキン-テア／褥瘡／下肢潰瘍

2020年9月1日　第1版第1刷発行
2022年7月1日　第1版第2刷発行

〈検印省略〉

監　修　田中秀子

執　筆　紺家千津子／清藤友里絵／渡辺光子／内藤亜由美

発　行　株式会社 日本看護協会出版会

〒150-0001 東京都渋谷区神宮前5-8-2 日本看護協会ビル4階

〈注文・問合せ／書店窓口〉TEL/0436-23-3271　FAX/0436-23-3272

〈編集〉TEL/03-5319-7171　https://www.jnapc.co.jp

本文イラスト　鈴木真実

装丁・デザイン　新井田清輝

印　刷　壮光舎印刷株式会社

©2022 Printed in Japan　　ISBN 978-4-8180-2277-5

最新

創傷管理・スキンケア用品の上手な選び方 使い方

すぐに活かせる！

監修　田中秀子

第4版

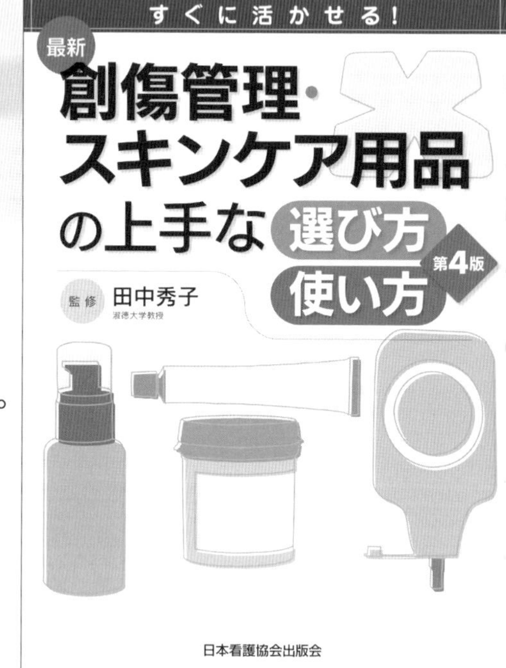

臨床のスペシャリストによる実践的ガイド
待望の第4版 刊行!

◆第Ⅰ部に、医療関連機器圧迫創傷、スキン-テア、失禁関連皮膚炎、ストーマ周囲皮膚障害の管理・ケアや、第Ⅱ部に、在宅での選び方・使い方を追加。

◆スキンケア用品の情報や知識も充実。

◆現場で使えるポイントや工夫、知識が満載。
臨床現場の必携書！

B5判／**216**頁／定価**3,300**円（本体**3,000**円＋税**10**％）
ISBN 978-4-8180-2198-3

＊本書は、『すぐに活かせる！　最新 創傷ケア用品の上手な選び方・使い方　第3版』（2015年9月発行）を改訂・改題しました。

Contents

第Ⅰ部　創傷管理・スキンケアの基礎知識

1. 皮膚の構造機能と創傷治癒過程
皮膚の構造と機能に影響を与える要因／
創傷の種類とその治癒過程

2. 創傷管理・スキンケア基本
概説・創傷管理・創傷ケア用品／褥瘡／
医療関連機器圧迫創傷（MDRPU）／
スキン−テア／ IAD（失禁関連皮膚炎）／
ストーマ周囲皮膚障害

第Ⅱ部　創傷管理・スキンケア用品の選び方・使い方

1. 外用剤

2. ドレッシング材
ハイドロコロイド／ハイドロジェル／アルギネート／
ハイドロファイバー™ ／ポリウレタンフォーム／
ハイドロポリマー／ポリウレタンフィルム／その他のドレッシング材

3. スキンケア用品
洗浄剤／保湿剤／皮膚被膜剤／粘着剥離剤／医療用テープ／皮膚保護剤

4. ケア・処置に必要な機器・用品等
治療（保存的療法）関連の機器／失禁ケア関連の用品

5. 在宅における選び方・使い方

ご注文に関するお問い合わせは
コールセンターまで ▸▸▸

Tel. 0436-23-3271　Fax. 0436-23-3272
ホームページ ▸▸▸ https://www.jnapc.co.jp

日本看護協会出版会